本草纲目 中药食物速查全书

蔡向红／编著

陕西新华出版传媒集团
陕西科学技术出版社

图书在版编目（CIP）数据

本草纲目：中药食物速查全书/蔡向红编著. —西安：陕西科学技术出版社，2016.6
ISBN 978-7-5369-6711-3

Ⅰ.①本… Ⅱ.①蔡… Ⅲ.①中草药—养生（中医）②食物养生 Ⅳ.①R212②R243③R247.1

中国版本图书馆 CIP 数据核字（2016）第 096490 号

本草纲目：中药食物速查全书

出版者	陕西新华出版传媒集团　陕西科学技术出版社
	西安北大街131号　邮编　710003
	电话（029）87211894　传真（029）87218236
	http：//www.snstp.com
发行者	陕西新华出版传媒集团　陕西科学技术出版社
	电话（029）87212206　87260001
印　刷	北京建泰印刷有限公司
规　格	710mm×1000mm　16 开本
印　张	22.5
字　数	350 千字
版　次	2016 年 8 月第 1 版
	2016 年 8 月第 1 次印刷
书　号	ISBN 978-7-5369-6711-3
定　价	28.80 元

版权所有　翻印必究

前言 FOREWORD

俗话说得好："民以食为天"。饮食是人类赖以生存的物质基础，饮食结构对人体的健康状况、生长发育有着重要的影响，食用得当的话，还能起到抗衰防老、益寿延年的效果。

经过漫长的岁月积累，古人们逐渐总结出了一套"药食同源"的基本理论。传统的本草饮食养生作为中医理论体系的重要组成部分，在防治疾病、延缓衰老、延年益寿等方面做出了卓越的贡献。因此，为了提高全民族的身体素质，传播科学的饮食知识，介绍各种中药、食物的特点、性味、营养保健功效，我们特地编著了这本《本草纲目——中药食物速查全书》。

本书主要分为两个部分：中药与食物。第一部分，主要介绍了中药概述、中药治病与中药养生，为读者普及中药的基础知识，以及在应用过程中的相关要点；第二部分，主要介绍了食疗本草养生的基础知识，包括谷类、豆类、蔬菜类、水果类、肉蛋类、水产类、干果类、调料类等八个小块，详细地为读者介绍了日常生活中的饮食细节。

本书内容详尽丰富，通俗易懂，寓实用性与科学性于一体，以治病与补益作为基本思路，力争将饮食本草的健康理念运用到日常生活中，适合广大读者作为日常保健、养生补益的参考读物。

当然，饮食保健只是用于辅助治疗疾病的养生保健手段，不能完全代替药物治疗。在合理搭配应用的前提下，食物的保健养生效果更佳，更有益于人体健康。最后，我们衷心地希望在本书的指导下，每位读者都能享有健康、快乐、美好的生活。

编　者

目 录 CONTENTS

上篇 上药养命，中药养性

第一章 中药概述——源远流长的祖传瑰宝 …… 002

第一节 中药的起源与分类 …… 002
中药起源——从"神农尝百草"谈起 …… 002
本草文献——恩泽千秋万世的书卷 …… 003
中草药——选"道地药材" …… 005
中药的类别——各司其能的学问 …… 005

第二节 中药的特点与应用 …… 006
中药的性能 …… 006
中药的配伍 …… 008
中药的服用 …… 009
中药的禁忌 …… 010

第二章 中药治病——气血冲和，百病不生 …… 012

第一节 内科疾病 …… 012

感冒 …… 012
　板蓝根 …… 012
　麻　黄 …… 014

头痛 …… 014
　川　芎 …… 015

本草纲目——中药食物速查全书

龙胆 …………………………………… 016
眩晕 …………………………………… 017
　天麻 …………………………………… 018
　珍珠母 ………………………………… 019
肺炎 …………………………………… 020
　芦根 …………………………………… 021
　鱼腥草 ………………………………… 022
失眠 …………………………………… 023
　酸枣仁 ………………………………… 023
　柏子仁 ………………………………… 024
哮喘 …………………………………… 025
　白果 …………………………………… 025
　桑白皮 ………………………………… 027
肩周炎 ………………………………… 028
　姜黄 …………………………………… 028
　秦艽 …………………………………… 029
慢性胃炎 ……………………………… 031
　丁香 …………………………………… 031
　肉桂 …………………………………… 032
急性胃肠炎 …………………………… 033
　木香 …………………………………… 034
　藿香 …………………………………… 035
腹泻 …………………………………… 036
　山药 …………………………………… 036
　干姜 …………………………………… 038

目 录 CONTENTS

消化不良 ………………………………… 039
    山　楂 ………………………………… 040
    莱菔子 ………………………………… 041

恶心呕吐 ……………………………… 042
    半　夏 ………………………………… 043
    生　姜 ………………………………… 044

贫血 …………………………………… 045
    阿　胶 ………………………………… 045
    大　枣 ………………………………… 046

高血压 ………………………………… 047
    蒺　藜 ………………………………… 048
    桑寄生 ………………………………… 049

糖尿病 ………………………………… 050
    天花粉 ………………………………… 050
    葛　根 ………………………………… 051

低血压 ………………………………… 052
    人　参 ………………………………… 053
    甘　草 ………………………………… 055

慢性支气管炎 ………………………… 056
    川贝母 ………………………………… 056
    桔　梗 ………………………………… 057

急性支气管炎 ………………………… 058
    枇杷叶 ………………………………… 059
    苦杏仁 ………………………………… 060

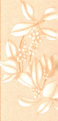

第二节 外科疾病 …… 061

痈 …… 061
- 金银花 …… 062
- 白花蛇舌草 …… 063

疖 …… 064
- 菊花 …… 065
- 连翘 …… 066

脱肛 …… 067
- 升麻 …… 067
- 木贼 …… 068

骨折 …… 069
- 骨碎补 …… 069
- 续断 …… 071

湿疹 …… 072
- 苦参 …… 072
- 苍耳 …… 074

烧烫伤 …… 075
- 紫草 …… 075
- 虎杖 …… 076

跌打损伤 …… 077
- 三七 …… 077
- 苏木 …… 078

第三节 儿科疾病 …… 079

麻疹 …… 079
- 牛蒡子 …… 080

胡荽 …………………………………………… 081
百日咳 ……………………………………………… 082
　　　桑叶 …………………………………………… 082
　　　罗汉果 ………………………………………… 083
小儿疳积 …………………………………………… 084
　　　麦芽 …………………………………………… 084
　　　芦荟 …………………………………………… 085
小儿遗尿 …………………………………………… 086
　　　鸡内金 ………………………………………… 086
　　　韭菜子 ………………………………………… 087
小儿夜啼 …………………………………………… 088
　　　川木通 ………………………………………… 088
　　　灯芯草 ………………………………………… 089
小儿惊厥 …………………………………………… 090
　　　僵蚕 …………………………………………… 090
　　　钩藤 …………………………………………… 092
小儿肺炎 …………………………………………… 092
　　　鱼腥草 ………………………………………… 093
　　　荆芥 …………………………………………… 094
第四节　妇科疾病 …………………………………… 095
痛经 ………………………………………………… 095
　　　红花 …………………………………………… 096
　　　延胡索 ………………………………………… 097
闭经 ………………………………………………… 098
　　　益母草 ………………………………………… 099

马鞭草 100
月经不调 101
　　当　归 101
　　香　附 102
崩　漏 103
　　艾　叶 104
　　茜　草 105
不孕症 106
　　仙　茅 106
　　海　马 108
白带异常 109
　　白　果 110
　　千日红 111
产后缺乳 111
　　王不留行 112
　　穿山甲 112
阴道炎 114
　　蛇床子 114
　　百　部 115
更年期综合征 116
　　何首乌 116
　　黑芝麻 118
第五节　五官科疾病 119
牙　痛 119
　　荜　拨 119

露蜂房 …… 120
口臭 …… 121
　藿香 …… 122
　薄荷 …… 123
鼻炎 …… 124
　辛夷 …… 124
　苍耳子 …… 125
咽炎 …… 126
　淡竹叶 …… 127
　胖大海 …… 128
中耳炎 …… 129
　蛇蜕 …… 129
　虎耳草 …… 130
结膜炎 …… 131
　夏枯草 …… 131
　木贼 …… 132
眼疲劳 …… 133
　枸杞子 …… 134
　决明子 …… 135
口腔溃疡 …… 136
　黄连 …… 136
　草珊瑚 …… 137

第三章　中药养生——阴平阳秘，精神乃治 …… 139

第一节　阴虚体质，滋阴益阳 …… 139

枸杞子——补益肝肾，益精明目 …… 139

天　冬——滋阴润肺，滋肾养阴 …… 141
女贞子——滋阴补肾，养肝明目 …… 142
白　果——敛肺定喘，止带缩尿 …… 144
黄　精——补脾润肺，养阴生津 …… 146

第二节　阳虚体质，补阳固精 …… 147

覆盆子——补阴壮阳，益肾固精 …… 147
肉苁蓉——养肾补阳，益精润肠 …… 149
杜　仲——补肾健骨，填精开窍 …… 151
海　马——温中补阳，补肾益精 …… 152
牛　膝——壮骨益智，补虚强筋 …… 154
益智仁——暖肾固精，温脾止泻 …… 156
蛤　蚧——补肺益肾，降气平喘 …… 157

第三节　气虚体质，益气补元 …… 159

人　参——补中益气，温肾安神 …… 159
山　药——补脾益胃，生津益肺 …… 161
黄　芪——益气固表，敛疮生肌 …… 163
灵　芝——补肝益气，安神平喘 …… 164
党　参——补中益气，健脾益肺 …… 166
白　术——补气健脾，燥湿利水 …… 168

第四节　血虚体质，养血安神 …… 169

阿　胶——补血止血，滋阴润燥 …… 169
当　归——补血保肝，调经止痛 …… 171
龙眼肉——补养气血，安神健脾 …… 173
熟　地——益气养阴，补血益精 …… 174
白　芍——养血调经，平肝止痛 …… 176
鸡血藤——补血活血，舒经活络 …… 177

第五节　气郁体质，理气宽中 …… 179

郁　金——清心凉血，疏肝解郁 …… 179
佛　手——舒肝理气，和胃止痛 …… 180

栀　子——泻火除烦，清热利湿 …………………… 182
　　玫瑰花——行气解郁，安心宁神 ………………… 183
　　石菖蒲——醒神益智，化湿开胃 ………………… 185

第六节　血瘀体质，活血化瘀 …………………………… 186

　　丹　参——活血祛瘀，活血通经 ………………… 186
　　红　花——活血通经，祛瘀止痛 ………………… 188
　　三　七——散瘀止血，消肿止痛 ………………… 190
　　川　芎——行气活血，祛风止痛 ………………… 191

下篇　科学饮食，延年益寿

第一章　食疗本草养生——得天独厚的人间美味 … 194

　　吃对食物的智慧 …………………………………… 194
　　食物的四性与五味 ………………………………… 196
　　食物的五色 ………………………………………… 199
　　食物的功能 ………………………………………… 200
　　食物相克的真相 …………………………………… 201
　　"发物"与忌口 …………………………………… 202

第二章　谷类——人体马车的"驾辕之马" …… 203

　　大　麦 ……………………………………………… 203
　　小　麦 ……………………………………………… 205
　　糯　米 ……………………………………………… 207
　　粳　米 ……………………………………………… 209
　　小　米 ……………………………………………… 211
　　玉　米 ……………………………………………… 213
　　高　粱 ……………………………………………… 216

第三章 豆类——蛋白质的最佳来源 …………… 218

黄　豆 ………………………………………… 218
绿　豆 ………………………………………… 220
豌　豆 ………………………………………… 222
豇　豆 ………………………………………… 224
蚕　豆 ………………………………………… 227
扁　豆 ………………………………………… 229

第四章 蔬菜类——通向健康的"七色光" …… 232

芹　菜 ………………………………………… 232
黄　瓜 ………………………………………… 235
南　瓜 ………………………………………… 238
冬　瓜 ………………………………………… 241
韭　菜 ………………………………………… 244
胡萝卜 ………………………………………… 247
茄　子 ………………………………………… 249
大白菜 ………………………………………… 252

第五章 水果类——构建健康"防火墙" ……… 255

苹　果 ………………………………………… 255
梨 …………………………………………… 257
香　蕉 ………………………………………… 260
草　莓 ………………………………………… 262
桃 …………………………………………… 264
葡　萄 ………………………………………… 267
橘　子 ………………………………………… 270
西　瓜 ………………………………………… 272

第六章　肉蛋类——人体主要的能量来源　……… 275

- 猪　肉 …………………………………………… 275
- 羊　肉 …………………………………………… 278
- 牛　肉 …………………………………………… 280
- 鸡　肉 …………………………………………… 283
- 鸭　肉 …………………………………………… 286
- 鹅　肉 …………………………………………… 289
- 鸡　蛋 …………………………………………… 291
- 鸭　蛋 …………………………………………… 293

第七章　水产类——活色生香的水下世界　……… 296

- 鲤　鱼 …………………………………………… 296
- 草　鱼 …………………………………………… 299
- 鲫　鱼 …………………………………………… 301
- 螃　蟹 …………………………………………… 304
- 带　鱼 …………………………………………… 306
- 虾 ………………………………………………… 309

第八章　干果类——益智健脑的好助手　………… 312

- 核　桃 …………………………………………… 312
- 板　栗 …………………………………………… 315
- 腰　果 …………………………………………… 318
- 松　子 …………………………………………… 320
- 开心果 …………………………………………… 322
- 莲　子 …………………………………………… 324

第九章　调料类——美味是饮食的前提　………… 327

- 姜 ………………………………………………… 327

蒜	330
葱	333
味精	336
食盐	337
糖	340
食醋	343

上篇

上药养命，中药养性

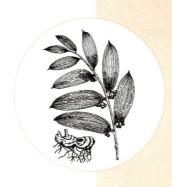

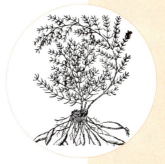
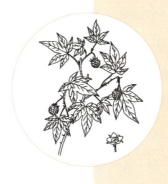

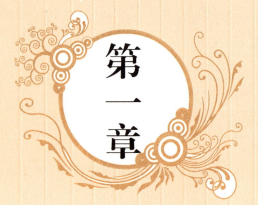

第一章 中药概述
——源远流长的祖传瑰宝

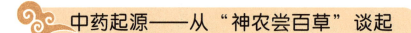

第一节 中药的起源与分类

中药起源——从"神农尝百草"谈起

说起中药的发展史，不得不提到一个远古的神话——神农尝百草。

传说中，那是一个茹毛饮血的时代，神农炎帝居于姜水（今陕西岐山），牛首人身。神农觉得大家食兽肉、饮生水难以维持长久，便四处寻找能果腹的植物。有古籍记载，神农在寻找谷物的过程中，"尝百草之滋味……一日而遇七十毒"，神农的精神触动了上天，得到神灵的帮助，降下种子，供他种植。随后，神农还制造耕具，教会人们按时令下种。在不断中毒和解毒的过程中，神农发现了很多草木的药性。传言，他用红褐色的鞭子鞭打百草，尽知其平毒寒温之性，逐渐地让人们认识了植物药。更有传说神农多次中毒，幸亏事先准备好茶来解毒，直至尝到断肠草，一咽下肠子就寸寸断了，来不及喝茶自救。虽多有夸张之嫌，但也充分说明了神农发现药物的危险。

史料表明，植物药是猿人和早期人类最早用以充饥的食物，也就最早发现了植物药。在渔猎生产的过程中，人们逐步了解了动物药的医疗作用。到了原始社会后期，采矿和冶炼逐步兴起，人们又相继发现了矿物药。后来，人们又将有毒植物用于狩猎，从野果与谷物的自然发酵现象中，获得了酿酒的秘诀。酒具有通血脉、祛寒邪、行药势以及消毒、助溶等多方面的医疗作用，被古人认为是"百药之长"。这些早期的原始积累，对后来医药的发展产生了极为深远的影响。

早期的药物知识，经历了一段漫长的时间，从零星分散到逐渐集中，再到系统积累。进入奴隶社会以后，随着文字的出现和使用，药物知识也得到了更为广泛的传播，从口耳相传，到书面记载。考古研究发现，在殷商青铜器的钟鼎文中，已经出现了"药"字，证明了最晚到商朝，中国人已经有了"药"的概念。《周礼》这么记载西周的医师："聚毒药以共医事，五味、五谷、五药养其病。"这些都是药物分类以及五味理论的先声，为本草专著的产生夯实了基础。

本草文献——恩泽千秋万世的书卷

中药以植物性药材为主，应用最为普遍，因而中药亦称"本草"。许多有关中药的专著，亦以"本草"为名。经过祖先们长期的探索和总结，在战国时期，陆续有《药录》《药论》《本草》等药学专著问世。直至汉代，在整理和总结前人智慧的基础上，诞生了一部伟大的医学典籍——《神农本草经》。以后，历朝都相继出现了一些本草专著。在中药学历史上，《神农本草经》《名医别录》《新修本草》《证类本草》《本草纲目》等，都是影响较大的本草专著。

《神农本草经》

简称《本经》，中医四大经典著作之一，作为现存最早的中药学著作，约起源于神农氏，代代口耳相传，于东汉时期集结整理成书。原书早佚，其文字经辗转引录，保存于《证类本草》等书中。全书分为三卷，载药365种，以三品分类法，将药物分为上、中、下三品，文字简练古朴，成为中药理论精髓。在药物理论方面，书中提出了药物君臣佐使的配伍原则以及四气五味、七情宜忌等药物学理论。《神农本草经》还介绍了药物的别名、性味、生长环境和主治功效、药物的加工和剂型，以及辨证用药的基本要求等。《神农本草经》的历史地位不可低估，它将东汉以前零散的药学知识

上篇 上药养命，中药养性

进行了系统总结,其中包含了许多具有科学价值的内容,被历代医学家所珍视。其作为药物学著作的编撰体例也被长期沿用,作为中国第一部药物学专著,影响极为深远。

《名医别录》

简称《别录》,药学著作,辑者佚名(一说是陶氏),约成书于汉末。除了对《神农本草经》一书药物的药性、功用、主治等内容有所补充之外,还补记了365种新药,分别记述其性味、功效主治、有毒无毒、七情宜忌、产地等基本信息。本书系历代医学家陆续汇集,故称为《名医别录》。梁代陶弘景撰注《本草经集注》时,收载《神农本草经》365种药物的同时,又辑入本书的365种药物,使得本书的内容得以保存下来。

《新修本草》

又名《唐本草》,是世界上第一部由国家编修的医学著作,共54卷,分为正文、药图和图经3个部分,共收药850种。正文记述各种药物的性味、主治和用法;图经部分则是药物的形态、采药和炮制方法。《新修本草》中保存了一些古本草的原文,系统总结了唐以前的药物学成就。唐代以后,该书正文被收录于《证类本草》等书中,部分内容早已亡佚。

《证类本草》

又名《经史证类备急本草》,宋代唐慎微著。除了系统地辑录了唐宋各家医药名著外,《证类本草》还收集经史传记、佛书道藏等书中有关药物的资料,编为30卷,载药1558种,附方3000余首,有图和炮制方法。因此,本书可称为唐宋以前本草学之大成。李时珍是这样评价此书的:"使诸家本草及各药单方,垂之千古,不致沦没者,皆其功也。"

《本草纲目》

药学著作,52卷,明朝李时珍撰,刊于1590年。全书共190多万字,载有药物1892种,收集医方11096个,绘制精美插图1160幅,分为16部、60类,是中国古代汉医集大成者。此书是李时珍在继承和总结以前本草学成就的基础上,结合作者长期学习、采访所积累的大量药学知识,经过实践和钻研,历时数十年而编成的一部巨著。书中不仅考证了过去本草学中的若干错误，综合了大量科学资料，提出了较科学的药物分类方法，融入了先进的生物进化思想，并反映了丰富的临床实践。此书是一部具有世界性影响的博物学著作。

中草药——选"道地药材"

中药的来源，主要是天然的植物、动物和矿物，而植物药占中药的大多数，亦称为"中草药"。中药的药材质量，与产地、采收、贮存等直接相关。倘若生长、栽培或驯养的环境适当，土地适宜，采收适时，贮存妥当，则药材质量高，有效成分增多，从而药性强，疗效好；反之，则药性弱，疗效差。

天然药材的分布与生产，离不开一定的自然条件。我国自然地理状况十分复杂，水土、气候、日照、生物分布等生态环境各地不完全相同，甚至差别很大。因此，天然中药材的产量与质量，呈现出一定的地域性。

于是，从唐宋开始，逐步形成了"道地药材"的概念。道地药材，指的是在特定自然条件、生态环境的地域内所产的药材，因生产较为集中，栽培技术、采收加工也都有一定的讲究，以致较同种药材在其他地区所产者品质佳、疗效好。道地，即地道，功效地道实在，确切可靠。

确定道地药材的方法是多方面的，但临床疗效依然是最关键的。一般来说，东北的细辛、人参、五味子，河南的山药、地黄、牛膝，四川的川芎、附子、黄连、川贝母，山东的阿胶，江苏的薄荷，宁夏的枸杞，山西的党参，广东的砂仁，皆是著名的道地药材，这些药材甚至会冠以产地名称，如川芎、秦归、宁枸杞、北细辛等。

中药的类别——各司其能的学问

中药学将能够补益人体正气、改善脏腑功能、提高机体抗病能力、增强体质、治疗虚证的药物称为补虚药或补益药，即通常所说的滋补中药，并将其分为补气药、补血药、补阴药及补阳药四大类。

1. 补气药

可增强人体的功能活动能力,尤其对脾、肺两脏的生理功能具有显著的滋补强壮功效,因此多用于治疗脾气虚弱或肺气虚弱等证。

对于脾、肺虚弱者,可选用人参、西洋参、党参、太子参、黄芪、白术、灵芝、甘草、大枣、山药、白扁豆等进行滋补。

2. 补血药

可滋补阴血,促进心、肝、脾、肾诸脏功能以滋生血液。

中医认为,心主血脉,肝藏血,脾统血,肾藏精,精血同源,因此,心、肝、脾、肾诸脏的功能均与血液能否正常生成有关。对于各种血虚证,可以选用当归、熟地黄、白芍、阿胶、何首乌、龙眼肉等进行滋补。

3. 补阴药

阴虚者多表现为虚火妄动、手足心热、口燥咽干、阴液不足、大便干燥等,可选用补阴药进行滋养,如沙参、天冬、麦冬、百合、枸杞子、玉竹、石斛、黄精、桑葚、女贞子、墨旱莲、龟板、鳖甲、黑芝麻等。

4. 补阳药

能扶助人体阳气,促进机体气化功能,尤其对肾阳不足有显著的增强效果。肾阳是人体阳气的根本,全身各脏腑器官的阳气均有赖于肾阳的温煦和鼓舞。肾阳虚,则会出现畏寒怕冷、四肢不温及性功能减退等,可选用补阳药进行滋补,如鹿茸、冬虫夏草、巴戟天、淫羊藿、紫河车、肉苁蓉、锁阳、黄狗肾、仙茅、杜仲、续断、狗脊、骨碎补、沙苑子、菟丝子、韭菜子、补骨脂、益智仁、葫芦巴、阳起石、蛤蚧、核桃仁等。

第二节 中药的特点与应用

中药的性能

中药的性能是指药物的性味和功能,也就是中药的药性,包括药物的四

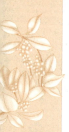

气五味、归经、升降浮沉、毒性等方面。它是我国劳动人民在长期与疾病作斗争的实践中总结出来的宝贵经验。

1. 四气

四气又称四性，指药物的寒、热、温、凉四种药性。另有一类药物，药性为平，药性既不偏于寒凉，也不偏于温热。但是，绝对的"平"并不存在，故仍归于四气范围内。李时珍在《本草纲目》中提出了"五性焉，寒、热、温、凉、平"，明确将"平"纳入药性之中。

四性是根据药物作用于机体所产生的反应得出的，与病症的寒热性质相对。以阴阳来分，寒凉属阴，温热属阳。一般而言，能够减轻或消除热证的药物多属寒凉性质。寒、凉其性相同、程度不等。凉者甚之为寒，寒者渐之为凉。同理，能够减轻或治疗寒证的药物多属温热性质，温者渐之，热者甚之。

2. 五味

五味是指药物的酸、苦、辛、甘、咸五种不同的味道。《本草纲目》中有云："辛散，酸收，甘缓，苦坚，咸软。"五味是由味觉器官直接辨别出来的，或是在医疗实践中，认识到药物的味和药理作用有近乎规律性的联系，从而加以分析归纳，上升为理论而得出的。因此，五味不仅表明药物的实际味道，而且从另一角度来表明药物的性能。

3. 归经

归经是指某种药物对某些脏腑经络的病变能起主要治疗作用。如麻黄发汗平喘，能治咳嗽气喘的肺经病，故归入肺经；芒硝泻下软坚，能治燥结便秘的大肠经病，故归入大肠经；天麻祛风止痉，可治手足抽搐的肝经病，故归入肝经。

4. 升降浮沉

《本草纲目》之中有记载："酸咸无升，甘辛无降，寒无浮，热无沉，其性然也。而升者引之以咸寒，则沉而直达下焦；沉者引之以酒，则浮而上至巅顶。"升降浮沉是指药物在体内发生作用的趋向，基本可概括为"升浮"和"沉降"两个方面。一般的规律是，升浮药的作用趋向为向上、向外，具发

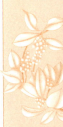

表、散寒、升阳、催吐等功效，能治疗病位在表（如外感发热）、在上（如呕吐）、病势下陷（如脱肛、内脏下垂）的病症；沉降药的作用趋向为向下、向里，具有潜阳、平逆、收敛、渗利、泻下等功效。能治疗病位在里（如热结便秘）、病势上逆（如肝阳上亢所致的眩晕）的病症。

5. 毒性

古代常将"毒药"作为一切药物的总称，而把药物的毒性看做是药物的偏性。《本草纲目》中将药物的毒性分为"大毒""有毒""小毒""微毒"。中药的毒性值得引起注意，虽然中药大都直接来源于大自然，但切不可错误地认为其毒性小，安全系数大。"凡药三分毒"，中药也不例外。人们在生活中，大毒、剧毒的固然有致死者；而小毒、微毒甚至无毒的药物，同样也有中毒病例发生，例如人参、艾叶、知母等也会产生中毒反应，这与服用剂量过大或服用时间过长等有密切关系。

中药的配伍

中药的相互作用是通过药物配伍实现的。《本草纲目》上有记载："药有七情，独行者，单方不用辅也；相须者，同类不可离也，如人参、甘草、黄芪、知母之类；相使者，我之佐使也；相恶者，夺我之能也；相畏者，受彼之制也；相反者，两不相合也；相杀者，制彼之毒也。"

中药的配伍，就是有选择地将2种或2种以上的药物配合应用。药物的配伍应用是中医用药的主要形式，方剂则是药物配伍应用的较高形式。中药配伍有"相宜""禁忌"的不同。除了单行（指单用一味药，亦即一种药独自发挥治疗作用，例如参汤只用人参1味）之外，中药的相互作用包括相须、相使、相畏、相杀、相恶、相反6种情况。

1. 相须

即性能功效相类似的药物配合使用，互相协同，能明显提高原有疗效。如人参配黄芪，增加补气作用；麻黄配桂枝，增加发汗解表功效；金银花配连翘，明显增强清热解毒的治疗效果等。

2. 相使

即在性能功效方面有某种共性的药物配合应用，而以一味药为主，另一味药为辅，辅药能提高主药的疗效。如清热燥湿药黄芩与攻下药大黄，都能清热泻火止血，两药配合治疗肺热衄血时，以黄芩为主，大黄则提高黄芩清肺止血的治疗效应；补气药黄芪与利水渗湿药茯苓，都能益气健脾利水，两药配合治疗气虚水肿时，以黄芪为主，茯苓则提高黄芪补气利水的治疗效应。

3. 相畏

指药物之间的互相抑制作用，一种药物的毒性或副作用能被另一种药物消减，如半夏畏生姜。

4. 相杀

即一种药物能减轻或消除另一种药物的毒性或副作用。如生姜能减轻或消除生半夏和生南星的毒性或副作用，所以说生姜杀生半夏和生南星的毒。相畏与相杀是同一配伍关系从不同角度的两种提法。

5. 相恶

即两种药物合用，一种药物与另一药物互相作用而致原有功效降低，甚至丧失药效。如人参恶莱菔子，因莱菔子能削弱人参的补气作用。

6. 相反

即两种药物合用，能产生或增强毒性反应或副作用的配伍关系。如乌头反半夏。

中药的服用

中药一般须早、晚或者早、中、晚分别服用。

将煎煮2次或3次的中药液体合并，搅拌均匀后分为2～3份，早、晚或早、中、晚分别服用。

中老年人用于滋补身体的补益中药，最好是在饭前服用。早晨空腹服用，有利于吸收滋补的营养成分。

1. 用温水送服中药

服用中药时,最好用温水送服。不宜用茶水、牛奶以及果汁。茶叶中含有的成分,会使药物失去疗效,而且也会刺激肠胃;牛奶中的蛋白质等成分,容易破坏药效。

2. 服药期间忌生、冷、油腻食物

生、冷类食物刺激肠胃,会影响药物的吸收;油腻食物不宜消化,会降低药物的疗效。

3. 服药期间,要慎吃发物

服用中药时,最好不要吃发物,因为这些食物很容易诱发疾患。如韭菜、羊肉、狗肉、虾、蟹、糯米、梨、辣椒、土豆等。

4. 不同体质的忌口

如果是阳虚体质,要忌食凉性食物,如西瓜、雪梨、香蕉等;如果是热性体质,要忌食热性食物,如姜、胡椒、白酒、大蒜等。

5. 不同疾病,忌口不同

如果患有荨麻疹,各种皮炎、湿疹,要忌食刺激性的食物;如果患哮喘,蛋、牛奶、鱼虾等高蛋白食物要忌食。

中药的禁忌

一般人认为,中药比西药温和、不伤身体,但其实中药还是有一些必须注意的禁忌。如果对于相关禁忌不了解,譬如单一味中药与其他味中药之间搭配的关系错了,不但可能降低、破坏药效,甚至可能使病情加剧,故不可不慎。

(1) 服药时,宜少食豆类、肉类、生冷及不易消化的食物,以免增加患者的肠胃负担,影响患者恢复健康,尤其脾胃虚弱的患者,更应少食。

(2) 热性疾病,应禁用或少食酒类、辣味、鱼类、肉类等食物,因这些食物有腻滞、生热、生痰作用,食后会助长病邪,使病情加重。

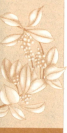

（3）服解表、透疹药，宜少食生冷及酸味食物，因冷物、酸味均有收敛作用，会影响药物解表、透疹功效。

（4）服温补药时应少饮茶、少食萝卜。因茶、萝卜性凉下气，会降低药物温补脾胃的功效。

（5）不要用茶水服药。茶叶里含有鞣酸，浓茶里含鞣酸更多，如果用茶水服药，鞣酸就会和药物中的蛋白质、生物碱或重金属等起化学作用而发生沉淀，影响药物疗效，甚至失效。

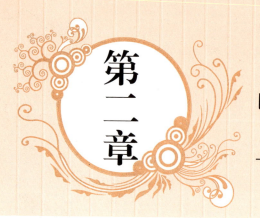

第二章 中药治病
——气血冲和,百病不生

第一节 内科疾病

感冒

感冒(俗称"伤风")为临床常见的外感疾病,主要是感受风邪所致,多发于气候突变、寒暖失常之时。也有因起居不慎,冷热不调,雨淋、疲劳等使人体腠理疏松,卫气不固,风邪乘虚侵袭而致病。并且在不同的季节中,风邪往往随着时气而侵入,如冬季多属风寒,春季多属风热,夏季多属夹暑湿,秋季多兼燥气,梅雨季节多夹湿邪。而在四时之中,又有气候失常的情况,如春应温而反寒,冬应寒而反温等等。感冒初起,一般多见鼻塞、流涕、喷嚏、声重,或头痛、畏寒继而发热、咳嗽、喉痒或咽喉痛等。重则恶寒(甚至寒战)、高热、周身酸痛、疲乏等属于"时行感冒",若无重感新邪,病程为5~10日。

板蓝根

形态特征 2年生草本。主根深长,外皮灰黄色。茎直立,叶互生;基生叶较大,具柄,叶片长圆状椭圆形;茎生叶长圆形至长圆状倒披针形,在下部的叶较大,渐上渐小,先端钝尖,基部箭形,半抱茎,全缘或有不明显的细锯齿。阔总状花序;花小,无苞,花梗细长;花萼4,绿色;花瓣4,黄色,倒卵形;雄蕊6,雌蕊1,

圆形。长角果长圆形,扁平翅状,具中肋。种子1枚,花期5月,果期6月。

多于秋季采挖,采收后抖净泥土,在芦头和叶子之间用刀切开,分别晒干,拣去黄叶及杂质,即得大青叶和板蓝根。

良品辨识 根部直长而粗、质地坚实者为良品。

性味归经 味苦,性寒。归心、胃经。

功效主治 清热解毒,凉血利咽。用于急性热病、大头瘟毒、痄腮、湿热黄疸等症。

▶ 板蓝根饮

原料 板蓝根、贯众各30克,甘草15克。

用法 开水冲泡代茶饮。

主治 流行性感冒。

▶ 板蓝根胡萝卜肉酱

原料 板蓝根9克,肉酱罐头1盆,胡萝卜3条,盐适量。

用法 ❶ 药材洗净,以1碗水煮成半碗药汁备用。
❷ 胡萝卜洗净削皮,切块状(各边3~4厘米)备用。
❸ 锅中加入水、胡萝卜,注意水量要盖过胡萝卜。
❹ 开火煮沸后改中火,煮到胡萝卜熟透后,将药汁及肉酱罐头倒入,一起煮到汤汁收浓,加入少许盐调味,即可食用。

主治 风热型流感。

▶ 防流感饮

原料 板蓝根18克,羌活9克。

用法 水煎服。

主治 防治感冒。

▶ 三根饮

原料 板蓝根、鲜芦根各30克,葛根15克,生甘草5克,生姜数片。

用法 将上药加水1000毫升,煮沸20分钟左右,热饮。每日分2次服用。

主治 流感高热、咳嗽。

▶ 板蓝根羌活茶

原料 羌活15克,板蓝根30克。

用法 将羌活、板蓝根加水煎汤,去渣取汁。

主治 预防流感。

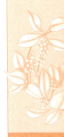

麻黄

形态特征 多年生草本,高20~40厘米。老株木质化,呈小灌木。根茎常根卧于地。小枝圆状,对生或轮生,干后截面髓部呈棕红色。叶对生,叶片退化成膜质鞘状,下部合生,上部2裂,裂片呈三角形。5~6月开花,雄球花多呈复穗状,雄蕊7~8枚。8~9月种子成熟,肉质红色,卵圆形或半圆形,直径6~7毫米。8~9月份割取地上绿色草质茎,除去杂质,置于通风处晾干。

良品辨识 以干燥、茎粗、色淡绿或黄绿、内心色红棕、手拉不脱节、味苦涩者为佳。

性味归经 味辛、微苦,性温。归肝、膀胱经。

功效主治 发汗解表,宣肺平喘,利水消肿。用于外感风寒、咳嗽及水肿等症。

▶ 麻黄汤

原料 麻黄、桂枝各9克,杏仁、甘草各6克。
用法 水煎服。
主治 外感风邪表证、恶寒发热。

▶ 紫苏麻黄汤

原料 紫苏叶、薄荷、甘草各6克,葛根10克,麻黄5克,生姜2片。
用法 水煎服。
主治 感冒。

▶ 石膏麻桂汤

原料 石膏(先煎)120克,麻黄、桂枝各3克。
用法 水煎,分多次温服。
主治 外感发热。

头痛

头痛是指局限于头颅上半部的疼痛,它是临床上最为常见的症状之一。头痛还可伴有流泪、鼻塞、眼睑水肿、流涕、眼结膜充血等。其治疗方法因头痛类型而有所不同,常见的头痛类型有偏头痛、紧张性头痛、脑肿瘤头痛、缺氧性头痛。偏头痛发作时，会在单侧颞部或眼眶后出现搏动性头痛，并伴有恶心、呕吐、疲劳感等。

头痛的原因多而杂。一是心理及精神因素所致，如压力过大、精神紧张等；二是器质性疾病引起的，如颅内各种炎症、脑肿瘤、脑血管疾病、高血压等。

对于一些尚未明确病因的头痛，一定要先控制病情，以缓解疼痛。如果是紧张性头痛或偏头痛，应避免光线刺眼、作息不规律、失眠等相关问题。

川芎

形态特征 多年生草本，高30～70厘米。根茎发达，形成不规则的结节状拳形团块，黄棕色，有浓烈香气。茎直立，圆柱形，中空，表面有纵沟纹，下部茎节膨大成盘状。叶互生，茎下部叶3～4回3出式羽状全裂，羽片4～5对，末回裂片线状披针形或长卵形，先端尖，两面无毛或仅叶脉有短柔毛；叶柄长3～10厘米，基部扩大成鞘。7～8月开花，花白色，排成复伞形花序生于枝顶或枝侧。9～10月结果，幼果椭圆形，扁平。

良品辨识 质坚实，断面褐黄色，形成层有明显环状，有特异清香者为良品。

性味归经 味辛，性温。归肝、胆、心包经。

功效主治 活血行气，祛风止痛。用于冠心病、心绞痛、月经不调、风湿性关节炎、三叉神经痛、外感、头痛等症。

▶ 头痛饮

原料 川芎、当归各10克，蜈蚣1条（研末）。

用法 前2味水煎2次，合并，分2次冲服蜈蚣粉，每日2次，12天为1个疗程。也可按上方比例剉散，每次用10克，每日2～3次，开水冲服。

主治 用于多种头痛。

▶ 川芎茶调散

原料 川芎、荆芥、甘草各3克，细辛1.5克，白芷、羌活、防风、薄荷各6克。

用法 上述药材共研为末，每服3克。

主治 风寒外感，偏正头痛。

本草纲目——中药食物速查全书

▶ 头痛方

原料 当归、赤芍、僵蚕、怀牛膝、芜蔚子、菊花各10克，川芎、全蝎、胆南星各5克，龙胆草3克，珍珠母30克，生地黄、钩藤各15克。（随证加减：夹痰浊甚者加制半夏、白术，或仿连珠饮合苓桂术甘汤；肝火旺者加大龙胆草剂量；外风引动所致头痛者加白芷、藁本、蔓荆子；病程长、属阴虚者加枸杞子、龟甲、鳖甲。）

用法 每日1剂，水煎取汁400毫升，早、晚分2次服。配合针刺阿是穴，隔日1次。

主治 偏头痛。

▶ 竹茹夏茯汤

原料 半夏、广陈皮、茯苓各20克，竹茹30克，炒枳实、川芎各15克，黄芪10克，生姜5片，甘草6克。（随证加减：痛在额者加白芷、葛根；痛在颞者加柴胡；痛在巅顶者加吴茱萸、藁本；痛在枕者加羌活、防风；全头痛者加枸杞子、人参；肝气郁滞者加山栀、郁金；血瘀者加丹参、地龙；经期头痛者加益母草；寒盛者加细辛。）

用法 每日1剂，水煎，早、晚分2次服。

主治 头痛。

龙胆

形态特征 多年生草本，高30~60厘米。根茎短，簇生多数细长的根，淡棕黄色。茎直立，粗壮，通常不分枝，粗糙，节间常较叶为短。叶对生，无柄，基部叶甚小，鳞片状；中部及上部叶卵形、卵状披针形或狭披针形。花无梗，数朵成束簇生于茎顶及上部叶腋。蒴果长圆形，有短柄，成熟时2瓣裂。种子细小，线形而扁，褐色，四周有翅。花期9~10月。果期10月。

良品辨识 条粗长、色黄、残茎少者为良品。

性味归经 味苦，性寒。归肝、胆经。

功效主治 清热燥湿，泻肝胆火。用于头痛、目赤、咽痛、黄疸等症。

龙胆草清鼻饮

原料 龙胆草5克，野菊花、苍耳子、白芷各10克，蜂蜜30克。

用法 将前4味去杂，洗净，晾干，切碎，放入砂锅，加水浸泡片刻，煎煮30分钟，去渣取汁，加入蜂蜜，拌和均匀即成。早、晚2次分服。

主治 热毒内炽型鼻咽癌疼痛。

龙胆青叶汤

原料 龙胆、大青叶各10克。

用法 水煎服。

主治 肝火头痛。

清火粥

原料 龙胆、黄芩、栀子各3克，泽泻、柴胡各5克，车前子15克，当归尾、木通各10克，生地20克，甘草6克，粳米150克，白糖30克。

用法 ❶ 将以上药物炮制后，洗净，放入瓦锅内，加水500毫升，煎煮25分钟，停火，过滤，去渣留药液。

❷ 将粳米淘洗干净，放入锅内，加入药液，另加清水500毫升，置武火上烧沸，再用文火煮35分钟，加入白糖即成。

主治 能改善戒除烟酒所致的烦躁不安、失眠易怒，食欲不振，厌油恶心，疲倦嗜睡及肝区不适等症。

上篇 上药养命，中药养性

眩晕

眩晕，也就是头晕目眩。本症发生原因多样，应就医找出真正病因。中医将眩晕分为虚性和实性。

虚性头晕，常因体弱生病或过度疲劳后发作，头晕目眩，常见于贫血患者，伴有面色苍白，唇色、甲色苍白，食欲差，心悸、失眠等症。

有时蹲坐姿势维持久了，突然站起来，导致眼前忽然黑暗，甚至眼冒金星，无法站稳而跌倒，这是所谓的"良性阵发性体位性眩晕"。发作时间往往短于1分钟，因血压普遍过低，突然的姿势改变，使血液无法上达于脑，脑部暂时性缺血而致眩晕。

　　虚性眩晕的病人，治疗以补气血、益肾养阴为主，生活上可适度运动，增进心肺功能，改变姿势时最好和缓渐进，才会比较安全。

　　实性头晕，经常和情绪波动有关，急怒、焦虑、忧郁、紧张等情绪，引发了头部轻飘、面红目赤、胸闷、呼吸困难、嘴角或手指麻木，甚至有恶心、呕吐、痰涎出现，此即所谓的"心因性头晕"，又称"过度换气综合征"。即在情绪紧张时，出现呼吸加快而过度吸入氧气，同时也过度呼出二氧化碳，二氧化碳突然过度减少，使体液呈现碱性，从而引起呼吸性碱中毒，出现眩晕、心跳加速、呼吸困难等。

　　突发性的天旋地转也属本类，严重时会难以站立或行走，发作时间长达数小时或数日，并伴有耳鸣、耳塞、恶心、呕吐或暂时性失聪，应前往耳鼻喉科检查。

　　实性眩晕的病人，治疗以降火、祛痰、化瘀为主，生活上应学习舒解压力，让自己保持心平气和的状态。

天麻

形态特征 多年生寄生草本，高30~100厘米，全体无叶绿素。块茎椭圆形或长圆形，淡黄色，肉质，横生，有不明显的环节。茎圆柱形，黄褐色，单一，直立，光滑无毛，节上有鞘状鳞片。叶退化为鳞片状，淡黄褐色，膜质。6~7月开花，花黄棕色，排成总状花序；花被片合生成歪斜筒状，顶端5裂；唇瓣白色，3裂；发育雄蕊1枚，全蕊柱长约6毫米。7~8月结果，果实长圆形，长约1.5厘米。种子多而细小，粉末状。

良品辨识 肥厚体大、色黄白、质地坚实沉重，断面明亮、无空心、有鹦哥嘴者为良品。

性味归经 味甘，性平。归肝经。

功效主治 息风止痉，平肝潜阳，通络止痛。用于高血压、三叉神经痛、风湿性关节炎、眩晕等症。

▶ 天麻钩藤汤

原料 天麻18克，钩藤30克。

用法 水煎服。

主治 眩晕症。

▶ 天麻丸

原料 天麻15克，川芎60克。

用法 共研为末，炼蜜为丸，如芡实大。每饭后1丸，茶酒服下。

主治 风痰眩晕，心悸怔忡。

▶ 清蒸天麻鲫鱼

原料 天麻5克，鲫鱼1条（约500克），葱、姜、盐、料酒、鸡精各适量。

用法 ❶ 将鲫鱼去鳞、内脏，洗净，加入调料，盛放于盘中。
❷ 将天麻洗净切片，放于鱼上或两侧，加水少量，于笼中蒸熟，即可食用。

主治 防治眩晕。

▶ 天麻蒸鸡蛋

原料 天麻10克，鸡蛋1个，盐3克，香油、葱各5克，酱油10克。

用法 ❶ 把鸡蛋打入蒸盆内；葱切花；天麻烘干，打成细粉。
❷ 把葱花、天麻粉、盐、香油、酱油放入鸡蛋蒸盆内，拌匀，加适量清水。
❸ 把蒸盆置蒸笼内武火大气蒸15分钟即成。

主治 心肝失调，心悸多梦及冠心病。

珍珠母

形态特征 贝壳2片，壳坚厚，略呈圆形。壳的长度与高度几乎相等，通常长约10～15厘米，大者可达20厘米。壳顶向前弯，壳顶前后有两耳，后耳较大。壳表面黑褐色。左壳稍凸，右壳较平，壳顶光滑，绿色。壳内面珍珠层厚，有虹光色彩，边缘黄褐色。铰合线直，在壳顶下有1个或2个主齿，韧带细长，紫褐色。闭壳肌痕大，略呈葫芦状。外套痕简单，足舌状，具足丝。它的珍珠层可入药。全年均可采集。将贝壳用碱水煮过，漂净，洗去外层黑皮，煅后或研成粉末即为"蚌粉"。

良品辨识 只大、整齐、内面光洁、无泥沙杂质者为良品。

性味归经 味甘、咸，性寒。归肝、胆、肾经。

功效主治 平肝潜阳，镇惊安神，清肝明目。用于高血压、神经衰弱、结膜炎、角膜炎等症。

▶ 珍珠潜阳汤

原料 珍珠母、代赭石、龙齿、生地、女贞子各15克。

用法 水煎服。

主治 肝阳眩晕症。

▶ 珍珠母煎剂

原料 珍珠母、葛根、生龙牡各30克，白芍药15克，生甘草10克，旋覆花、郁金各3克。

用法 水煎服，每天1剂，少量频服，在1～2剂以内即有效果。

主治 颈椎病所致的头晕。

▶ 贞珠莲膝汤

原料 珍珠母20克，女贞子30克，旱莲草10克，牛膝9克。

用法 水煎服，每日1剂，分2次服，连服3～5天。

主治 肝阳上亢，头晕头痛，耳鸣面热。

▶ 珍珠母旱莲方

原料 珍珠母5～50克，制女贞、旱莲草各15克。

用法 水煎服。

主治 肝阳上升所致的头晕头痛，眼花耳鸣，面颊燥热。

肺炎

肺炎是指肺泡发炎，主要因感染病毒、病原体、细菌、真菌等引起。本病分为大叶性、小叶性、间质性、病原体性、非典型性、中毒性等多种形式，由分泌凝固性的渗出物充堵在肺胞内及细胞气管内的一种严重疾病。它是由病原体侵入机体。尤以细菌感染如肺炎球菌、金黄色葡萄球菌、军团菌、霉菌、克雷白肺炎杆菌等最为常见，是细菌或过滤性病毒所引起的。发病之初，伴有轻微的感冒现象，几小时后高热、呼吸急促、咳嗽、面红、胸痛或咳出脓状铁锈色般浓痰。小儿时有痉挛发生。病重者神态模糊、嗜睡、谵妄、下痢、蛋白尿、烦躁不安等。该病很容易引发肋膜炎、心囊炎、肺坏痈等，甚至导致生命危险，患者千万不能忽视。

芦根

形态特征 多年生草本，高1~3米。根茎粗壮，匍匐。茎直立，中空，节上常有白粉，叶二裂或互生，具抱茎的叶鞘；叶片广披针形，长20~50厘米，宽2~5厘米，先端尖，基部钝圆，平行脉。圆锥花序，顶生，紫色或淡黄色。毛帚状，长10~40厘米，微向下垂；小穗线状披针形，有小花4~7朵。颖果长圆形。

良品辨识 条粗壮、黄白色、有光泽、无须根、质嫩者为良品。

性味归经 味甘，性寒。归肺、胃经。

功效主治 清热生津，除烦止呕。用于呼吸道感染、流感、肺炎、急性胃炎等症。

▶ 芦薏汤

原料 芦根30克，薏苡仁20克，桃仁6克，冬瓜仁9克。

用法 水煎服。

主治 肺痈、发热、咳嗽、痰中带血。

▶ 生芦根粥

原料 鲜芦根500克，竹茹15克，生姜6克，粳米100克。

用法 ❶ 将芦根、竹茹水煎汁去渣。
❷ 向药汁中加入粳米及适量水同煮。
❸ 八成熟时下姜片，至粥熟即可食用。

主治 痰热咳嗽，症见咳嗽，吐黄痰，伴口渴、唇红、尿黄、便干等。

▶ 芦石汤

原料 芦根30克，石膏15克，杏仁10克，麻黄3克，甘草6克。

用法 水煎服。

主治 大叶性肺炎。

上篇 上药养命，中药养性

鱼腥草

形态特征 多年生草本，高 20~40 厘米。生于田边、路旁、山谷阴湿处。全株有浓烈的鱼腥气。根状茎有节。叶互生，心形。长 3~8 厘米，表面绿色，背面紫红色，叶柄基部有鞘状托叶。夏季开花，穗状花序与叶对生，有 4 片白色的总苞片，很像花瓣。蒴果近圆形。

良品辨识 茎叶完整、色灰绿、有花穗、鱼腥气浓者为良品。

性味归经 味辛，性微寒。归肺经。

功效主治 清热解毒，消痈排脓，利尿通淋。用于肺炎、支气管炎、上呼吸道感染、尿道炎、中耳炎等症。

▷ 鱼腥草石膏汤
原料 鱼腥草 60 克，生石膏 30 克。
用法 水煎服。
主治 肺炎。

▷ 虎杖鱼青汤
原料 虎杖 60 克，鱼腥草、大青叶各 30 克，栝楼仁 15 克。
用法 水煎服。
主治 急性肺炎。

▷ 威灵鱼腥汤
原料 威灵仙 15 克，鱼腥草 30 克（后下）。
用法 水煎服。
主治 肺炎。

▷ 一点红汤
原料 一点红 30 克，岗梅根 25 克，蒲公英 20 克，鱼腥草 15 克（后下）。
用法 水煎，分 2~3 次服，每日 1 剂，连服 5~7 天。
主治 肺炎。

▷ 鱼腥草白皮汤
原料 鱼腥草 30 克，桑白皮、东风桔各 15 克。
用法 白糖为引，水煎服，每日 1 剂，每日服 3 次。
主治 大叶性肺炎初期用之疗效颇佳，小儿尤为适宜。

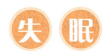

失眠

失眠是指经常性的不能获得正常睡眠，入睡困难或睡觉不实，时时易醒，醒后不易再次入睡，甚至彻夜不眠的病症。失眠是临床上常见的一种症状，常见于神经官能症、更年期综合征等。其发生原因主要是由于长期精神紧张、过度思虑等导致大脑的兴奋与抑制功能失调。当大脑皮质兴奋性增高，而抑制功能不足时，表现为头晕、头痛，情绪不稳定，易激动，多汗，入睡浅且多梦，对声和光的刺激特别敏感。

中医学将失眠称为"不寐""不得眠、不得卧"。失眠的病因有很多，如思虑过度，劳伤心脾，心血暗耗，神不守舍；情志所伤，气郁化火，扰动心神；素体虚弱，肾阴耗伤，水不济火，心阳独亢，心虚胆怯等。失眠的病机是阴血不足，心神不安。

酸枣仁

形态特征 生于山坡阳处，常自成灌木丛。落叶灌木或小乔木。枝直立，枝上具刺。叶互生，椭圆形或卵状披针形，托叶常为针刺状。花2~3朵，簇生于叶腋；花小，黄绿色；萼片、花瓣及雄蕊均为5。核果近球状或广卵状，熟时暗红褐色，果肉薄，味酸；果核两端常为钝头。花期4~5月，果期9~10月。

良品辨识 粒大、饱满、有光泽、外皮红棕色、无核壳者为良品。

性味归经 味甘、酸，性平。归心、肝、胆经。

功效主治 养心益肝，安神敛汗。用于失眠自汗、惊悸怔忡、神经衰弱等症。

▶ 枣仁散

原料 酸枣仁100克。

用法 研细粉，睡前取10克冲服。

主治 失眠，心悸。

▶ 枣仁茯藤汤

原料 炒酸枣仁15克，蝉蜕、竹叶各6克，茯神、钩藤各10克，生甘草3克。随证加减。

用法 每日1剂，水煎，早、晚分2次服。

主治 失眠。

▶ 酸枣参汤

原料 酸枣仁15克，南沙参6克，五味子3克。

用法 水煎，睡前服。

主治 肺结核，失眠。

▶ 枣仁小麦汤

原料 甘草6克，浮小麦、酸枣仁各12克，大枣10枚。

用法 水煎，每日1剂，连服5日。

主治 心悸，失眠。

柏子仁

形态特征 长卵形或长椭圆形，长0.3~0.7厘米，直径0.1~0.3厘米。新品黄白色或淡黄色，陈品呈黄棕色，并有油点渗出。种仁外面常包有薄膜质种皮，顶端略尖，圆三棱形，基部钝圆。质软油润，断面黄白色，胚乳较多，子叶2枚，均含丰富的油质。气微香，味淡而有油腻感。

良品辨识 粒大、饱满、色黄白、油性大而不泛油、无皮壳杂质者为良品。

性味归经 味甘，性平。归心、肾、大肠经。

功效主治 养心安神，润肠通便。用于虚烦失眠、肠燥便秘等症。

▶ 安眠汤

原料 柏子仁、党参、远志、龙眼肉、茯苓、大枣、当归、五倍子各等份。

用法 水煎服。每日1剂。

主治 失眠。

▶ 双仁汤

原料 酸枣仁、夜交藤各15克，柏子仁、茯神各12克。

用法 水煎服。

主治 失眠、神经衰弱，心悸。

柏仁煮花生米

原料 柏子仁30克，花生米500克，盐、葱段、姜片、花椒、桂皮各适量。

用法 ① 花生米去杂洗净，放入锅内。

② 柏子仁拣净，用净布包好，放入锅内。

③ 坐锅，放柏子仁、花生，加葱段、姜片、花椒、桂皮，再加入适量清水，旺火烧沸后，改为小火焖烧至熟，加入盐再烧片刻即可。

主治 神经衰弱、心悸不眠、健忘怔忡等症，对消化道溃疡、体虚便秘、阴虚盗汗等症，也有辅助治疗作用。

上篇 上药养命，中药养性

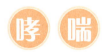

哮喘

典型的支气管哮喘，发作前有先兆症状如打喷嚏、流涕、咳嗽、胸闷等，如不及时处理，可因支气管阻塞加重而出现哮喘，严重者可被迫采取坐位或呈端坐呼吸，干咳或咳大量白色泡沫痰，甚至出现发绀等。但一般可自行用平喘药物等治疗后缓解。某些患者在缓解数小时后可再次发作，甚至导致哮喘持续状态。此外，在临床上还存在非典型表现的哮喘。如咳嗽变异型哮喘，患者在无明显诱因情况下咳嗽2个月以上，夜间及凌晨常发作，运动、冷空气等可诱发或加重。

白果

形态特征 落叶乔木，高可达30米。树干直立，树皮灰色。叶在短枝上簇生，在长枝上互生。叶片扇形，叶柄长2~7厘米。花单性，雌雄异株；雄花呈下垂的短柔荑花序，有多数雄蕊，花药2室，生于短柄的顶端；雌花每2~3个聚生于短枝枝上，每花有1长柄，柄端两叉，各生1心皮，胚珠附生于上，通常只有1个胚珠发育成熟。种子核果状，倒卵形或椭圆形，淡黄色，被白粉状蜡质；外种皮肉质，有臭气；内种皮灰白色，骨质，两侧有棱边；胚乳丰富，子叶2。花期4~5

月，果期 7～10 月。

良品辨识 粒大、壳色黄白、种仁饱满、断面色淡黄者为良品。

性味归经 味甘、苦，性平、有毒。归肺经。

功效主治 敛肺定喘，止滞浊，缩小便。用于肺结核、哮喘、慢性支气管炎、小便频数、遗尿、白带等症。

▶ 白果汤

原料 白果 5～10 只。

用法 将白果连壳打碎，水煎服。

主治 咳嗽气喘。

▶ 白果麻黄汤

原料 白果 9 克，麻黄 6 克，炙甘草 3 克。

用法 水煎服。

主治 实证哮喘。

▶ 白果蜜汁饮

原料 白果 4 粒，蜂蜜 25 克。

用法 水煎白果，取汁，加蜂蜜调匀，每晚睡前服，连服 5 日。

主治 支气管哮喘。

▶ 鸭掌散

原料 白果 5 粒，麻黄 7.5 克，炙甘草 6 克。

用法 加水 1 杯半，煎取八分，睡前服。

主治 哮喘痰嗽。

▶ 白果炒鸡蛋

原料 白果 15 克，鸡蛋 2 个，植物油 50 克，精盐、味精各适量。

用法 ❶ 将白果去壳，用温水浸泡一夜，捞起，除去白果心（因白果心含有毒物质），剁成细末。

❷ 鸡蛋打入碗内，放入白果末、味精、盐，搅匀。

❸ 将炒锅置武火上，下入植物油，烧至六成热时，改用中火，然后用筷子边搅动鸡蛋，边徐徐往锅内倒入蛋液，待一面煎黄后，翻转过来，再将另一面煎黄即成。

主治 敛肺止带。用于哮喘、痰嗽、白带、小便频数等症。

桑白皮

形态特征 落叶灌木或乔木，高 3~15 米。树皮灰白色，有条状线裂，根皮白棕色或红黄色。单叶互生，叶柄长 1~2.5 厘米，叶片卵形或宽卵形，长 5~20 厘米，宽 4~10 厘米，光端尖锐或渐突，基部圆形或近心形，边缘有粗锯齿，上面无毛，早落。花单性，雌雄异株，花序排列成穗状，腋生，雌花序长 1~2.5 厘米，被毛，总花梗长 5~10 毫米，雄花序长 1~2.5 厘米，下垂，略被细毛，雄花具花被片 4 枚，雄蕊 4 枚，中央有不育的雌蕊；雌花具花被片 4 枚，基部合生，柱头口裂瘦果。多数密集成一卵圆形的聚合果，长 1~2.5 厘米，初时绿色，熟后为紫色或红色。种子小，花期 4~5 月，果期 5~6 月，生于丘陵、山坡、村旁等。

良品辨识 色白、皮肉厚、无栓皮、质柔韧、嚼之有黏性、可成丝团者为良品。

性味归经 味甘，性寒。归肺经。

功效主治 泻肺平喘，利水消肿。用于肺热咳嗽、痰热阻肺、水肿等症。

▶ 桑白皮杏仁汤

原料 桑白皮、苦杏仁各 15 克，猪肺 250 克。

用法 猪肺切片，挤洗干净，与桑白皮、杏仁加水同炖至烂熟，饮汤食猪肺。

主治 哮喘。

▶ 二母白皮汤

原料 浙贝母、知母各 4.5 克，甘草 1 克，枳实 2 克，茯苓、栝楼仁、陈皮、桑白皮各 3 克，黄芩、栀子各 3.5 克，生石膏 6 克。

用法 共研为细末，加生姜 3 片，水煎服。

主治 风火咳嗽。

▶ 紫菀汤

原料 紫菀、车前、杭白芍、桑白皮、知贝母、炙牛蒡各 9 克，射干、远志肉各 4.5 克，杏仁 12 克，甘草 3 克，枇杷叶（去毛包煎）3 片。

用法 水煎服,早、晚各1次。

主治 润肺下气,化痰宣肺,止咳。对于急性气管炎有疗效。

▶ 米花桑白皮汤

原料 桑白皮30克,糯米花50克。

用法 ❶ 将糯米花放入烧杯,加水300毫升,桑白皮洗净,放入烧杯。

❷ 烧杯置武火上煮沸,改文火煎20分钟即可。

主治 适合上下消型糖尿病患者多尿期饮用。

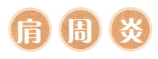

肩周炎

肩周炎是以肩关节疼痛和活动不便为主要症状的常见病症。如得不到有效的治疗,有可能严重影响肩关节的功能活动,妨碍日常生活。本病早期肩关节呈阵发性疼痛,常因天气变化及劳累而诱发,以后逐渐发展为持续性疼痛,并逐渐加重,昼轻夜重,夜不能寐,不能向患侧侧卧,肩关节向各个方向的主动和被动活动均受限。肩部受到牵拉时,可引起剧烈疼痛。肩关节可有广泛压痛,并向颈部及肘部放射,还可出现不同程度的三角肌的萎缩。

姜黄

形态特征 多年生草本,高约1米。根茎圆柱形,横走,其上生出多数不规则圆柱形、卵圆形或纺锤形侧生根茎,表面深黄色,有明显环节,断面橙黄色或金黄色,气芳香。须根粗壮,末端常膨大,呈纺锤形或卵圆形块根,表面灰褐色,断面黄色。叶基生,有长柄;叶片长圆形或椭圆形。花期8～11月。花茎由顶部叶鞘内抽出,花冠淡黄色;秋冬季结果,果实近球形。根茎和块根于冬季叶枯时采挖为佳。洗净,根茎、块根分开,除去细根,煮或蒸至透心,晒干,备用。

良品辨识 表面有皱纹、质地坚实、横切面为金黄色、气味香浓的为良品。

性味归经 味辛、苦，性温。归胃、肺经。

功效主治 破血行气，通经止痛。用于高脂血症、冠心病、心绞痛、月经不调、风湿性关节炎、肩关节炎等症。

▶ 芍蜈散

原料 白芍200~300克，大蜈蚣10~12条，姜黄12~15克。

用法 上药研细末，每次12~15克，加水50~70毫升，煮沸待温后服，每日3次。

主治 肩周炎。

▶ 姜黄归芍茶

原料 姜黄、羌活各6克，当归10克，赤芍、白术各12克，甘草3克。

用法 上药放入砂锅中，水煎2次，共取汁液约500毫升，代茶饮，每日1剂。

主治 肩周炎。

▶ 姜黄桑枝汤

原料 姜黄15克，桑枝20克，羌活、防风、桂枝、灵仙、血藤各10克，田七（磨调）5克。（随证加减：肩热痛者去桂枝加忍冬藤、常春藤各15克；肩冷痛者加附片、淫羊藿各10克；气虚者加党参、黄芪各10克；血虚者加当归、川芎各10克。）

用法 每日1剂，水煎，分2次服，6日为1个疗程。

主治 肩周炎。

秦艽

形态特征 为多年生草本，高40~60厘米。根强直。茎直立或斜上，圆柱形，光滑无毛，基部有纤维状残叶。叶披针形或长圆状披针形，茎生叶3~4对，稍小，对生，基部连合。花生于上部叶腋，成轮状丛生；萼膜质，先端有不等长的短齿；花冠筒状，深蓝紫色，着生于花冠管中部；子房长圆状，无柄，花柱甚短，柱头2裂。蒴果长圆形。种子椭圆形，褐色，有光泽。花期7~8月。果期9~10月。

良品辨识 质坚实、色棕黄、气味浓厚者为良品。

性味归经 味苦、辛，性微寒。归胃、肝、胆经。

功效主治 祛风除湿，和血舒筋，清热利尿。用于风湿性或类风湿性关节炎、肺结核、肾结核而见低热不退者、脑血管意外后遗症、黄疸型肝炎等症。

▶ 秦艽汤

原料 秦艽、黄芪、葛根各20克，山茱萸肉、伸筋草、桂枝、姜黄各10克，三七5克，当归、防风各12克，甘草6克。

用法 水煎，加黄酒少许温服。

主治 肩周炎。

▶ 三烽秦艽散

原料 豨莶草、羌活、独活、桂心、秦艽、川芎、海风藤、乳香、桑枝、当归各9克，蚕砂、木香、炙甘草各6克。

用法 水煎服。每日1剂，分2次温服，7日为1个疗程，连用2个疗程。

主治 肩周炎。

▶ 秦艽延胡索酒

原料 秦艽、延胡索各50克，制草乌10克，桂枝、川芎、桑枝、鸡血藤各30克，姜黄、羌活各25克，白酒1000毫升。

用法 ① 将前9味捣碎，置容器中，加入白酒，密封。
② 浸泡7～10日后，过滤去渣即成。

主治 祛风除湿，温经散寒，通络止痛。适用于肩周炎（早期）以及上肢疼痛等症。

▶ 秦艽木瓜酒

原料 秦艽、川草乌、郁金、羌活、川芎各10克，木瓜20克，全蝎2克，红花8克，透骨草、鸡血藤各30克。（苔黄、脉数者，郁金可加至20克，同进可选加徐长卿30克，六月雪15克，忍冬藤20克。）

用法 以上药物浸入60度左右的白酒1000克中，半月后即可服用。每晚服用15～30克。

主治 肩周炎。

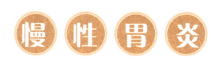
慢性胃炎

慢性胃炎是以胃黏膜的非特异性慢性炎症为主要病理变化的慢性胃病，病变可局限于胃的一部分，也可弥漫到整个胃部，临床常有胃酸减少、食欲下降、上腹不适和疼痛、消化不良等症状。慢性胃炎无特异性，一般可表现为食欲减退，上腹部有饱胀憋闷感及疼痛感，恶心、嗳气、消瘦、腹泻等。慢性胃炎的命名很不统一，依据不同的诊断方法有慢性浅表性胃炎、慢性糜烂性胃炎、慢性萎缩性胃炎、慢性胆汁反流性胃炎、慢性疣状胃炎、药物性胃炎、乙醇性胃炎等。

丁香

形态特征 常绿乔木，高10米。叶对生；叶柄明显；叶片长方卵形或长方倒卵形，端尖，基部狭窄，花芳香，顶生聚伞圆锥花序，花萼肥厚，绿色后转紫色，长管状，裂片三角形；花冠白色，稍带淡紫，短管状，子房下位，与萼管合生，花柱粗厚，柱头不明显。浆果红棕色，长方椭圆形，种子长方形。

良品辨识 颗粒粗大、鲜紫棕色、香气强烈、油多者为良品。

性味归经 味辛，性温。归脾、胃、肺、肾经。

功效主治 温中降逆，暖肾助阳。用于消化不良、急慢性胃炎、性功能减退等症。

▶丁香散

原料 丁香3克，砂仁5克，白术9克。

用法 共研为末，每次3克，每日2次。

主治 脾胃虚寒，吐泻食少。

▶丁香柿蒂汤

原料 丁香1.5克，柿蒂5枚，党参、生姜各9克。

用法 水煎服。

主治 脾胃虚寒，呕吐呃逆。

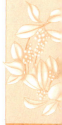

▶ 丁香雪梨

原料 大雪梨1个，丁香15粒。

用法 将丁香刺入梨肉内，用湿纸包裹5层，置炭火上煨热，热食。

主治 噎膈、反胃。

▶ 丁香莲子糯米粥

原料 公丁香37粒，糯米250克，煨姜1片，白莲子（去心）37粒。

用法 丁香、莲子煮烂后去渣，加入煨姜、糯米煮粥。随量食用。

主治 温中散寒，补肾助阳，温中降逆。对呃逆呕吐、心腹冷痛等症有效。

肉桂

形态特征 常绿乔木，高10~15米。枝、叶、树皮干时有浓烈肉桂香气；树皮灰色或灰褐色，枝无毛，嫩枝略呈四棱形。叶互生，单叶，鲜叶嚼之有先甜后辣的浓郁的肉桂特有香味；叶片长圆形或近披针形，6~8月开花，花小，黄绿色，排成圆锥花序生于叶腋，花序与叶片等长，有黄色短绒毛；花被裂片6片；发育雄蕊9枚。10~12月结果，果实长圆形，成熟时紫黑色。

良品辨识 以皮细肉厚，断面紫红色，油性大，香气浓，味甜、微辛，嚼之无渣者为佳。

性味归经 味甘辛，性大热。归肾、脾、心、肝经。

功效主治 补火助阳，散寒止痛，温经通脉。用于胃寒冷痛、四肢发凉、食欲不振、产后腹痛等症。

▶ 艾石汤

原料 肉桂6克，艾叶、石菖蒲、樟树根皮（去粗皮）各10克。

用法 水煎服。

主治 胃痛。

▶ 肉桂山楂粥

原料 肉桂4克，山楂30克，粳米50克，红糖适量。

用法 先将肉桂水煎20分钟，与山楂、粳米同时入锅煮成粥，加入红糖即可食用。每日1剂，趁热服食（不食肉桂）。

主治 肾阳虚弱引起的手脚冰凉、脾胃虚弱等症。

▶ 肉桂甘草牛肉

原料 甘草6克，肉桂3克，牛肉1000克，盐、茴香、生姜片、酒、白糖、熟植物油、高汤各适量。

用法 ❶ 将牛肉切块，用沸水煮至三分熟，捞起放凉，切成肉条。

❷ 以小火热锅，加入高汤，放入牛肉条、肉桂、甘草、盐、茴香、生姜片、酒、白糖、熟植物油，煮6小时左右。

❸ 至高汤快干时，不断翻炒至锅中发出油爆响声时捞起，沥干油，待凉后拣出生姜片、茴香、肉桂、甘草即成。

主治 心脾肾阳虚气弱、阳痿不举、腰部酸冷、夜尿频多，遗尿等症。

▶ 肉桂鸡肝

原料 肉桂5克，鸡肝1副，精盐、葱、生姜、料酒各适量。

用法 ❶ 肉桂洗净；鸡肝洗净，剖成4片。

❷ 将肉桂、鸡肝放入瓷碗内，加葱、生姜、精盐、料酒、适量清水，再将之放入锅内隔水炖熟即可。

主治 阳虚痰阻型脖子扭痛，症见颈肩酸痛乏力，眩晕恶心，或四肢麻木不仁，可伴有腰腿酸软无力，形体虚胖，面色苍白，手足怕冷，舌质淡胖，脉沉细滑。

上篇 上药养命，中药养性

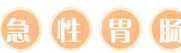

急性胃肠炎

急性胃肠炎是病毒或细菌感染所致，是夏秋季的常见病、多发病。其表现主要为腹痛、腹泻、恶心、呕吐、发热等，严重者可致脱水、电解质紊乱、休克等。急性肠炎多为突然发病，并多有饮食不节或误食的病史。有呈暴发性流行的特点。病人多表现为恶心、呕吐在先，继以腹泻，每天3~5次，甚至数十次不等，大便呈水样，深黄色或带绿色，恶臭，可伴有腹部绞痛、发热、全身酸痛等症状。大便常规检查及粪便培养、白细胞计数可正常或异常。病人以恶心、呕吐、腹痛、腹泻同时并见，故称急性胃肠炎。

木香

形态特征 多年生高大草本。主根粗壮，圆柱形，外表褐色；支根稀疏。根生叶三角状卵形或三角形，上面深绿色，被短毛，下面淡绿带褐色，被短毛，脉上尤著；叶柄较长。花茎较高，有细棱，被短柔毛；花茎上的叶长10~30厘米，有短柄。花全为管状花，暗紫色。瘦果线形，先端平截，果熟时多脱落，果顶有时有花柱基部残留。花期7~9月。果期8~10月。

良品辨识 条匀、体质坚实、香气浓郁、油性大、无须根者为良品。

性味归经 味辛、苦，性温。归脾、胃、大肠、胆、三焦经。

功效主治 行气止痛，健脾消食。用于急慢性胃肠炎、痢疾、肠梗阻等症。

▶ 竹茹香莲汤

原料 姜竹茹10克，木香、姜川连各5克。

用法 水煎服。

主治 夏季急性胃肠炎。

▶ 瑞香汤

原料 山药、乌梅、甘草、陈皮、木香各等份。

用法 将以上诸药为末，每次取适量做汤服食，每日2次。

主治 肝脾不和、胃脘胀痛、大便溏薄等症。

▶ 木香流气饮

原料 木香、草果仁、莪术、大腹皮、肉桂、丁香皮、槟榔、藿香各18克，木通25克，人参、赤茯苓、木瓜、石菖蒲、白术、白芷、麦冬各12克，半夏6克，厚朴、青皮、甘草、香附、苏叶各50克，陈皮100克，生姜3克，大枣1枚。

用法 将上述药物研磨为粗末备用。

用法 每12克为1剂，水煎，每日1剂，分2次温饮。

主治 胸膈胀满、呕吐少食、咳嗽痰多等症。

▶木香陈皮鸡

原料 木香3克，陈皮、砂仁、苏梗、藿香、白术各5克，白条鸡1只，姜片、葱段、料酒各适量。

用法 ① 以上6味药材用纱布袋装好，扎紧。

② 炖锅内放入鸡、药袋、姜片、葱段、料酒、盐，加2500毫升水，大火烧沸，改小火炖煮1小时即成。

主治 脾胃虚弱、妊娠呕吐等症。

▶山楂木香茶

原料 红茶、山楂干各15克，木香6克，糖20克。

用法 加水600毫升煎汤至500毫升。顿服，早、晚各1剂。

主治 理气和中，消食止痢。适用于细菌性痢疾。

藿香

形态特征 多生长于路边、山坡、沟旁。多年生草本。茎直立，粗壮，上部多分枝，密被灰黄色绒毛。叶对生，搓之有香气；叶片广卵形或长椭圆形，边缘有粗锯齿，常有浅裂，两面密被茸毛。花期1~2月。轮伞花序，密集，组成顶生或腋生的假穗状花序；萼管状；花冠唇形，淡红紫色。小坚果平滑。

良品辨识 茎枝粗壮结实、断面发绿、色青绿而叶多，香气浓郁者为良品。

性味归经 味辛，性微温。归脾、胃、肺经。

功效主治 芳香化温、开胃止呕、发表解暑，用于急慢性胃肠炎、胃肠型感冒、中暑等。

▶藿香苏叶鸡蛋汤

原料 鸡蛋2个，藿香叶30克，紫苏叶30克。

用法 ① 广藿香叶、紫苏叶洗净；鸡蛋入油锅中煎好。

② 所有材料一同放入瓦锅内，

上篇　上药养命，中药养性

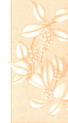

加适量清水,用大火煮沸后,再转小火煮20分钟,调味即可。

主治 适用于夏日外感风寒、内伤湿滞而致的恶寒发热、头重胸痞、呕吐泄泻等症。

▶ 金银藿香汤

原料 佩兰12克,藿香10克,苏梗9克,金银花叶15克。

用法 水煎服,每日1剂。

主治 急性胃肠炎。

▶ 马齿苋蒲公英汤

原料 马齿苋30克,黄芩15克,蒲公英20克,藿香、川连各10克,木香、生甘草各6克。

用法 将上药加水煎3次后合并药液,分2~3次口服,每日1剂。

主治 急性胃肠炎。

▶ 藿香苏夏汤

原料 藿香、制半夏、紫苏各10克,苍术、厚朴各5克。

用法 水煎服。

主治 夏秋暑湿发热,头痛呕恶,胸闷腹泻。

▶ 藿香粥

原料 藿香15克,粳米100克,白糖20克。

用法 ① 将藿香洗净,加水适量,煮15分钟,去渣,留药汁。
② 将粳米淘洗干净,放入锅内,加入药汁,置武火上烧沸,再用文火煮30分钟,加入白糖搅匀即成。

主治 对夏季胃酸多、头昏脑痛、呕吐、精神不振等症效果较好。

腹 泻

腹泻不同于传染病中的痢疾或霍乱症,与便秘相反,腹泻时时有稀屎排泄,有时会大便失禁。其发生的原因,有的是因胃消化力衰弱或食物未曾嚼烂而导致,此种未经完全消化的食物进入大肠后,受大肠的细菌作用,便发生腐败,肠黏膜受到腐败物刺激,导致肠的分泌亢进,于是肠内的细菌繁殖又快又多,不仅会腹泻,有时还会出现高热。

山药

形态特征 多年生草质缠绕藤本。块根肉质，略呈圆柱形，垂直生长，长40~90厘米，直径2~9厘米，外皮土黄色，生有多数须根，断面白色带黏性。茎细长，光滑无毛，有细纵棱，常带紫色。叶在茎下部互生，至中部以上对生，很少有3叶轮生的；叶片三角状卵形或三角形，7~9月开花，花极小，黄绿色，排成穗状花序生于叶腋；9~11月结果，果实三棱，有翅顶端及基部近圆形，表面有白色粉状物。

良品辨识 条干均匀、质地坚实、粉性足、色洁白者为良品。

性味归经 味甘，性平。归脾、肺、肾经。

功效主治 补脾养胃，生津益肺，补肾涩精。用于消化不良、慢性肠炎、糖尿病、肾炎等症。

▶ 山药汤

原料 山药、党参各15克，白术、扁豆、陈皮、焦三仙各10克。

用法 水煎服。

主治 脾虚泄泻。

▶ 淮山羹

原料 生淮山药500克。

用法 取上药，研成细粉，过细筛，备用。每次用5~10克，加水适量调和后加温熬成粥状。于喂奶前或饭前口服，每天3次。亦可以山药粥代替乳食，连服3天。

主治 婴幼儿腹泻。

▶ 山药炒羊肚

原料 山药、玉兰片各30克，羊肚250克，黑木耳20克，料酒、酱油、葱各10克，味精3克，盐、姜各5克，植物油50克。

用法 ❶ 将山药用温水浸泡1夜，切成3厘米长的薄片；玉兰片洗净，切成薄片；黑木耳泡发后，去蒂及杂质，撕成片；姜切片，葱切段。

❷ 羊肚洗净，切成4厘米长、3厘米宽的块。

❸ 将炒锅置武火上烧热，加入植物油烧至六成热时，下入羊肚块，爆变色，下入姜、葱、

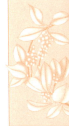

料酒、酱油、黑木耳、山药片、玉兰片、盐、味精，炒熟即成。

主治 健脾胃，固肾精。适用于脾虚泄泻。

▷ 山药茯苓包子

原料 山药粉、茯苓粉各50克，面粉200克，发酵粉15克，白糖20克，猪油2小匙，枣泥400克。

用法 ① 山药粉、茯苓粉放在大碗中，加适量的水浸泡成糊，蒸半小时后，调入面粉，加上发酵粉发面。

② 将白糖、猪油、枣泥调成馅，并包入发酵的面团里，包成包子状，蒸熟即可。

主治 健脾补气。适用于脾虚泄泻。

▷ 白术山药汤

原料 干姜、黄连、厚朴各6克，焦白术、山药各30克，炙甘草、炒白芍、焦山楂、焦槟榔、石榴皮各10克。

用法 水煎服。

主治 久痢。

干姜

形态特征 多年生草本，高40~100厘米。根茎肉质，扁圆横走，分枝，有芳香、辛辣气味。叶互生，2列，无柄，有长鞘，抱茎，叶片线状披针形。花茎自根茎抽出，穗状花序椭圆形，花冠绿黄色，蒴果3瓣裂，种子黑色。秋冬季采挖，除去茎叶及须根，用湿沙堆放以保鲜。刮取的皮叫生姜皮。洗净后打烂绞取的汁叫生姜汁。将生姜晒干或烘干，即为干姜。

良品辨识 质地坚实、断面色黄白、粉性足、气味浓者为良品。

性味归经 味辛，性热。归脾、胃、心、肺经。

功效主治 温中散寒，回阳通脉。用于腹泻便溏、肢冷畏寒、痛经等症。

▷ 干姜止泻汤

原料 干姜、三匹叶根、胡椒各适量。

用法 水煎服。

主治 慢性腹泻。

▶ 参术汤

原料 人参12克，白术15克，干姜10克，甘草、附子各9克。

用法 水煎，取汁200毫升，每日1剂，分2次服。

主治 慢性腹泻。

▶ 二姜粥

原料 干姜1~3克，高良姜3~5克，粳米100克。

用法 先煎干姜、高良姜，去渣取汁，再入粳米同煮为粥。

主治 适用于脾胃虚寒，心腹冷痛，呕吐，呃逆，泛吐清水，肠鸣腹泻。

▶ 干姜止泻方

原料 干姜60克。

用法 研为细末，每次取6克，米汤送下。

主治 泄泻。

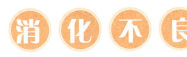

消化不良

消化不良是一种由胃动力障碍所引起的疾病，主要表现为上腹部不适或疼痛、烧心、饱胀、嗳气等。

引起消化不良的原因很多，如胃部疾病中的胃和十二指肠部位的慢性炎症，使食管、胃、十二指肠的正常蠕动功能失调所致；器质性消化不良，如肝病、糖尿病、胆道疾病、胰腺疾病等均可引起消化不良；长期闷闷不乐或突然受到猛烈的刺激也可引起消化不良。另外，胃轻瘫则是由糖尿病、原发性神经性厌食和胃切除术所致。

由此可见，消化不良者应保持稳定的情绪、最佳的睡眠，并减少烟酒刺激等。对于大多数因饮食不节、暴饮暴食，以致损伤脾胃，导致消化、吸收功能失常者，建议多食鲫鱼、栗子、鲢鱼、大麦等食物，因为这些食物对因肠胃功能失常而引起的消化不良有一定的改善作用。

山楂

形态特征 落叶乔木或灌木，高达8米。树皮暗棕色，多分枝，枝条无刺或有稀刺。叶片阔卵形、三角形至菱状卵形，先端尖，基部楔形，边缘有羽状裂片，上面绿色，有光泽，下面色较浅，两面脉上均被短柔毛。5月开花，萼片5个，绿色，花冠白色或淡红色。8~10月结果，梨果球形或圆卵形，直径约2.5厘米，深红色。

良品辨识 北山楂以片大、皮红、肉厚者为良品，南山楂以个匀、色棕红、肉厚者为良品。

性味归经 味酸、甘，性微温。归脾、胃、肝经。

功效主治 消食健胃，行气散瘀。用于消化不良、高血脂、高血压等症。

▶ 山陈汤

原料 山楂30克，陈皮6克。

用法 水煎，分2~3次服。

主治 食滞不化，肉积，乳食不消。

▶ 大山楂丸

原料 山楂、麦芽、六神曲各等份。

用法 炼蜜为丸。

主治 食欲不振，消化不良。

▶ 山楂茯麦丸

原料 炒山楂90克，制半夏、茯苓、炒麦芽各30克，陈皮、连翘、莱菔子各15克，神曲9克。

用法 共研为细末，用神曲米糊制丸如梧子大，每次9克，每日2~3次，用温开水送服。

主治 伤食积滞。

▶ 山楂糕

原料 山楂、白砂糖各1200克，白矾35克。

用法 ① 将山楂剥开去核，洗净。

② 向锅内倒入水，放入山楂，烧沸，待山楂煮烂后，过滤去渣，将山楂泥再放入锅内，加入白砂糖烧开，使糖溶化。

③ 将白矾放入碗内，加入少量沸水，溶化后倒入山楂浆并搅匀，搅匀后立刻倒入干净的瓷盘内摊平，冷却，即成山楂糕。

主治 用于食滞不消、腹胀腹痛等，对肉食滞效果尤佳。

▶ 山楂炒羊肠

原料 山楂20克，羊肠250克，芹菜50克，酱油、料酒、葱各10克，味精3克，盐、姜各5克，植物油50克。

用法 ❶ 将山楂洗净，去杂质，若是山楂果，拍烂用；芹菜去叶，留梗，洗净，切成3厘米长的段；姜切丝，葱切段。
❷ 将羊肠洗净，切3厘米长的段，放入锅内，加入山楂，煮熟，捞起，放入碗内。
❸ 将炒锅置武火上，加入植物油，烧至六成热时，下入姜丝、葱段爆香，下入羊肠段、料酒、山楂、酱油、盐、味精、芹菜，炒熟即成。

主治 适用于饮食积滞、消化不良等症。

莱菔子

形态特征 1年生或2年生草本，高20~80厘米。直根粗壮，肉质，长圆形或圆锥形，长短和大小变化较大，外皮白色，断面白色。基生叶和下部叶大头羽状分裂，边缘有钝齿，两面均疏生粗毛。3~6月开花，花白色，排成总状花序生于枝顶；5~8月结果，果实圆柱形，长约3厘米，顶端有渐尖的喙。种子卵圆形或椭圆形，稍扁，表面黄棕色、红棕色或灰棕色。

良品辨识 颗粒饱满、无杂质、油性大、色红者为良品。

性味归经 味辛、甘，性平。归脾、胃、肺经。

功效主治 消食除胀，降气化痰。用于消化不良、慢性支气管炎、肠梗阻等。

▶ 莱菔子大黄散

原料 莱菔子30克，大黄、砂仁各10克。

用法 共研粉，每日3~5克。每日服2次。

主治 腹胀、消化不良。

▶ 小儿消积汤

原料 莱菔子、炒山楂、炒谷芽、炒麦芽、炒神曲各10克。

用法 水煎服。每日1剂。

主治 食积气滞。

▶ 莱菔橄榄茶

原料 莱菔子、鲜橄榄各10克。

用法 将两味放入杯中，以适量沸水冲泡，加盖闷20分钟左右即可饮用。

主治 消化不良。

▶ 莱菔子陈皮饮

原料 槟榔、莱菔子各12克，陈皮6克，白糖适量。

用法 槟榔打碎，莱菔子微炒，与陈皮加水共煎。煮沸30分钟后，去除药渣，加白糖即可饮用。

主治 行气消食。

▶ 莱菔山楂粥

原料 莱菔子、红糖各15克，山楂20克，生姜3片，大米250克。

用法 先将莱菔子、山楂、姜片加水适量煎煮40分钟，去渣取其汁液，放入淘洗净的大米煮粥，临熟时下红糖调味。1天内分3次服下，可连服5天。

主治 适用于饮食不节所致的急性腹泻。

▶ 莱菔子姜粥

原料 莱菔子30克，生姜10克，粳米100克，盐3克。

用法 ❶ 将生姜洗净切片，莱菔子炒香，共放锅内，加水适量，用火煮25分钟，停火，取药液。❷ 粳米淘洗干净，放入锅内，加入药液和清水，置武火上烧沸，再用文火煮30分钟，加入盐，搅匀即成。

主治 用于伤食、腹胀。

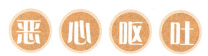

呕吐是指胃内容物和部分小肠内容物通过食管反流出口腔的一种反射性动作。多由胃寒、胃热、伤食、痰浊、肝气犯胃等导致。胃寒多见呕吐清稀、口中多涎、喜热恶冷、舌苔白润等，治宜温胃降逆。胃热多见食入即吐、吐物酸苦、口臭、喜冷恶热、舌苔黄腻等，治宜和胃清热。伤食引起的多见胃脘胀满不舒、嗳气腐臭、呕吐宿食、舌苔厚腻等，治宜消导和胃。痰浊引起的多有眩晕、胸闷、心悸、呕吐痰涎或清涎、舌苔清腻等症状，治宜和胃化痰。肝气犯胃，多见胁痛脘胀、呕吐酸苦等，治宜泄肝和胃。本症可见于胃炎、幽门梗阻、颅内压增高等多种疾患。

半夏

形态特征 多年生草本，高15~20厘米。根部块茎球形或扁球形，叶出自块茎顶端；叶柄下部内侧生1白色珠芽。5~7月开花，肉穗花序顶生，花序顶端的附属体延长伸出绿色或带淡紫色佛焰苞外，呈鼠尾状，雄花生于肉穗花序上部，雌花生于下部，二者之间有一段不育部分。8~9月结果，果实卵状椭圆形，熟时红色。

良品辨识 个大、皮净色白、质坚实、粉性足者为良品。

性味归经 味辛，性温，有毒。归脾、胃、肺经。

功效主治 燥湿化痰，降逆止呕，消痞散结。用于急慢性支气管炎、百日咳、各种呕吐、冠心病等症。

▶ 小半夏汤

原料 半夏6~9克，生姜3~5片。

用法 水煎服，分次频服。

主治 恶心呕吐。

▶ 半夏白术天麻汤

原料 半夏4.5克，天麻、茯苓、橘红各3克，白术9克，甘草1.5克，生姜1片，大枣2枚。

用法 水煎服。

主治 恶心、呕吐。

▶ 夏苏参姜汤

原料 制半夏、紫苏梗、党参各10克，生姜5克。

用法 水煎服。

主治 妊娠呕吐，胃寒呕吐。

▶ 陈夏饮

原料 生姜5片，半夏6克，陈皮8克。

用法 水煎，少量频服。

主治 反酸，呕吐清水。

上篇 上药养命，中药养性

生姜

形态特征 多年生草本，高50～100厘米。根茎肉质，扁圆横走，分枝有芳香辛辣气味。叶互生，2列，无柄，有长鞘，抱茎，叶片线状披针形。花茎自根茎抽出，穗状花序，椭圆形，花冠绿黄色，蒴果3瓣裂，种子黑色。

良品辨识 质脆、易折断、断面浅黄、环纹明显，气香特异，味辛辣者为良品。

性味归经 味辛，性微温。归脾、胃、肺经。

功效主治 发汗解表，温中止呕，解毒。用于风寒表证，可解半夏、天南星毒。

▶ 姜汤

原料 生姜15克，葱白2根，紫苏10克，红糖适量。

用法 水煎，加红糖热服。

主治 胃寒呕吐。

▶ 竹茹姜莲汤

原料 生姜6克，鲜竹茹30克，莲子心3克。

用法 水煎服。

主治 胃热呕吐。

▶ 生姜甘蔗汁

原料 甘蔗汁、鲜生姜汁各10克。

用法 将甘蔗汁与生姜汁倒入茶杯，搅匀，代茶饮用。每日2～3次，连服3～7日痊愈。

主治 妊娠呕吐。

▶ 七物鸡汤

原料 党参、葱各15克，大枣、制半夏、生姜、料酒、干姜各10克，黄连、甘草各5克，鸡肉500克，胡椒粉3克，盐6克。

用法 ❶ 把党参、大枣、制半夏、生姜、干姜、黄连、甘草洗净，放入盆内；鸡肉洗净，切成4厘米的块；葱切段。

❷ 将7味药物用纱布袋装好，扎紧口与鸡肉同放炖锅内，加水适量，放入料酒、葱、胡椒粉，置武火上烧沸，改用文火炖40分钟，再加入盐搅匀即成。

主治 适用于胃酸过多、胃功能减退等症。

▶ 姜橘椒鱼汤

原料 鲫鱼1条（约250克），生姜30克，橘皮10克，胡椒3克，盐少许。

用法 ❶ 鲫鱼刮鳞、去内脏，洗净。
❷ 生姜、橘皮分别洗净，切碎，与胡椒一同装入纱布袋内，填进鱼腹。
❸ 上述食材放入锅内，加适量水以文火煨熟，以盐调味即可。

主治 适用于感寒后之胃部疼痛

贫血是指血液中红血球的数量或红血球中血红蛋白的含量不足而引起的一种疾病。它是一种综合征，可出现于多种疾病中。

其症状主要表现为皮肤和黏膜等变苍白，脉跳频繁，心悸，一运动就出现呼吸困难和心绞痛等症状；注意力不集中，神经过敏，头痛眼花、耳鸣等；能听到心脏的杂音，感到非常乏力和虚弱，食欲不振、拉肚子想吐、发热、水肿、呼吸困难、心律不齐、昏睡等。

贫血往往与缺铁、久病体虚、蛔虫病、结核病等有关。中医认为，血的生成和调节与心、肾、脾、肝等脏腑密切相关。因此，当心、肝、脾、肾功能衰弱时，便会出现贫血。

阿胶

形态特征 马科动物驴的皮经加工熬制，使胶原水解后，再浓缩而成的固体胶块。成品呈整齐的长方形块状，长约8.5厘米，宽约3.7厘米，厚约0.7厘米，表面棕黑色或乌黑色，平滑，有光泽。

良品辨识 色乌黑、光亮透明、轻拍则断裂、有腥臭气味者为良品。

性味归经 味甘，性温。归肺、肝、肾经。

功效主治 补血，止血，滋阴润燥。用于血虚、心肾阴虚等症。

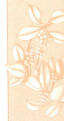

▶ 阿胶蜂蜜饮

原料 阿胶 10 克，蜂蜜 20 克。

用法 开水溶化，代茶饮。

主治 血虚、眩晕。

▶ 阿胶归地汤

原料 阿胶（烊化）、当归各 15 克，熟地黄 25 克。

用法 水煎，分 3 次服，隔日 1 剂。

主治 贫血。

▶ 阿胶羊腰粥

原料 阿胶 10 克，羊腰 1 具，粳米 100 克，料酒 6 克，白糖 15 克。

用法 ① 将阿胶上笼蒸化；羊腰洗净，切成腰花；粳米淘洗干净。② 将粳米、阿胶、羊腰花、料酒同放炖锅内，加水 1200 毫升，置武火上烧沸，再用文火炖煮 35 分钟，加入白糖即成。

主治 贫血。

▶ 阿胶炖肉

原料 猪瘦肉 200 克，阿胶 30 克，盐适量。

用法 ① 新鲜瘦猪肉洗净，切片，放入炖盅内。② 加水适量，隔水炖熟后，加入溶化的阿胶，再加少许盐调味即可。

主治 缺铁性贫血、失血性贫血。

大枣

形态特征 落叶灌木或小乔木。高达 8 米。枝平滑无毛，具成对针刺，直伸或钩曲，幼枝纤弱而簇生，叶卵圆形至卵状披针形，少有卵形，先端短尖而钝。基部歪斜，边缘具细锯齿，侧脉明显。花小形，黄绿色；萼 5 裂，上部呈花瓣状，下部连成筒状，绿色；核果卵形至长圆形，长 1.5～5 厘米，熟时深红色。果肉味甜，核两端锐尖。秋季采果实，烘软后晒干。

良品辨识 肉厚皮薄、味甜者为良品。

性味归经 味甘，性温。归脾、胃经。

功效主治 补中益气，养血安神。用于贫血、营养不良、神经衰弱等症。

▶ 气血双补汤

原料 黄芪、黄精各30克，枸杞子、大枣各15克。

用法 水煎服。

主治 气血两亏，神疲唇淡。

▶ 山药红枣汤

原料 山药30克，红枣20克，紫荆皮9克。

用法 药材洗净，水煎服，每日服1剂，分3次服用。

主治 缺铁性贫血。

▶ 桑杞枣膏

原料 桑葚、枸杞子、大枣各100克。

用法 水适量，熬膏服。

主治 益气血，强筋骨，益寿延年。

▶ 枸杞鸡蛋

原料 枸杞子、党参各15克，红枣10枚，鸡蛋2个。

用法 ❶ 将前3味一同放入砂锅内，煮30分钟。

❷ 打入鸡蛋再煮片刻，至蛋熟即可。

主治 益气摄血。

▶ 大枣山药粥

原料 大枣10枚，山药10克，粳米100克，冰糖少许。

用法 ❶ 将粳米、山药、大枣洗净，山药切片。

❷ 粳米、山药、大枣放入锅内，用武火烧沸后，转用文火炖至米烂成粥。

❸ 将冰糖放入锅内，加少许水，熬成冰糖汁，再倒入粥锅内，搅拌均匀即成。

主治 补气血，健脾胃。

高血压

高血压病是指在静息状态下动脉收缩压和（或）舒张压增高（≥140/90毫米汞柱），常伴有脂肪和糖代谢紊乱以及心、脑、肾和视网膜等器官功能性或器质性改变，以器官重塑为特征的全身性疾病。2次以上非同日测得的血压≥140/90毫米汞柱可以诊断为高血压。临床上很多高血压病人特别是肥胖型常伴有糖尿病，而糖尿病也较多地伴有高血压，因此将两者称之为同源性疾病。糖尿病病人由于血糖增高，血黏稠度增加，血管壁受损，血管阻力增加，易引起高血压。由此可知高血压与糖尿病都与高血脂有关，因此防治高血压病与糖尿病都应该同时降血压、调节血脂。

蒺藜

形态特征 一年生草本，全株密生灰白色柔毛。茎铺地生长，多分枝，枝长20～50厘米。叶对生或互生，双数羽状复叶，小叶3～8对，对生；小叶片长圆形或斜长圆形，先端锐尖或钝，基部稍偏斜，边缘全缘，有柔毛；托叶小，长约3毫米。5～8月开花。花黄色，单朵生于叶腋，花梗明显比叶短；萼片5片；花瓣5片；雄蕊10枚。6～9月结果，果实分成5瓣，略呈五角星形，表面有硬尖刺，成熟时灰白色。

良品辨识 颗粒均匀、饱满坚实、灰白色者为良品。

性味归经 味苦、辛，性平。归肝、肺、肾、心经。

功效主治 平肝，解郁，祛风明目。用于头痛、眩晕、胸胁胀痛、乳房胀痛、乳闭不通、经闭、目赤翳障、风疹瘙痒、白癜风、疮疽、瘰疬等症。

▶ 蒺藜汤

原料 蒺藜15克，菊花12克，决明子30克，甘草6克。

用法 水煎服。

主治 高血压，眼病。

▶ 八味降压汤

原料 紫丹参、夏枯草、马兜铃各30克，怀牛膝、丹皮、钩藤、刺蒺藜各15克，代赭石30克。

用法 代赭石碾细，与其余药材一同用水煎服，每日1剂，每日服2次。

主治 肝经热盛、痰浊中阻型高血压。

▶ 养肝明目汤

原料 枸杞子、蒺藜子、女贞子、车前子、菟丝子、白菊花各30克，猪肝100克，盐、葱花、香油各适量。

用法 ❶ 将枸杞子、蒺藜子、女贞子、车前子、菟丝子、白菊花分别洗净，晾干，研为粗末，混匀装入瓶内备用。

❷ 每次取混合药末15克煎汤。

❸ 然后将猪肝100克洗净切片，放入药液煮熟。

❹ 加盐、葱花、香油调味食用。

主治 养肝明目。

桑寄生

形态特征 老枝无毛，有凸起灰黄色皮孔，小枝梢被暗灰色短毛。叶互生或近于对生，革质，卵圆形至长椭圆状卵形，长3~8厘米，宽2~5厘米，先端钝圆，全缘，幼时被毛；叶柄长1~1.5厘米。聚伞花序，1~3个聚生叶腋，总花梗、花梗、花萼和花冠均被红褐色星状短柔毛；花萼近球形，与子房合生；花冠狭管状，稍弯曲，紫红色，先端4裂；雄蕊4；子房下位，1室。浆果椭圆形，有瘤状突起。花期8~9月。果期9~10月。

良品辨识 枝细、质嫩、红褐色、叶未脱落者为良品。

性味归经 性平，味苦、甘。归肝、肾经。

功效主治 祛风湿，益肝肾，强筋骨，安胎。用于营血亏虚、肝肾不足、胎漏下血、胎动不安等症。

▶ 桑寄生汤

原料 桑寄生60克。

用法 水煎服。

主治 高血压。

▶ 二明桑菊汤

原料 决明子、石决明、桑寄生、野菊花各50克。

用法 水煎服，每日1剂。

主治 高血压。

▶ 夏枯草汤

原料 夏枯草50克，怀牛膝、豨莶草各20克，桑寄生、杜仲各25克。

用法 水煎，每日1剂，分3次服。

主治 高血压。

▶ 桑寄生煲鸡蛋

原料 桑寄生30克，鸡蛋1个。

用法 ❶ 将桑寄生和洗净的鸡蛋一起放入煲内，加水用文火煲。❷ 蛋熟后捞出，去壳再放入锅内煲15分钟即成，饮汤吃蛋。

主治 补益肝肾，强筋壮骨。适用于痛风、神经痛、高血压等症。

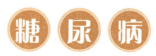

糖尿病

糖尿病是由于遗传和环境因素相互作用，引起胰岛素绝对或相对分泌不足，或靶组织细胞对胰岛素的敏感性降低，引起蛋白质、脂肪、水和电解质等一系列代谢紊乱综合征，其中以高血糖为主要标志。

糖尿病的症状主要表现为多尿、多饮、多食、消瘦等表现，即"三多一少"症状。有些病人可由尿糖刺激引起外阴瘙痒，男性可有阴茎龟头炎、尿痛，部分病人可有乏力、多汗、心慌、手抖、饥饿等低血糖反应。

糖尿病有遗传倾向已比较肯定，据许多实验及临床研究结果表明，病毒感染后β-细胞破坏严重者可发生糖尿病，自身免疫主要与胰岛素依赖型糖尿病者发病有关，胰岛β-细胞释放胰岛素异常，生物合成中胰岛素基因突变而形成结构异常的胰岛素导致糖尿病。肥胖既是糖尿病的重要诱因，同时又与糖尿病有着共同的病因。

天花粉

形态特征 多年生藤本植物，茎较粗，多分枝，具纵棱或槽，叶互生，叶柄具纵条纹，叶片低质，轮廓近圆形或近心形，常3~5浅裂至中裂，稀深裂或不分裂而仅有不等大粗齿，裂片倒卵形或长圆形，表面深绿色粗糙，背面淡绿色。两面沿脉被长柔毛状硬毛，雌雄异株，雄总状花序单生或与一单花并生，顶端有5~8花，花萼筒状，被短柔毛，花冠白色，花药靠合，花丛分离，雌花单生，花梗被柔毛，花萼筒圆形，子房椭圆形，绿色长2厘米，花柱长2厘米，柱头3厘米，果实椭圆形，淡黄褐色，近边缘处具棱线。花期5~8月。果期8~10月。

良品辨识 块大、色白、干燥、粉性足、质坚细腻、纤维少者为良品。

性味归经 味微苦、甘，性微寒。归肺、胃经。

功效主治 清热生津，消肿排脓。用于热病烦渴、肺热燥咳、内热消渴、疮疡肿毒等症。

▶ 天花二瓜汤

原料 天花粉10克，西瓜皮、冬瓜皮各15克。

用法 上药同入砂锅，加水适量，文火煎煮，去渣取汁。口服，每日2~3次。

主治 糖尿病。

▶ 天花粉双耳汤

原料 天花粉20克，银耳、黑木耳各15克。

用法 ❶ 将银耳、黑木耳用温水泡发，摘除蒂柄，除去杂质，洗净，放入碗内；将天花粉放入，加水适量。
❷ 将盛木耳的碗置蒸笼中，蒸1小时，待木耳熟透即成。

主治 滋阴补肾润肺，调节血糖。适合各型糖尿病患者饮用。

▶ 天花泽泻散

原料 天花粉、泽泻各100克，黄连、党参各50克。

用法 共研细粉备用。每次3克，每日3次，温开水送服。

主治 糖尿病之肺热津伤证。

▶ 天花二参汤

原料 天花粉、绞股蓝、黄精、地骨皮、太子参各15克，山茱萸、玄参各10克。

用法 水煎服。

主治 糖尿病。

葛根

形态特征 1年生草本，高40~90厘米，全体光滑无毛。茎直立，基部木质化，上部多分枝。叶互生，质硬，近于无柄而抱茎；卵形或卵状披针形，基部渐狭，先端尖锐，边缘具刺齿；上部叶逐渐变小，成苞片状，围绕头状花序。花序大，顶生，总苞片多列，外面1~3列呈叶状，披针形，边缘有针刺；内列呈卵形，边缘无刺而呈

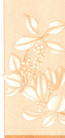

白色膜质；花托扁平；管状花多数，通常两性，橘红色。果期 8~9 月。瘦果椭圆形或倒卵形，基部稍歪斜，白色，红花的花可入药。孕妇慎用。

良品辨识 呈纵切的长方形厚片或小方块，长 5~35 厘米，厚 0.5~1 厘米。外皮淡棕色，有纵皱纹，粗糙。切面黄白色。质韧，纤维性强。无臭，味微甜者为良品。

性味归经 味甘、辛，性凉。归脾、胃经。

功效主治 解肌退热，生津止渴，升阳止泻，透疹。用于感冒发热、糖尿病、菌痢等症。

▶ 葛根汤

原料 葛根 10~15 克。

用法 水煎服。

主治 糖尿病。

▶ 上消汤

原料 天花粉 15 克，葛根 10 克，麦冬 20 克。

用法 水煎服，每日 1 剂。

主治 糖尿病（上消）。

▶ 葛根粉粥

原料 葛根粉 200 克，粟米 300 克。

用法 用清水浸粟米 1 晚，第二天捞出，与葛根粉同拌均匀，按常法煮粥，粥成后酌加调味品。

主治 营养机体，升举阳气。适用于防治心脑血管病症。高血压、糖尿病、腹泻、痢疾患者宜常食之。

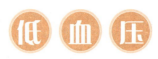

低血压的定义是，收缩压≤90 毫米汞柱，舒张压≤60 毫米汞柱，西医将它分为三类。

原发性低血压：多数为体质因素，会有家族遗传的病史，患者中女性较多，尤其是中年女性。大多数患者没有不舒服感，无须太过紧张，也不必特别治疗。

继发性低血压：因某些病变所造成，如内分泌失调、突然大失血、风湿性心脏病，还有人过敏也会引起血压过低。本类患者有头晕、视力模糊、心悸、倦怠、无力、嗜睡、四肢冰冷等症状。

体位性低血压：这是调节血压的自主神经失调，当突然变化姿势，血液一下子无法到达脑部，致使眼前一片黑暗或眼冒金星，甚至突然昏倒，以老人、长期卧床患者、运动不足者较常见。此外，服用降血压药、抗抑郁药、利尿剂、勃起功能障碍药物的人，也容易造成体位性低血压。

中医里没有"低血压"这个名词，因此常以眩晕、虚劳、晕厥等论治。本症是先天或后天的气血虚弱，必须加以调理，设法健脾益气、养心补血。

人参

形态特征 多年生草本。主根肥壮肉质，圆柱形或纺锤形，通常直径1~3厘米，外皮淡黄色或淡黄白色，下端常分叉，顶端有根茎，俗称芦头，根茎短，直立，野生者根茎长。茎直立，通常高30~60厘米，单生，圆柱形，无毛。叶轮生，3~5枚掌状复叶轮生于茎顶，小叶3~5片；小叶片卵圆形、倒卵圆形或椭圆形，先端尖，基部狭，边缘有细锯齿，齿有刺状尖，叶面散生刚毛，刚毛长约1毫米，叶背无毛。6~7月开花，花淡黄绿色，花10~50朵；花瓣5片；8月结果，果实扁肾形，鲜红色。种子肾形，乳白色。

良品辨识 人参以身长、支大、芦（根茎）长者为佳，芦短、支瘦小、含糖多者次之。野山参以支大、浆足、纹细、芦长、碗密、有圆芦及珍珠点者为佳。

性味归经 味甘、微苦，性微温。归脾、肺经。

功效主治 大补元气，复脉固脱，补脾益肺，生津，安神。用于心源性、失血性及感染性休克，高胆固醇血症，神经衰弱，糖尿病，慢性胃炎，心力衰竭等症。

生脉散

原料 人参、麦冬各9克，五味子6克。

用法 水煎服。

主治 气阴两虚，口渴乏力。

人参紫河车散

原料 生晒人参粉25克，紫河车50克（粉末）。

用法 二者混匀，每次服3~5克，每日2次，早晨、中午温水吞服。

主治 老年性低血压。

地黄山药汤

原料 熟地黄、山药各24克，人参6克（或党参12克），菊花、麦冬、牡丹皮、泽泻、茯苓、五味子各10克，山茱萸、黄芪各15克。（随证加减：气虚明显者，黄芪重用至20~30克；气阴两虚，舌红少苔者，人参或太子参20克；血虚者加当归；头晕甚者重用菊花，酌加桑叶；阴虚火旺者加黄柏、知母；夹湿邪者重用茯苓；腰膝酸痛、畏寒肢冷者加附子、肉桂各适量。）

用法 每日1剂，水煎3次，分3次服。

主治 低血压。

人参煮羊肉

原料 人参50克，枸杞子30克，肉苁蓉15克，羊肉250克，葱白、豆豉汁各适量。

用法 ❶ 先把人参、枸杞子、肉苁蓉研成细末，再用1500毫升水浸泡2天。

❷ 去渣滤出1000毫升药汁，加入羊肉和葱白、豆豉汁，炖煮至羊肉烂熟即可。

主治 益气血，补脾肾。主治低血压属脾肾阳虚证。

清蒸人参鸡

原料 人参、水发香菇各15克，母鸡1只，火腿、水发玉兰片各10克，精盐、料酒、味精、葱、生姜、鸡汤各适量。

用法 ❶ 母鸡宰杀后除去毛和内脏，放入开水锅里烫一下，用凉水洗净；将火腿、玉兰片、香菇、葱、生姜均切成片。

❷ 人参用开水润透，上笼蒸30分钟，取出。

❸ 母鸡放在盆内，加人参、火腿、玉兰片、香菇及调味料，添入鸡汤（淹没过鸡），上笼在武火上蒸至烂熟。

❹ 将蒸好的鸡放在大碗内，将人参（切碎）、火腿、玉兰片、香菇摆在鸡肉上（除去葱、生姜不用），将蒸鸡的汤倒在勺里，置武火烧开，撇去浮沫，调好口味，浇在鸡肉上即成。

主治 大补元气，固脱生津，安神。

甘草

形态特征 多年生草本，高约30~70厘米。根茎圆柱状；主根甚长，粗大，外皮红褐色至暗褐色。茎直立，稍带木质，被白色短毛及腺鳞或腺状毛。单数羽状复叶，托叶披针形，早落；小叶片卵圆形、卵状椭圆形或偶近于圆形，先端急尖或近钝状，基部通常圆形，两面被腺鳞及短毛。花期6~7月，总状花序腋生，花密集，花萼钟形。7~9月结果，荚果线状长圆形，镰刀状或弯曲呈环状，密被褐色的刺状腺毛。种子扁圆形或肾形，黑色光滑。

良品辨识 外皮细紧、有皱沟、红棕色、质坚实、粉性足、断面黄白色者为良品。习惯上以内蒙古产者品质最优。

性味归经 味甘，性平。归心、肺、脾、胃经。

功效主治 补脾益气，祛痰止咳，清热解毒，缓急止痛，调和诸药。用于溃疡病、肝炎、癔病、心律不齐、上呼吸道感染、支气管炎、支气管哮喘、胃痉挛、咽喉炎、泌尿道炎症等症。

▶ 炙甘草汤

原料 炙甘草、党参、生姜、火麻仁各9克，大枣、桂枝各3克，生地15克，阿胶6克。

用法 水煎服。

主治 气血两虚，心悸失眠。

▶ 乌参甘草汤

原料 乌梅15克，太子参15克，甘草6克，白砂糖30克。

用法 ❶ 将太子参、乌梅、甘草3味药放入砂锅。

❷ 加适量清水同煮约30分钟，

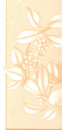

再加适量白砂糖即可。

功效。

主治 本品有补肺健脾、补气生津之

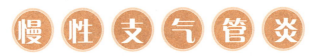

慢性支气管炎

慢性支气管炎是由于感染或非感染因素引起气管、支气管黏膜及其周围组织的慢性非特异性炎症。其病理特点是支气管腺体增生、黏液分泌增多。临床出现有连续2年以上，每年持续3个月以上的咳嗽、咳痰或气喘等症状。早期症状轻微，多在冬季发作，春暖后缓解；晚期炎症加重，症状长年存在，不分季节。疾病进展又可并发阻塞性肺气肿、肺源性心脏病，严重影响劳动力和健康。

川贝母

形态特征 多年生草本，高15~50厘米。鳞茎粗1~1.5厘米，由3~4枚肥厚鳞瓣组成；鳞瓣肉质，类圆锥形或近球形，类白色，外层鳞瓣2枚，大小悬殊，大瓣紧抱小瓣，顶部闭合，内有类圆柱形心芽和2枚小鳞瓣。茎直立，常在中部以上有叶。单叶，叶片呈狭披针条形，先端渐尖，顶端多少卷曲，6月开花，黄色或黄绿色，单朵生于茎顶；花被6片。7~8月结果，果实长圆形。

良品辨识 以质坚实、粉性足、色白者为佳。

性味归经 味苦、甘，性微寒。归肺、心经。

功效主治 润肺化痰，清热散结。用于急慢性支气管炎、肺炎、肺结核等症。

▶ **二母丸**

原料 川贝母、知母各等份。

用法 共研粉，炼蜜为丸，每服6克。

主治 阴虚肺热、咳嗽少痰。

▶ **二母石膏汤**

原料 川贝母、知母、黄芩各10克，

石膏、栝楼各 15 克。

用法 水煎服。

主治 慢性支气管炎

▶ 贝母散

原料 川贝母、紫菀、款冬花、杏仁、麦冬花各 9 克。

用法 水煎服。

主治 咳痰黏稠，或带血。

▶ 川贝炖雪梨

原料 川贝母、陈皮各 5 克，雪梨 2 个，糯米 50 克，冬瓜 30 克。

用法 ❶ 把川贝母打成细粉；雪梨去皮，切块；糯米淘洗干净；陈皮洗净切丝；冬瓜洗净，切 4 厘米长的块。

❷ 把冬瓜、陈皮、雪梨放入蒸碗底部，撒入川贝母粉，把糯米放在上面，加水淹过糯米。

❸ 把蒸碗置大气蒸笼内武火蒸 50 分钟即成。

主治 用于痰热咳嗽、痰稠不利、口咽干燥、心烦口渴、盗汗、大便干结等症。

▶ 川贝樱桃雪耳饮

原料 川贝母、杏仁各 9 克，银耳 10 克，樱桃 50 克，冰糖适量。

用法 ❶ 樱桃去梗，洗净；杏仁去皮，打碎；川贝洗净，放入药袋；银耳洗净，泡软。

❷ 将泡软的银耳、杏仁及药袋放入锅内，加入适量的清水，以大火煮沸后转小火煮 20 分钟，加入冰糖搅拌至溶解。

❸ 最后放入樱桃，再煮 2 分钟即可。

主治 滋阴润肺，降气平喘。

桔梗

形态特征 多年生草本，高 30~90 厘米，全株光滑无毛。根肉质，圆柱形，或有分枝。茎直立，单一或分枝。叶近于无柄，生于茎中、下部的叶对生或 3~4 片轮生，茎上部的叶有时为互生；叶片卵状披针形。7~8 月开花，花单生于茎顶，或数朵成疏生的总状花序；花萼钟状，先端 5 裂；花冠钟状，蓝紫色，裂片三角形。8~10 月结果，蒴果倒卵形，熟时顶部 5 瓣裂。种子卵形。

良品辨识 以质坚实、身干、条长肥大、色白味苦者为佳。

性味归经 味苦、辛，性平。归肺经。

功效主治 宣肺祛痰，利咽排脓。用于各种咳嗽、咽痛、肺痛等症。

▶ 桔梗汤

原料 桔梗、炙甘草各9克。

用法 水煎服。

主治 咽喉肿痛、咳而胸满。

▶ 桔梗黄芩汤

原料 黄芩10克，桔梗、远志、杏仁、知母各6克。

用法 水煎服。

主治 急、慢性气管炎。

▶ 桔梗炖猪肺

原料 桔梗、紫菀、杏仁各10克，地骨皮15克，花旗参5克，猪肺2块。

用法 ❶ 将猪肺切成块状，反复用手挤压，除去泡沫，洗净放入清水中煮开，捞出放入炖盅内。❷ 桔梗、紫菀、杏仁、花旗参、地骨皮洗净放入炖盅内，加适量水隔水炖3小时左右，调味后即可食用。

主治 润肺止咳。

▶ 桔梗荆芥粥

原料 桔梗12克，荆芥9克，甘草6克，粳米60克。

用法 将3味药材用纱布包好水煎，去渣，加粳米常法煮粥。

主治 清热宣肺，利咽止咳。

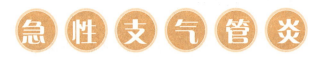

急性支气管炎

急性支气管炎是支气管黏膜的急性炎症，多由感染、物理刺激或过敏等引起，常发生于气候突变时。临床上主要表现有咳嗽和咳痰症状，病变加重后可发展为细支气管炎和支气管肺炎，或加重原有呼吸系统疾病的病情。当机体抵抗力低下，如受寒、过度疲劳和营养不良等情况下容易罹患本病。引起急性支气管炎的常见病因是病毒、支原体和细菌等，在病毒感染的基础上可继发细菌感染。急性支气管炎的治疗主要是镇咳、祛痰和抗感染治疗。在季节、气候变化时要及时增减衣服，注意冷热，尤其寒潮来时要注意保暖。平时要经常锻炼身体，增强体质。避免接触过敏原。

枇杷叶

形态特征 常绿小乔木，高3～8米。茎直立，小枝粗壮，被锈色绒毛。单叶互生，革质，长椭圆形至倒卵状披针形，先端短尖，基部楔形，边缘有疏锯齿，上面深绿色有光泽，下面密被锈色绒毛。花淡黄白色，顶生圆锥花序。浆果状梨果卵形、椭圆形或近圆形，熟时橙黄色。全年采叶，鲜用或晒干，用时刷去叶背面绒毛。

良品辨识 以叶大、色灰绿、不破碎者为佳。

性味归经 味苦，性微寒。归肺、胃经。

功效主治 清肺化痰止咳，降逆止呕。用于急性支气管炎、各种咳喘、胃热呕吐。

▶ 枇杷清肺饮

原料 枇杷叶、炙桑皮、北沙参、山栀子各9克，黄芩、炙甘草各3克，黄连1.5克。

用法 水煎服。

主治 肺热咳嗽、痰黄而浓。

▶ 杷叶款冬花汤

原料 枇杷叶15克，款冬花12克。

用法 水煎服。

主治 干咳燥咳。

▶ 枇杷叶姜粥

原料 枇杷叶、姜各8克，粳米50克，盐适量。

用法
1. 枇杷叶洗净，浸泡15分钟。
2. 粳米洗净，放进锅内加水。
3. 将姜、枇杷叶放进米锅内，用小火煮熬，煮熬至成粥状，加盐调味即成。

主治 祛痰止咳。

▶ 枇杷绿豆汤

原料 枇杷叶8克，玫瑰花5克，绿豆、海带各15克，红糖适量。

用法 以上食材同煮20分钟左右，加入适量红糖，稍煮即可。

主治 清热止咳。

▶ 枇叶鱼腥草汤

原料 鱼腥草15克，枇杷叶、薄荷各6克，甘草3克。

用法 水煎服，每日1剂，连服数日。

主治 急性支气管炎属风热证。

苦杏仁

形态特征 落叶乔木，叶互生，卵圆形，先端长渐尖，基部圆形或略近心形。边缘有细锯齿或不明显的重锯齿，主脉基部被白色柔毛，叶柄带红色。花先于叶开放，单生于小枝端；花梗短或几无梗；花萼5裂，花瓣5，白色或粉红色，阔卵形，长宽几乎相等。果黄红色，卵圆形，略扁，侧面具一浅凹槽，微被绒毛；核近于光滑，坚硬，扁心形，具沟状边缘；内有种子1枚，心形，红色。花期3~4月，果期4~6月。

良品辨识 以颗粒均匀、饱满肥厚、味苦、不发油者为佳。

性味归经 味苦，性微温，有小毒。归肺、大肠经。

功效主治 止咳平喘，润肠通便。用于感冒咳嗽、支气管炎、肺炎、哮喘、百日咳等症。

▶ 减味麻黄汤

原料 炙麻黄6克，杏仁10克，甘草3克。

用法 水煎服。

主治 急性支气管炎属风寒证。

▶ 白及散

原料 杏仁10克，三七5克，蒲黄（炭）、款冬花、川贝母、橘络、阿胶、党参各15克，海蛤粉、南天竺、百合、生白术、牡蛎各30克，糯米60克，白及120克。

用法 将以上药（贝壳类浸膏入药）研成粉末。每日15克，分3次服。1个月为1个疗程。

主治 支气管扩张。

▶ 姜杏猪肺汤

原料 生姜20克，杏仁40克，猪肺1副，料酒、酱油、食盐、葱各适量。

用法 将生姜切碎,猪肺洗净切块;锅中放食油适量,烧热后下猪肺翻炒片刻,而后下生姜、杏仁及葱、酱油、食盐、料酒等,文火炖至猪肺烂熟服食,每日1剂。

主治 适用于风寒袭肺之咳嗽痰白、恶心欲呕、头痛身紧等。

杏仁豆腐

原料 杏仁100克,粳米50克,洋葱10克,蜂蜜20毫升,白糖适量。

用法 ❶ 把杏仁用水浸泡,去皮,切碎;粳米淘净,与杏仁加水磨成浆,过滤取汁。
❷ 洋葱洗净,放入锅中,加水100毫升,上笼蒸20分钟取出,用纱布去渣。
❸ 锅置火上,下洋葱汁、杏仁浆,煮开后闭火,即成杏仁豆腐。
❹ 再点火,加水、白糖、蜂蜜,烧开后起锅,浇在杏仁豆腐上。

主治 生津润燥,止渴定喘。

第二节 外科疾病

痈

痈是多个相邻的毛囊及其所属皮脂腺或汗腺的急性化脓性感染,或由多个疖融合而成。痈的致病菌是金黄色葡萄球菌。多见于中老年男性,特别是糖尿病病人。好发于颈项、背部等皮肤厚韧部位。感染常从一个毛囊开始,由于皮肤厚,感染只能向阻力较弱的皮下组织蔓延,并向四周扩散,再向上传入毛囊群,形成多个脓头。因此,痈的特点是初起肿块有多个粟粒样脓头,红肿、疼痛明显,病变范围较大,与周围组织界限不清,破溃后如蜂窝状,中央部坏死、溶解,形成塌陷。痈易向周围和深部发展,局部淋巴结常有肿大。痈的局部症状比疖重,常有全身不适、发热、畏寒、食欲不振等。唇痈容易引起颅内的海绵状静脉窦炎，危险性很大。

中医认为，本病的发病原因为过食肥甘厚味，湿热火毒内生；或情志不遂，气郁化火；或外受湿毒之邪，致气血运行失常，毒邪凝集于肌肤之内而成。

金银花

形态特征 藤本。小枝紫褐色，有柔毛，叶对生，叶片卵形至长卵形，先端钝，急尖或渐尖，基部圆形。全缘；嫩叶有短柔毛，下面灰绿色。花成对生于叶腋。初开时白色，后变黄色；苞片叶状，宽椭圆形；小苞片近圆形；花萼5裂；花冠稍二唇形，上唇4裂，下唇不裂；雄蕊5，花柱略长于花冠。浆果球形，熟时黑色。

良品辨识 花未开放、花蕾肥壮、色泽青绿微白、无枝叶、无熏头和油条、身干、有香气者为良品。

性味归经 味甘，性寒。归肺、心经。

功效主治 清热解毒，疏风通络。用于感冒发热、咽喉炎、细菌性痢疾、肠炎、痈疮疖肿、湿疹、丹毒、肺结核潮热、肩周炎、腰腿痛。

▶ 金银花外用方

原料 野菊花、蒲公英、紫花地丁、金银花各15克。

用法 加适量白酒，炒热后装入纱布袋，热熨患处。每次15分钟，每日3次。

主治 痈肿未破溃者。

▶ 金银甘草汤

原料 金银花、蒲公英各30克，薏苡仁60克，当归15克，生甘草10克。

用法 水煎。每日1剂，分2次服。

主治 痈肿、溃毒。

▶ 金银地丁汤

原料 黄柏、唐松草各10克，金银花、紫花地丁各30克。

用法 水煎服。

主治 痈肿热痛。

▶ 蒲公英银花粥

原料 粳米100克，蒲公英60克，金银花30克。

用法 先煎蒲公英、金银花，去渣取汁，再入粳米煮成粥。

主治 清热解毒。

▶ 清热解毒松花蛋

原料 鸭蛋800克，生甘草、金银花、鲜菊花、夏枯草、青蒿各100克，纯碱350克，茶叶、食盐各200克，生石灰1500克。

用法 ❶ 先将生甘草、金银花、鲜菊花、夏枯草、青蒿、茶叶加水1.5千克煎沸。

❷ 再加生石灰、纯碱、食盐，搅拌均匀。

❸ 待料液冷却后，放入鲜鸭蛋，浸泡40天左右。

❹ 待蛋壳表层缀有松针状结晶花纹时就可以食用。

主治 清热解毒，凉血止血。

▶ 银花茯苓汤

原料 土茯苓30克，金银花9克。

用法 水煎3次，加白糖少许，分数次服。

主治 痈疮肿毒。

白花蛇舌草

形态特征 1年生草本，高15~50厘米。根圆柱状，白色。茎圆柱形。叶十字形，对生，无柄；叶片条形至条状披针形，全缘，上面深绿色，中脉下凹，下面淡绿色，中脉凸起；托叶2片，先端有小齿1~4枚。花从叶腋单生或成对生长；花冠白色，4中裂。蒴果球状，灰褐色，两侧各有1条纵沟，顶端室背开裂。种子细小，淡棕黄色，具3个棱角。花期7~9月。果期8~10月。

良品辨识 植株完整、带有花果、干燥无杂质者为良品。

性味归经 味苦，性凉。归肺、大肠经。

功效主治 消热解毒，消痈散结，清利湿热。用于咽喉肿痛、肺热咳嗽、肺痈、肠痈、黄疸、泻痢。

▶ 白花蛇舌草汤

原料 鲜白花蛇舌草30~60克。

用法 水炖服，另以鲜草捣烂外敷。

主治 痈肿疮毒。

上篇 上药养命，中药养性

白花蛇舌草炖鸭子

原料 白花蛇舌草 50～100 克，鸭子 1 只，精盐适量。

用法 ❶ 先将鸭子宰杀，去毛及内脏，洗净，切成块。❷ 再把白花蛇舌草装入纱布袋内，扎紧口，同入锅中，加水炖熟，加精盐调味即可。

主治 滋阴养胃，清热解毒，利水消肿。适合恶疮肿毒、泻痢等症患者食用。

半枝莲蛇草煎剂

原料 半枝莲、白花蛇舌草各 60 克，薏苡仁、败酱草、大黄各 9 克。

用法 水煎，分 2 次服。

主治 消肿散结。用于痈疮肿结。

积雪茅根汤

原料 白茅根、积雪草、白花蛇舌草、一点红各 30 克。

用法 水煎服。每日 1～2 剂。

主治 疖肿感染。

连翘茶

原料 连翘 20 克，绿茶 3 克。

用法 用 250 毫升水煎煮。沸后 5 分钟泡茶即可，频频饮至味淡为止。也可直接用 200 毫升开水冲泡饮用。

主治 解毒散结。主治赤游癣毒、急性肾炎、紫癜。

疖

疖是单个毛囊及其所属皮脂腺的急性化脓性感染。通常毛囊和皮脂腺丰富的部位容易生疖，如颈部、头部、面部、腋下、臀部等部位。初起时，皮肤出现红肿、疼痛的小硬结，以后逐渐增大，呈圆锥形隆起，疼痛也加重，数日后形成小脓栓，再过数日脓液排出，炎症逐渐消退，愈合后形成瘢痕。多个疖同时或先后发生在身体各部，称为疖病，常见于糖尿病病人或严重营养不良的患者。

中医将疖的发病原因归纳为内蕴湿热，外感热毒，毒邪阻于肌肤。治疗以清热利湿、凉血解毒为主。疖多发或反复发作，一般为阴虚血热，治疗应滋阴、清热、凉血。

菊花

形态特征 多年生草本，高60~150厘米。茎直立，有纵棱和短柔毛，叶互生，单叶，有短叶柄；叶片卵形或卵状三角形披针形，羽状浅裂或半裂，裂片顶端圆或钝，边缘有粗锯齿，叶背面有短柔毛。秋季开花，组成头状花序生于枝顶或叶腋，头状花序直径2.5~5厘米。药菊有的直径达20厘米。边缘的舌状花多层，舌片白色或其他颜色，中央的管状花多数，黄色，气味清香。秋季结果，果实柱状，无毛。

良品辨识 花朵完整、颜色鲜艳、气味清香、无杂质者为良品。

性味归经 味甘、苦，性微寒。归肺、肝经。

功效主治 疏风解毒，清凉散热，祛痰明目。用于风火头痛、伤风感冒、咳嗽、喉炎、面疔发肿、疱疹、湿疹、蜂蜇、蛇伤。

▶ 金银菊花汤

原料 菊花15克，金银花、蒲公英、紫花地丁（或犁头草）各30克。

用法 水煎服。

主治 疖肿痈疮。

▶ 菊花外用方

原料 鲜菊花500克（或干菊花50克）。

用法 鲜菊花捣烂（干菊花煎液），外敷患处，每日数次。

主治 脓肿、痈肿。

▶ 菊花豆根汤

原料 蒲公英、野菊花、北豆根各90克，白砂糖25克。

用法 将北豆根、野菊花、蒲公英加水适量，煎煮约20分钟，滤取汁，加白砂糖搅匀，即可。

主治 清热解毒。

▶ 公英汤

原料 蒲公英30克，野菊花、金银花各10克，甘草3克。

用法 水煎服。

主治 热疖疮毒,风火赤眼。

▶ 菊花胡萝卜汤

原料 菊花6克,胡萝卜100克,葱花、盐、鸡精、香油、清汤各适量。

用法 ❶ 胡萝卜洗净切成片,放入盘中待用。
❷ 锅中注入清汤,放入菊花、盐、胡萝卜后煮熟,淋上香油,撒入鸡精、葱花,出锅后盛于汤盆即可。

主治 清热解毒,凉血。

连翘

形态特征 落叶灌木,高2~4米。枝细长,开展或下垂,嫩枝褐色,略呈四棱形,散生灰白色细斑点,节间中空。叶对生,叶片卵形、宽卵形或椭圆状卵形至椭圆形,两面均无毛。花期3~4月,花黄色,通常单朵或两至数朵生于叶腋,花先叶开放;花萼深4裂,边缘有毛;花冠深4裂,雄蕊2枚。果期7~9月,果实卵球形、卵状椭圆形或长卵形,先端喙状渐尖,表面有多数凸起的小斑点,成熟时开裂,内有多粒种子,种子扁平,一侧有翅。果实初熟或熟透时采收。

良品辨识 青翘以色绿、不开裂者为良品;老翘以色黄、瓣大、壳厚者为良品。以青翘品质为优。

性味归经 味苦、性微寒。归肺、心、小肠经。

功效主治 清热解毒,消肿散结。用于急性扁桃体炎、淋巴结核、尿路感染、急性肝炎、过敏性紫癜、流行性腮腺炎、乳腺炎、感冒、流感、乙型脑炎、疔肿等症。

▶ 马齿苋汤

原料 蒲公英、地丁、草河车、金银花各15克,连翘10克,黄芩8克,赤芍12克,马齿苋30克,防风6克。

用法 水煎服。

主治 疔肿。

▶ 银翘胖大海汤

原料 金银花、连翘各9克,胖大海6枚,冰糖适量。

用法 将金银花、连翘置于锅中,用适量清水煮沸;再放入胖大海,加盖闷30分钟左右,再加冰糖适量,趁热饮用。

主治 疏风清热,解毒开音。

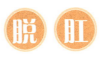

脱肛

脱肛是指肛管和直肠的黏膜层以及整个直肠壁脱落坠出,向远端移位,脱出肛外的一种疾病。本病多见于老人、小孩、久病体虚者和多产后妇女。中医称脱肛为直肠脱垂。脱肛发病原因与人体气血虚弱、机体的新陈代谢功能减弱、自身免疫力降低、疲劳、酒色过度等因素有关。

发病之初,患者可有肛门发痒、红肿、坠胀等表现,排便后脱出的黏膜尚能够自动收缩。但随着病情的加深,患者可能出现大便脓血、脱肛不收。此时则需要用手将直肠托回肛门。甚至严重的咳嗽、打喷嚏均可引起直肠再次脱出。脱出的黏膜、肠壁如不能及时收缩,时日一久就可引起肛门发炎、红肿、糜烂、溃疡,直到最后变成绞窄坏死。因此在病变中,若脱出部分摩擦损破、感受邪毒、酿湿生热,出现湿热之证,治疗则当先清利湿热。

升麻

形态特征 多年生草本,高1~2米。根茎为不规则块状,多分枝,呈结节状,有洞状茎痕,表面黑褐色,直径2~4厘米,须根多而细。茎直立,有疏柔毛。叶互生,基生叶和下部茎生叶为2~3回羽状复叶;小叶片长卵形或披针形,最下1对小叶常裂成3小叶,边缘有粗锯齿,叶面绿色,叶背灰绿色,两面均有短柔毛。7~8月开花,花小,黄白色,排成圆锥花序长达45厘米,生于枝顶。9月结果,果实密生短柔毛,长圆形略扁。

良品辨识 个大、外皮绿黑色、无细根、断面深绿色者为良品。

性味归经 味辛、甘,性微寒。归肺、脾、大肠、胃经。

功效主治 发表透疹，清热解毒，升阳举陷。用于麻疹不透、急性咽喉炎、牙周炎、子宫脱垂、胃下垂、脱肛等症。

▶ 升麻葛根汤

原料 升麻、赤芍各6克，葛根9克，甘草4.5克。

用法 水煎服。

主治 麻疹不透、中气下陷、脱肛。

▶ 升麻黄芪汤

原料 升麻3克，黄芪20克，知母10克，柴胡、桔梗各5克。

用法 水煎服。

主治 子宫下垂、胃下垂、久泻脱肛。

▶ 党参黄芪汤

原料 柴胡6克，党参12克，黄芪15克，升麻5克。

用法 水煎服。

主治 子宫下垂、脱肛。

▶ 党参升麻小米粥

原料 党参30克，升麻10克，小米50克。

用法 ①水煎党参、升麻，去渣取汁。②小米洗净，沥干，放入药汁中煮为稠粥。每日2次，空腹食。

主治 升提中气。

▶ 升麻党参外用方

原料 党参30克，升麻10克，甘草6克。

用法 水煎服；另取芒硝30克，甘草10克，加水2000～3000毫升，加热至沸5分钟，待温坐浴洗肛部，早、晚各洗1次。

主治 脱肛。

木贼

形态特征 多年生草本。根状茎横走。茎多分枝，呈轮状，节明显，节间中空，表面有纵棱。叶退化，轮生，下部连成筒状鞘。孢子囊穗长圆形，顶生，黄褐色；孢子叶帽状六角形，盾状着生，排列紧密，下生5~6个长柱形孢子。

良品辨识 以茎粗长、色绿、质厚、不脱节者为佳。

性味归经 味甘、苦，性平。归肺、肝、胆经。

功效主治 疏风散热，解肌，退翳。用于目生云翳、迎风流泪、肠风下血、血痢、脱肛、疟疾、喉痛、痈肿。

▶收肛散

原料 五倍子、炒浮萍草、龙骨、木贼草各9克。

用法 共研细末，干擦或麻油调敷。

主治 收涩固脱。主治肛门直肠黏膜脱垂Ⅰ、Ⅱ度。

▶木贼外用方

原料 木贼适量。

用法 烧存性，为末，敷在肛门上，按之。

主治 脱肛历年不愈。

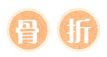

骨折

由于外力的作用而破坏了骨的完整性或连续性，称为骨折。中医称为"骨伤"。表现为伤处严重肿胀，有剧痛、畸形出现，伤肢功能障碍，有假关节出现，局部压痛，有明显的骨擦音。X线摄片，可观察到骨折错位情况。

骨碎补

形态特征 多年生草本，高25～40厘米。根茎粗壮肉质，横走，密生钻状披针形鳞片。叶有2种形状：不生孢子囊的叶无柄，卵圆形，枯黄色、红棕色或灰褐色，边缘浅裂，网状叶脉明显，在根茎上彼此覆瓦状重叠；生孢子囊群的叶有短柄，长椭圆形，两面无毛，羽状深裂，裂片7～13对，披针形，边缘有不明显的缺刻，网状叶脉明显的，孢子囊群圆形，沿裂片中脉两侧着生，2～4行，无囊群盖。

良品辨识 质硬、易断、断面平坦、红棕色，气微弱、味微涩，有黄色点状维管束者为良品。

性味归经 味苦，性温。归肝、肾经。

功效主治 补肾壮体，续伤止痛，祛瘀活血。用于肾虚牙齿松动、牙痛、牙龈出血、跌打骨折、腰肌劳损、遗精、牙周病、脱发等症。

▶ 骨碎补酒

原料 骨碎补50克，土鳖虫5克，酒适量。

用法 水煎去渣，加酒少许，分2次服，每日1剂，连服5~7天。

主治 骨折。

▶ 骨碎补散剂

原料 骨碎补、红花各30克，当归、续断、土鳖虫、自然铜各24克，血竭、乳香、没药各6克。

用法 晒干研末，制成散剂。患者头3日先予复元活血汤3剂内服，然后开始服上述散剂，每服1.5克，1日3次，直至骨折愈合。

主治 骨折。

▶ 杜仲骨碎瘦肉汤

原料 猪瘦肉200克，杜仲40克，骨碎补、黑木耳、米酒各50克。

用法 ❶ 将猪瘦肉洗净，切碎；骨碎补、杜仲洗净；黑木耳用清水浸透、洗净。
❷ 将上述原料一齐放入砂煲内，加清水适量，武火煮沸后，改用文火煲3小时，调味即可。

主治 用于老年人跌打损伤、腰背酸痛、下肢痹痛、骨肉萎缩等症。

▶ 骨碎补粳米粥

原料 粳米100克，骨碎补12克，干姜、附子各10克。

用法 ❶ 将骨碎补、附子、干姜3味药水煎约30分钟，去渣留汁备用。
❷ 将粳米淘洗干净后，放入药汁中，再加适量清水煮至成粥即可。

主治 温阳益气。适于中老年性关节炎患者食用，症见关节疼痛、屈伸不利、天气变化加重、昼轻夜重、遇寒痛增等。骨碎补忌羊肉、羊血、芸薹菜。

续断

形态特征 多年生草本，高 60~130 厘米。根圆柱形，表面黄褐色。茎直立，中空，有 6~8 条纵棱，棱上疏生下弯粗短硬刺和细柔毛。基生叶丛生，叶片琴状羽裂，顶端裂片大，卵形，两侧裂片 3~4 对，叶面密生白色刺毛或乳头状刺毛，叶背沿叶脉密生刺毛；茎生叶在茎之中下部为羽状深裂，中裂片披针形，边缘有粗锯齿，上部叶披针形，不裂或基部 3 裂。7~9 月开花，花白色或淡黄色，组成头状花序球形，生于枝顶，基部有叶状总苞片；花萼 4 裂；花冠管长 9~11 毫米，基部狭缩成细管，顶端 4 裂；雄蕊 4 枚。9~11 月结果，果实倒卵柱状，包藏在小总苞内。

良品辨识 长圆柱形、表面灰褐或黄褐色、有扭曲沟纹、质硬而脆、内色灰绿者为良品。

性味归经 味苦、辛，性微温。归肝、肾经。

功效主治 补肝肾，强筋骨，续折伤，利关节，安胎，止崩漏。用于腰肌劳损、坐骨神经痛、习惯性流产、跌打损伤、筋断骨折、肝肾不足等症。

上药养命，中药养性

▶ 壮筋健骨汤

原料 熟地 15 克，杜仲、续断、狗脊各 12 克，当归、青皮各 10 克。

用法 水煎服。

主治 骨折。

▶ 活血镇痛方

原料 当归、白芍、生地、连翘、枸杞子、骨碎补、续断各 9 克，川芎、制乳香、制没药、三七各 4.5 克，桃仁、防风各 6 克，茯神 12 克，炙甘草 3 克。

用法 水煎服，每日 1 剂，每日服 2 次。

主治 骨折脱位初期，瘀血作痛。

▶ 风伤丸

原料 归身、生地、党参、茯苓、泽泻、牛膝各 24 克，肉桂 15 克，桃仁、川芎、双钩各 18 克，红花、三七、乳香各 9 克，沉香、木香、砂仁、续断各 6 克。

用法 以米酒冲服，每丸为 6 克，早、晚各服1丸。

主治 治一切跌打损伤。

▶ **跌打营养汤**

原料 枸杞、熟地、淮山各15克，当归6克，白芍、续断、骨碎补、木瓜各9克，党参、砂仁、甘草各3克，川芎、三七各4克。

用法 水煎服，可加米酒调服。

主治 骨折中后期服用能促进骨痂生长。

湿疹是一种由多种内外因素引起过敏反应的急性、亚急性皮肤病。其临床特征分别为：急性湿疹为红斑、丘疹、水疱、脓疱、奇痒等，并在皮肤上呈弥漫性分布。

慢性湿疹由急性湿疹演变而来，反复发作，长期不愈。皮肤肥厚，表面粗糙。患部皮肤呈暗红色及有色素沉着，呈苔癣样。男女老幼皆可发病，无明显的季节性，但冬季较常发生。

苦参

形态特征 亚灌木。根圆柱状，外皮黄色。茎枝草本状，绿色，具不规则的纵沟。单数羽状复叶，互生；下具线形托叶；小叶有短柄，卵状椭圆形至长椭圆状披针形，先端圆形或钝尖，基部圆形或广楔形，全缘。总状花序顶生，被短毛；苞片线形；花期5~7月，花淡黄白色；萼钟状，稍偏斜；花冠蝶形，旗瓣稍长，先端近圆形；雄蕊10个，雌蕊1个，子房上位，花柱纤细，柱头圆形。果期7~9月，荚果线形，先端具长喙，成熟时不开裂。种子通常3~7枚，黑色，近球形。

良品辨识 整齐、色黄白、味苦者为良品。

性味归经 味苦，性寒。归心、肝、胃、大肠、膀胱经。

功效主治 清热燥湿，杀虫止痒，利尿消肿。用于细菌性痢疾、湿疹、疥癣、急性传染性肝炎、滴虫性阴道炎等症。

苦参黄柏外用方

原料 苦参、黄柏、白矾各15克。

用法 加水煎汤,外洗患处,每日3次。

主治 湿疹。

苦参麻油外用方

原料 苦参100克。

用法 取上药,置于麻油500毫升内浸泡1天后,用文火炸干枯,去渣过滤,装瓶备用。用时外搽患处,每天3次,10天为1个疗程。

主治 肛门湿疹。

苦参茵陈外用方

原料 茵陈30克,苦参、千里光各20克,石菖蒲15克。

用法 煎水洗患处。

主治 湿疹。

苦参煮鸡蛋

原料 苦参6克,鸡蛋2个,红糖60克。

用法 ❶先将苦参加水400毫升,煎煮约30分钟,去渣取汁。❷将鸡蛋(不去壳)、红糖入汤内同煮,至蛋熟即可。❸鸡蛋趁热去壳,连蛋带汤服食。每日1次,4日为1个疗程。

主治 清热解毒,燥湿止痒。

狼毒苦参外用方

原料 狼毒6克,苦参62克。

用法 上药加水煎煮,洗患处。

主治 燥湿止痒。适用于慢性湿疹。

湿疹洗浴方

原料 土茯苓、黄芩、白鲜皮各9克,茵陈、薏苡仁各12克,山栀、苦参各6克,蝉蜕3克,紫草、生石膏各10克。(外洗方:土茯苓、地肤子、苦参各30克,白矾6克,马齿苋60克,蛇床子15克)。

用法 每日1剂,水煎服。外洗方:煎液,浓度为15%~30%,每日洗浴2次,每次20分钟。均以2周为1个疗程。

主治 小儿湿疹。

苍耳

形态特征 1年生草本，高20~90厘米。根纺锤状。茎直立，被灰白色糙伏毛。叶互生，有长柄，叶片三角状卵形，基出三脉，上面绿色，下面苍白色，被粗糙或短白伏毛。头状花序近于无柄，聚生，单性同株；雄花序球形，总苞片小，1列，雄蕊5；雌花序卵形，总苞片2~3列，小花2朵，无花冠，子房在总苞内，花柱线形，突出在总苞外。成熟的具瘦果的总苞变坚硬，绿色、淡黄色或红褐色，外面疏生具钩的总苞刺；瘦果2，倒卵形，瘦果内含1颗种子。花期7~8月。果期9~10月。

良品辨识 粒大饱满、色黄绿者为良品。

性味归经 味辛、苦，性温，有小毒。归肺经。

功效主治 散风除湿，通窍止痛。用于头痛、风湿痹痛、皮肤湿疹、瘙痒等症。

▶ 苦参苍耳子外用方

原料 苦参、地肤子、蛇床子、苍耳子、朴硝各20克。

用法 将以上5味煎水，温热浴。

主治 湿疹。

▶ 生地当归饮

原料 生地30克，当归、赤芍、黄芩、苦参、苍耳、白鲜皮、地肤子各9克，生甘草6克。

用法 水煎服，每日1剂，每日服2次。

主治 凉血润燥，祛风止痒。主治泛发性神经性皮炎、皮肤瘙痒症、丘疹性湿疹。

▶ 湿疹外洗方

原料 生大黄、川连、黄柏、苦参、苍耳子各10克。

用法 将上药水煎后滤液熏洗患处，每日3次。

主治 湿疹。

▶ 五子方

原料 蛇床子、地肤子、苍耳子、大风子、黄药子各15克。

用法 上药煎水，洗患处。

主治 湿疹。

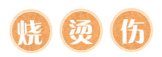

烧烫伤

烧烫伤亦称灼伤。是指高温（包括火焰、蒸汽、热水等）、强酸、强碱、电流、某些毒剂、射线等作用于人体，导致皮肤损伤。可深在肌肉、骨骼。严重的合并休克、感染等全身变化。按损伤深浅分为三度。Ⅰ度烧伤主要表现为皮肤红肿、疼痛。Ⅱ、Ⅲ度烧伤主要表现为皮肤焦黑、干痂似皮革，无疼痛感和水疱。Ⅱ、Ⅲ度烧伤常伴有感染、脱水、休克、血压下降的症状。

紫草

形态特征 多年生草本，高30～90厘米，全株密生硬粗毛。根肥厚粗壮，圆柱形，长7～14厘米，直径1～2厘米，外皮紫红色，表面粗糙。茎直立，有糙伏毛和开展的糙毛。叶互生，叶片披针形或长圆状披针形，先端尖，基部狭，边缘全缘，两面有短糙伏毛。7～8月开花，花小，白色，排成镰状聚伞花序，生于茎枝上部，花萼5深裂；花冠裂片宽卵形；雄蕊5枚。9～10月结果，果实卵形，长约4毫米，灰白色，光滑。

良品辨识 体稍软、表面色红、断面紫红、黄色木心小者（老条紫草）为良品。

性味归经 味甘、咸，性寒。归心、肝经。

功效主治 解毒透疹。用于血热毒盛、麻疹不透、疮疡、湿疹、水火烫伤等症。

▶ 紫草外用药

原料 紫草适量。

用法 煎汁涂，或用植物油溶解为软膏外用。

主治 火烫伤、湿疮。

▶ 败酱紫草煎

原料 败酱草45克，紫草根15克，红糖适量。

用法 将上述 2 味中药放入水中煎煮，加入适量红糖服用。

主治 清热解毒利湿。

▶ 紫柏外用方

原料 紫草 30 克，黄柏 15 克，香油 500 毫升，冰片 3 克。

用法 先将紫草、黄柏捣碎，放入香油中熬后去渣，待凉后加入冰片，用时涂患处或用纱布条敷患处。

主治 水火烫伤、湿疹。

虎杖

形态特征 多年生灌木状草本，高约 1 米，全体无毛。根状茎横生于地下，表面暗黄色。茎中空，直立，分枝，表面散生多数紫红色斑点。单叶互生，阔卵形，先端短尖，基部阔楔形或圆形，叶脉两面均明显，叶缘具极小的锯齿，茎节上具膜质的托叶鞘，抱茎。6～8 月开两性花，为顶生或腋生的圆锥花序，花小，白色。8～11 月结果，果实三角形，黑褐色，光亮，包于花被内，花被在果熟时增大，有翅。

良品辨识 条粗长、质地实、粉性大者为良品。

性味归经 味微苦、酸，性寒。归肝、胆、肺经。

功效主治 祛风利湿，散瘀定痛。用于传染性肝炎、肺炎、烫伤、恶疮等症。

▶ 虎杖膏

原料 虎杖根 250 克，鸡蛋清适量或 10% 的中性甘油适量。

用法 虎杖根，加水 1000 毫升，煎沸半小时，过滤浓缩，冷后加鸡蛋清或 10% 的中性甘油适量，外涂患处，每日 2～3 次，用药前先清净创面。

主治 烫火伤。

▶ 虎杖根治烫伤

原料 虎杖根 50 克，芝麻香油适量。

用法 用擀面杖细细捣碎研末，先用芝麻香油薄薄涂于伤处，后用虎杖粉均匀撒于患处，用卫生纱布包扎。半日后疼痛减轻，次日水疱消失。每日换药1次，1周痊愈皮肤无异样。

主治 烫伤。

▶ 虎杖黄柏方

原料 虎杖、黄柏各15克，地榆、榆树皮内层各20克。

用法 粉碎混匀，按每克药粉加入95%的酒精2毫升的比例浸泡1周，加压过滤后再加入等量95%的酒精，1周后同样过滤，混匀后装入灭菌瓶中备用。清创后以医用喷雾器将药液喷洒于创面，每日喷3~9次。

主治 凉血止血，解毒敛疮。主治烧烫伤。

跌打损伤

跌打损伤的程度各有不同。有的皮肤损伤伴有局部肿痛，甚至青紫，有的发生扭伤、出血或瘀血。

三七

形态特征 多年生草本，茎高30~60厘米。主根粗壮肉质，倒圆锥形或短圆柱形，外皮黄绿色或黄棕色，有数条支根，顶端有短的根茎，根茎横生。茎直立，圆柱形，无毛。叶轮生，小叶3~7片；小叶片椭圆形或长圆状倒卵形，6~8月开花，花黄白色。8~10月结果，果实肾形，长约9毫米，成熟时红色。种子球形，种皮白色。

良品辨识 根粗壮、颗粒大而圆、体重、质坚、表面光滑、断面灰绿色或黄绿色、味苦回甜浓厚者为良品。

性味归经 味甘、微苦，性温。归肝、胃经。

功效主治 散瘀止血，消肿镇痛。用于冠心病、心绞痛、高脂血症、上消化道出血、颅脑外伤、跌打瘀痛、外伤出血等症。

本草纲目——中药食物速查全书

▶ 三七外用方

原料 三七、血竭各等量。

用法 共研末，外用。

主治 出血或瘀血。

▶ 三七散

原料 三七3~6克。

用法 磨甜酒内服或研末内服。

主治 跌打损伤。

▶ 三七蒸白鸭

原料 三七15克，白鸭1只，料酒15克，姜5克，葱10克，胡椒粉、盐、鸡精各3克，鸡油30克。

用法 ❶将三七润透，切片；白鸭宰杀后去毛、内脏及爪；姜切片，葱切段。

❷将三七、白鸭肉和鸡油、料酒、姜、葱、胡椒粉等调料同放蒸盘内，置武火大气蒸笼内蒸35分钟即成。

主治 活血化瘀，止痛。

▶ 三七冬青散

原料 三七6克，毛冬青根皮30克。

用法 共研为细末，开水送服。

主治 跌打损伤。

苏木

形态特征 常绿小乔木，高5~10米。树干有小刺，小枝灰绿色，具圆形凸出的皮孔，新枝被微柔毛。叶为2回双数羽状复叶，全长30厘米或更长；圆锥花序，顶生，宽大多花，与叶等长，被短柔毛；花黄色，花瓣5，其中4片圆形，等大，最下一片较小，上部长方倒卵形，基部约1/2处缩窄成爪状；雄蕊10，花丝下部被棉状毛；子房1室。荚果长圆形，偏斜，扁平，厚革质，无刺，无刚毛，顶端一侧有尖喙，成熟后暗红色，具短茸毛，不开裂，含种子4~5。花期5~6月。果期9~10月。

良品辨识 粗大、质坚而重、色黄红者为良品。

性味归经 味甘、咸，性平。归心、肝、脾经。

功效主治 行血祛瘀，消肿止痛。用于跌打损伤、瘀肿疼痛、血滞经闭、产后瘀痛。

苏木酒

原料 苏木粉 70 克。

用法 研细末，用水、酒各 500 毫升，煎取 500 毫升，分 3 份，早、午、晚空腹饮用。

主治 活血通经，祛瘀止痛。

苏木红花酒

原料 苏木、红花、续断各 80 克，白酒（高度）1 斤。

用法 将中药浸泡在白酒中，30 天后即可使用，外涂患处。

主治 风湿及关节疼痛、跌打损伤等。

跌打损伤酒

原料 柴胡、当归、川芎各 12 克，川续断、马钱子（制）、骨碎补（去毛）、黄芩、桃仁、五灵脂、赤芍、苏木各 6 克，红花、三棱各 4 克，乳香（醋制）3 克，65 度白酒 1000 毫升。

用法 将前 14 味研为粗末，混匀，入布袋，置罐内，加入白酒，密封。浸泡 30 天，压榨过滤去渣，静置沉淀，取上清液分装瓶，备用。每次服 30～60 毫升，每日服 2 次。亦可外用，涂擦患处。

主治 跌打损伤、瘀血凝滞、肿痛不已、筋络不舒。

八厘散

原料 苏木 15 克，麝香 0.03 克，制番木鳖 3 克，自然铜、乳香、没药、血竭各 9 克，红花 6 克，丁香 1.5 克。

用法 共研为细末。每服 3 克，每日服 2 次，温酒调服。

主治 跌打损伤、瘀滞疼痛。

第三节　儿科疾病

麻疹是儿童中最常见的急性呼吸道传染病之一，常伴有剧痒、发热、腹痛、腹泻等症。它可分为慢性荨麻疹、血管神经性水肿、急性荨麻疹与丘疹状荨麻疹等。

对于免疫力差的小儿来说，感染麻疹病毒后，在10天左右开始发病，先有高热、畏光、眼睛充血、流泪、咳嗽及打喷嚏等类似感冒的症状；发热3天后，在口腔内侧的黏膜上便可看到"麻疹黏膜斑"，这是麻疹最早的特征之一；当黏膜斑出现后的第2天，全身便会出现细小的淡红色斑丘疹，并伴有逐渐增多的趋势。出疹的顺序是先在耳后发际，渐渐蔓延到前额、面部、颈部、躯干、四肢，最后到手掌脚底，此时，若不及时就诊，很有可能导致肺炎的发生。

牛蒡子

形态特征 2年生草本，高1~1.5米。主根肥大肉质。根生叶丛生，阔心脏卵形，长40~50厘米；茎上部的叶逐步变小，叶片表面有纵沟，反面密生灰白色短绒毛，边缘稍带波状或齿牙状。头状花紫色，生枝梢，苞片披针形或线形，先端延长而成钩状针刺，多列，向四方开散，成为钩刺的圆球。瘦果长圆形，稍弯曲，略呈三棱形，灰褐色。果实入药，秋季采收，晒干。

良品辨识 果实均匀、饱满、富含油性、无杂质者为良品。

性味归经 味辛、苦，性寒。归肺、胃经。

功效主治 疏风散热，宣肺透疹，解毒利咽。用于流感、急性咽炎、喉炎、扁桃体炎、腮腺炎、荨麻疹、疮疖肿痛等症。

▶ 金银芦根汤

原料 芦根12克，金银花、连翘、牛蒡子、杏仁各6克，紫草、薄荷（后下）、葛根、桑叶各4.5克，红花3克，蝉蜕、灯芯草各2.4克。

用法 水煎服。

主治 小儿麻疹。

▶ 连翘牛蒡散

原料 连翘、牛蒡子各6克，绿茶1克。

用法 研末，用沸水冲泡，每日1剂，代茶饮。

[主治] 小儿麻疹。

▶ 牛蒡子山楂饮

[原料] 牛蒡子、山楂各 15 克，蝉蜕、青皮各 5 克。

[用法] 每日 1 剂，水煎，分早、晚服。

[主治] 麻疹疹出不透。

▶ 牛蒡子芦根汤

[原料] 牛蒡子、胡荽子、前胡各 3 克，浮萍 5 克，芦根 15 克。

[用法] 水煎服。

[主治] 小儿麻疹初期。

胡荽

[形态特征] 1 年生草本，全体无毛，有强烈的香气。主根细长纺锤形，多须根。茎直立，中空，高 20～60 厘米，有纵向条纹。基生叶有长柄，1～2 回羽状全裂，裂片宽卵形或扇形；茎生叶互生，2～3 回羽状全裂，末回裂片狭条形，先端钝，边缘全缘。4～7 月开花，花小，白色或淡紫色，排成复伞形花序生于枝顶；7～9 月结果，果实近球形，表面黄棕色，有较明显纵向的棱线，有香味、微辣。全草于春季采收，阴干备用；果实秋季采收，晒干备用。

[良品辨识] 色带青、香气浓厚者为良品。

[性味归经] 味辛，性温。归肺、脾经。

[功效主治] 发汗透疹，消食下气，健胃，消炎。用于麻疹透发不畅或透而复发、肉类食物中毒、消化不良、痔疮肿痛、肛门脱垂等症。

▶ 鲜胡荽外用方

[原料] 鲜胡荽（香菜）150 克。

[用法] 加水煎汤，第 1 次内服，第 2 煎擦洗全身，每日 2 次。

[主治] 小儿麻疹。

▶ 胡荽葛根汤

[原料] 胡荽、柽柳、葛根各 9 克。

[用法] 水煎服。

[主治] 麻疹初起。

上篇 上药养命，中药养性

081

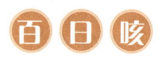

百日咳

百日咳俗称鸡咳、鹆鹚咳。新生儿及婴幼儿患者易发生窒息危及生命。死亡病例中40%为5个月以内的婴幼儿。全年均可发病，以冬春季节为多，可延至春末夏初，甚至高峰在6、7、8三个月份。病人及无症状带菌者是传染源，从潜伏期到第6周都有传染性，通过飞沫传播。人群对本病普遍易感，约2/3的病例是7岁以下小儿，尤以5岁以下者多。

桑叶

形态特征 落叶乔木，高3~7米。嫩枝有柔毛，叶互生，卵形或椭圆形，边缘有粗锯齿；穗状花序，生于叶腋，与叶同时生出；花小，黄绿色。聚合果密集成短穗状，腋生，肉质，有柄，椭圆形，熟时紫色或黑色，酸甜可食，称为桑葚。嫩枝为桑枝，根皮为桑白皮。

良品辨识 叶片完整、大而厚、色黄绿、质脆、无杂质者为良品。

性味归经 味苦、甘，性寒。归肺、肝经。

功效主治 疏散风热，清肺润燥，清肝明目。用于风热感冒、肺热燥咳、头痛头晕、目赤昏花。

▶ 桑叶枇杷汤

原料 鲜桑叶、百部各15克，枇杷叶9克。

用法 水煎服，每日1剂。

主治 百日咳。

▶ 桑菊煎剂

原料 桑叶、菊花、连翘各10克，百部、桔梗、前胡、浙贝母、枇杷叶各6克，生甘草3克。

用法 用800毫升清水煎制，当煎制剩300毫升时就可以了。每天分早、午、晚3次空腹服用，每天1剂。

主治 百日咳。

罗汉果

形态特征 多年生攀援草质藤本,长2~5米。嫩茎暗紫色,有白色和黑褐色短柔毛,嫩枝叶折断有浅红色汁液溢出。根块状。卷须侧生于叶柄基部,叶互生,单叶;叶片卵形,先端尖,基部心形,边缘全缘或有不整齐的小钝齿,叶面有短柔毛,叶脉上的毛较密,嫩叶通常暗棕红色,密布红色腺毛,沿叶脉密生短柔毛;6月开花,雌雄异株;花淡黄而微带红色,排成总状花序生于叶腋;8~9月结果,果实卵形、椭圆形或球形,长4.5~8.5厘米,果皮薄,密生淡黄色柔毛,嫩时深棕红色,成熟时青色,内含多数种子。种子扁平圆形,淡黄色,边缘有槽。

良品辨识 个大、完整、摇之不响、色黄褐者为良品。

性味归经 味甘,性凉。归肺、大肠经。

功效主治 清热润肺,滑肠通便。用于百日咳、急慢性气管炎、咽喉炎、肺结核咯血、肺虚咳嗽等症。

▶ 鱼腥草罗汉果汤

原料 罗汉果1只,鱼腥草30克,水蜈蚣30克。

用法 水煎服。

主治 百日咳。

▶ 罗汉果止咳方

原料 罗汉果半个,柿饼3个,冰糖少许。

用法 上药加水3碗,煎至1碗半,加冰糖服,每日服3次。

主治 百日咳。

▶ 罗汉果绿茶

原料 绿茶1克,罗汉果20克。

用法 罗汉果加水300毫升,煮沸5分钟后加入绿茶即可,分3~5次饮,每日1剂。

主治 止咳化痰。用于百日咳、风热咳嗽不止。

上篇 上药养命,中药养性

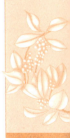

小儿疳积

疳积是脾胃消化功能障碍引起的脏腑失养，形体消瘦，饮食减少，影响小儿生长发育，为病程较长的一种慢性疾病。积和疳在程度上有一定区别。积是内伤乳食，积而不消，致气滞不行所形成的一种胃肠疾患；疳有"甘"和"干"的意义，"甘"指饮食过分肥甘厚腻，损伤脾胃，"干"是由此所产生的身体干瘦。由此可见，积是疳的开始，疳是积的发展。所以这里疳与积一起讨论。主要临床表现为形体消瘦，肌肉松弛，面色、皮肤色泽不华，毛发稀疏，大便不正常，厌食和嗜异食，肚腹膨胀，精神异常，萎靡不振，烦躁不宁，脾气急躁，揉眉持眼，咬牙嚼异物。严重患儿，有老人貌，骨瘦如柴。

麦芽

形态特征 为发芽的大麦颖果。取成熟饱满的大麦，冷水浸泡1天，捞出置筐内，上盖蒲包，每天洒温水2~3次，待芽长至1~1.5厘米时，取出，低温干燥。生用或微炒黄用（微炒对淀粉酶活动无影响，炒至深黄、炒焦则降低酶的活性）。发芽后麦粒仍呈梭形，下端有须根数条，芽干后已萎缩。

良品辨识 质充实、色黄、粒大、有胚芽者为良品。

性味归经 味甘，性平。归脾、胃、肝经。

功效主治 行气消食，健脾开胃，退乳消胀。用于食积不化、呕吐泄泻、消化不良、妇女回乳等症。

▶ 消疳饮

原料 党参、白术、茯苓、山楂、麦芽各6克，春砂仁3克（后下），大枣3枚（去核）。

用法 水煎2次，分3次服，每日1剂。

主治 脾胃虚弱型疳积。

▶ 麦芽苍术散

原料 炒大麦芽、苍术各100克，白糖适量。

用法 研细末，每次服3~10克，每日2次，用白糖适量，开水冲服。

主治 积滞型小儿疳积。

▶ 小儿消疳汤

原料 太子参、炒扁豆、莲子肉、麦芽、神曲、淮山药、使君子各9克，陈皮5克。

用法 水煎服。

主治 小儿营养不良。

芦荟

形态特征 多年生常绿草本，多栽培于庭园中。茎极短，有匍枝。叶丛生于茎上，肉质，多汁；叶片披针形。肥厚，边缘有刺状小齿。夏、秋季开花，花葶高50~90厘米，花下垂，红黄色，带斑点。蒴果三角形，室背开裂。叶或叶的干浸膏入药，四季可采。

良品辨识 色黑绿、质脆、有光泽、气味浓者为良品。

性味归经 味苦，性寒。归肝、大肠经。

功效主治 清肝热，通便。用于便秘、小儿疳积、惊风；外治湿癣。

▶ 芦荟散

原料 芦荟、使君子各等份。

用法 共研为细粉，每次3~6克，米汤调下。

主治 小儿疳积。外用治湿癣。

▶ 芦荟丸

原料 芦荟、胡黄连、黄连、木香、白雷丸、青皮、鹤虱草、白芜荑（炒）各30克，麝香9克。

用法 将上药研为细末，蒸饼为丸，如麻子大，每服3克，空腹时用米汤送下即可。

主治 小儿疳积，瘰疬结核，耳内生疮；或疝气，囊痈，下疳溃烂；或茎出白津，股腹有疮；或体瘦热渴，大便不调，牙龈蚀落，颊腮腐烂。

▶ 使君子芦荟合剂

原料 使君子3~6克，芦荟、干蟾各

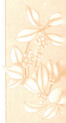

6克，砂仁、木香、陈皮、当归、青皮各9克，川芎、黄连、夜明砂各6~9克。

用法 水煎，每日1剂，分2次服。

主治 感染诸虫型小儿疳积。

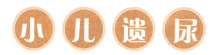
小儿遗尿

遗尿俗称尿床，是一种夜间无意识的排尿现象。小儿在3岁以内由于脑功能发育未全，对排尿的自控能力较差；学龄儿童也常因紧张疲劳等因素偶而遗尿，均不属病态。超过3岁，特别是5岁以上的儿童经常尿床，轻者数夜1次，重者1夜数次，就可能是疾病状态的遗尿，父母则应引起注意。本病多见于小儿先天性隐性脊柱裂、先天性脑脊膜膨出、脑发育不全、智力低下、癫痫发作、脊髓炎症和泌尿系感染及尿道受蛲虫刺激等。生理性遗尿不需药物治疗。如是疾病引起的遗尿应从治疗原发病着手。

鸡内金

形态特征 鸡内金为雉科动物家鸡的干燥沙囊内壁，杀鸡后取出鸡肫，趁热剖开，剥取内壁，洗净，晒干，药材为不规则卷片，厚约2毫米，表面黄色、黄绿色或黄褐色，薄而半透明，具明显的条状皱纹，质脆易碎，断面角质样，有光泽，气微腥，味微苦。

良品辨识 个大、色黄、完整、少破碎者为良品。

性味归经 味甘，性平。归脾、胃、小肠、膀胱经。

功效主治 健胃消食，涩精止遗。用于食积不消、呕吐泻痢、小儿疳积、遗尿、遗精。

▶ 小麦龙骨汤

原料 煅龙骨12克，浮小麦15克，炒鸡内金9克（研粉，冲服），炙桑螵蛸4克，炙甘草6克。

用法 水煎服。

主治 小儿遗尿，成人尿频。

韭菜子

形态特征 多年生草本，高约20～35厘米，具有特殊强烈的气味。根茎横卧，生多数须根，上有1～3个丛生的鳞茎，呈卵状圆柱形。叶基生，长线形，扁平，先端锐尖，边缘粗糙，全缘，光滑无毛，深绿色。花茎自叶丛抽出，三棱形；6～7月开花，白色。7～9月结果，蒴果倒心状三棱形，绿色，种子黑色，扁平，略呈半卵圆形，边缘具棱。

良品辨识 色黑、饱满、无杂质者为良品。

性味归经 味辛、咸，性温。归肾、肝经。

功效主治 补肝肾，暖腰膝，壮阳固精。用于阳痿梦遗、小便频数、遗尿、泻痢、带下等症。

▶ 韭子饼

原料 韭菜子、白面粉各适量。

用法 将韭菜子研成细粉，和入白面少许，加水揉作饼蒸食。

主治 用治小儿肾气不充、遗尿，温肾壮阳。

▶ 遗尿散

原料 淡吴茱萸、益智仁、金樱子、五味子各5克，乌药、牡蛎、桑螵蛸各10克，山药15克。（随证加减：肢凉怕冷者加菟丝子10克；夜寐多梦、口干多饮者加黄柏、知母、生地黄各10克；少气懒言、食欲缺乏者加党参、白术各10克，黄芪15克；夜寐不易觉醒者加石菖蒲、远志各10克。）

用法 每1.5日1剂，10日为1个疗程。

主治 小儿遗尿。

▶ 韭菜子糯米粥

原料 韭菜子1杯，糯米2碗。

用法 加水1大碗，煮粥，分作3次服。

主治 治梦泄遗尿。

▶ 韭子粥

原料 韭菜子10克。

用法 将韭菜子炒熟，与粳米适量入锅煮粥。每日早、晚各1次，趁热服，连食1周。

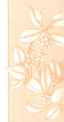

主治 肾气虚寒、肺脾气虚型小儿遗尿。

▶ 三味敷贴

原料 韭菜子9克，小茴香、五倍子各3克。

用法 将上药共研为末，敷肚脐。

主治 小便淋沥、遗尿或失禁。

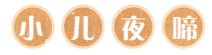

小儿夜啼症，病如其名，就是指婴幼儿在夜间哭闹（白天正常）。区别于正常孩童的夜间哭叫（过饱、过饥等），本症患儿通常是持续地每晚啼哭，如定时闹铃般，而且有的患儿甚至能达到通宵达旦的地步。患病年龄集中在初生到3岁以内的阶段。导致患儿出现夜啼症的原因有许多，例如急性中耳炎、蛲虫病、软骨病、消化不良等，这样的有原发病的夜啼基本上在治愈病症后就会随之消失。

川木通

形态特征 常绿攀援灌木，高5米。茎红紫色或黄褐色，有条纹。复叶对生；叶柄长3～7厘米；小叶片草质，卵状披针形或卵状长方形，先端长尖，基部圆形或心形，全缘。圆锥花序，腋生、顶生，基部围以长方形鳞片；花直径约3厘米；花萼白色，花瓣状，长方形或倒卵状长方形，先端钝；瘦果扁卵圆形，长3毫米，有羽状毛。

良品辨识 条粗、色黄白者为良品。

性味归经 味淡、苦，性寒。归心、肺、小肠、膀胱经。

功效主治 清心利尿，通经下乳。用于急性尿道感染、口舌生疮、心烦、肾炎水肿、乳汁不通。

▶ 木通龙齿饼

原料 木通、龙齿、石菖蒲、灯芯草各3克，生地5克。

用法 将上药研末混匀，加蜂蜜调成饼状。敷贴于双足涌泉穴上，每24小时换药1次，连用7天。

主治 小儿夜啼。

▶ 导赤散加减

原料 竹叶6克，木通3克，生地黄、甘草梢、灯芯草各5克。

用法 水煎服，每日1剂，分2次服。

主治 心经积热型小儿夜啼。

▶ 木通生地汤

原料 木通、生地各6克，灯芯草0.5~1克，栀子9克。

用法 水煎服。

主治 小儿夜啼。

▶ 泻心导赤饼

原料 木通2.5克，生地4.5克，黄连、甘草、灯芯草1.5克。

用法 上药共研细末，加白蜜滚水调和成饼。敷贴两手心劳宫穴上。

主治 小儿夜啼，具有清心泻火之功效。

灯芯草

形态特征 多年生草本，高40~100厘米。根茎横走，具多数须根。茎圆筒状，外具明显条纹，淡绿色。无茎生叶，基部具鞘状叶，长者呈淡赤褐色或黑褐色，短者呈褐色，有光泽。复聚伞花序，假侧生，由多数小花密集聚成簇；花淡绿色，具短柄；裂片披针形，背面被柔毛，边缘膜质，纵脉2条；花柱不明显，柱头3枚。蒴果卵状三棱形或椭圆形，先端钝，淡黄褐色。种子多数，斜卵形。花期5~6月。果期7~8月。

良品辨识 色白、条长、粗细均匀、有弹性者为良品。

性味归经 味甘、淡，性寒。归心、肺、小肠经。

功效主治 清心降火，利尿通淋。用于淋病、水肿、小便不利、心烦不寐、小儿夜啼、喉痹等症。

▶ 灯芯炭方

原料 灯芯草适量。

用法 烧炭研末，涂母乳上喂之。

主治 小儿夜啼。

▶ 灯芯草煎液

原料 灯芯草（新生儿3克，1~6个月6克，1岁9克）。

用法 按上述年龄组，分别加水100毫升、200毫升、300毫升，用文火煎至半量，取药液代茶饮。每日1剂，分3次服完，3日为1个疗程。

主治 小儿夜啼。

▶ 麦冬朱砂方

原料 麦冬8克，朱砂0.3克，灯芯草0.5克。

用法 将上药盛于小碗内，加热开水40毫升浸泡，待煮饭熟时，置于饭面上加蒸（或置于锅内隔水蒸）即可。每日1剂，中午及晚上睡前各服1次。

主治 小儿夜啼症。

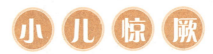

小儿惊厥

惊厥又称抽风、惊风。是小儿时期较常见的紧急症状，各年龄小儿均可发生，尤以6岁以下儿童多见，特别多见于婴幼儿。多由高热、脑膜炎、脑炎、癫痫、中毒等所致。惊厥反复发作或持续时间过长，可引起脑缺氧性损害、脑肿。甚至引起呼吸衰竭而死亡。本病初发的表现是意识突然丧失，同时有全身的或局限于某一肢体的抽动，还多伴有双眼上翻、凝视或斜视，也可伴有吐白沫和大小便失禁。而新生儿期可表现为轻微的全身性或局限性抽搐，如凝视、面肌抽搐、呼吸不规则等。中医学认为惊厥是惊风发作时的证候。

僵蚕

形态特征 家蚕圆筒形，灰白色，有暗色斑纹，头小而坚硬；除头部外，由13个环节组成，前3个环节为胸部，后10个环节为腹部；胸足3对，腹足4对，尾足1对。体内有丝腺，能分泌丝质，吐丝作茧。

良品辨识 虫体条粗、质硬、色白、断面光亮者为良品。表面无白色粉霜、中空者不可入药。

性味归经 味咸、辛，性平。归肝、肺、胃经。

功效主治 祛风定惊，化痰散结。用于惊风抽搐、咽喉肿痛、皮肤瘙痒、颌下淋巴结炎、面神经麻痹。

▶ 僵蚕甘草汤

原料 僵蚕、甘草各5克，绿茶1克，蜂蜜25克。

用法 僵蚕、甘草加水400毫升，煮沸10分钟，加入绿茶、蜂蜜。分3～4次徐徐饮下，可加开水复泡再饮，每日1剂。

主治 小儿惊风。

▶ 僵蝎二尖散

原料 僵蚕、蝎梢各等份，天雄尖、附子尖各5克。

用法 微炮制，研为粉末。每次半钱，用姜汤调和服用。

主治 小儿惊风。

▶ 僵蚕煎剂

原料 党参、僵蚕各6克，焦白术、茯苓、山药、益智仁、远志各10克，生甘草3克，黄芪12克，胆南星2.5克，白附子5克，全蝎1.2克。（加减：发热未净加金银花10克，连翘10克；伴咳嗽加桑叶10克，浙贝母10克；若兼腹泻加炒川连1.5克，木香3克，炒山楂10克。以上均应去党参、黄芪。）

用法 每日1剂，水煎20分钟，每日服200毫升，分3次服用，30天为1个疗程。

主治 健脾益气，息风宁心，祛痰通络。适用于小儿高热惊厥易反复发作者。该方当在外邪祛除之后服用为宜。

▶ 蜈蚣僵蚕方

原料 赤蜈蚣（炙）1条，僵蚕、南星（炮）各3克，麝香0.3克，猪牙皂角（略炒存性）3克。

用法 上药共研极细末，贮瓶备用，勿泄气。以手沾生姜汁蘸药末少许擦牙，或用姜汁调药来呈稀糊状，滴入口内2～3滴。

主治 通窍开关。主治小儿惊风，牙关紧急。

钩藤

形态特征 木质藤本。枝条四棱状或圆柱状，光滑无毛。常在叶腋处着生钩状向下弯曲的变态枝，钩对生，淡褐色至褐色。叶对生，卵状披针形或椭圆形，托叶1对，2深裂，线形。头状花序，球形，顶生或腋生；花萼管状；花冠黄色，漏斗形。蒴果有宿存花萼。花期5~7月。果期10~11月。

良品辨识 双钩齐、茎细、钩大而结实、光滑、色紫红、无枯枝钩者为良品。

性味归经 味甘，性微寒。归肝、心包经。

功效主治 清热平肝，息风定惊。用于头痛眩晕、感冒夹惊、惊痫抽搐、妊娠子痫等。

▶ 钩藤散

原料 薄荷、全蝎各3克，灯芯草、朱砂各1.5克，钩藤10克。

用法 共研为细末，3岁以下每次服0.2克，3~5岁每次服0.3克，每日服3次。

主治 小儿惊厥。

▶ 钩藤蝉蜕汤

原料 钩藤、蝉蜕各3克，薄荷1克。

用法 水煎服，每日1剂。

主治 小儿惊风、夜啼。

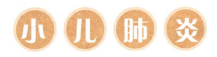

小儿肺炎

小儿肺炎是儿科中最常见的一种呼吸道疾病。根据病程可分为迁延性肺炎、急性肺炎、慢性肺炎三类；按病原体分为细菌性肺炎、真菌性肺炎、病毒性肺炎、支原体肺炎等。

小儿肺炎的主要症状是发热、气促、鼻干煸、咳嗽、呕吐、腹胀、腹泻等。其发病原因是多方面的，如因风寒、病毒、细菌而引起。一般来说，3岁以内的婴幼儿在冬春季所患的肺炎大多是因细菌和病毒引起的。

对支气管肺炎来说，其常见病原体为细菌和病毒，大多是由呼吸道及血液流入肺部所致，当其发生病变时，肺部便会出现充血水肿，同时肺泡腔内也会充满炎性渗出物；引起病毒性肺炎的病毒有流感病毒、腺病毒等，其中流感病毒肺炎是一种严重的间质性肺炎，多发生于弱小婴幼儿；细菌性肺炎在小儿肺炎中最为常见，新生儿及婴幼儿以金黄色葡萄球菌肺炎为主。

为避免小儿肺炎的发生，平时应加强孩子的体育锻炼，还要给孩子必需和足够的营养，并合理地添加辅食，也可用中草药进行辅助治疗，如荆芥、鱼腥草等。

鱼腥草

形态特征 多年生草本，有腥臭味。根状茎细长，横走，白色。茎上部直立，基部伏生，紫红色，无毛。叶互生，心形，叶面密生细腺点，先端急尖，全缘，老株上面微带紫色，下面带紫红色，两面除叶脉外无毛，托叶膜质，披针形，基部与叶柄连合成鞘状。4~7月开花，穗状花序生于茎上端与叶对生，基部有4片白色花瓣状总苞；总苞倒卵形或长圆状倒卵形。花小而密，两性，无花被，苞片线形。6~9月结蒴果，呈壶形，顶端开裂。种子卵圆形，有条纹。

良品辨识 茎叶完整、色灰绿、有花穗、鱼腥气浓者为良品。

性味归经 味平，性微寒。归肺经。

功效主治 清热解毒，消痈排脓，利尿通淋。用于肺痈吐脓、痰热喘咳、热痢、热淋、痈肿疮毒。

▶ 鱼腥草紫菜汤

原料 鲜鱼腥草50克，猪瘦肉100克，紫菜20克。

用法 ❶ 猪瘦肉洗净切成丝，入食用油锅炒片刻，备用。
❷ 鱼腥草去杂质，加入适量清水，大火煎煮15~20分钟，去渣留汤备用。
❸ 紫菜用水适量浸泡10分钟，等泥沙沉淀后，捞起滤干备用。
❹ 将鱼腥草再煮沸，加入猪瘦肉丝和紫菜，煮10~15分钟，调味即成。

上篇 上药养命，中药养性

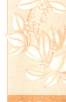

主治 清热解毒，滋阴润燥。

▶ **桑白鱼腥饮**

原料 鱼腥草30克，桑白皮15克。

用法 水煎，冲白糖服。

主治 小儿肺炎。

▶ **鱼腥草饮**

原料 生石膏、杏仁、鱼腥草各30克，大青叶20克，白茅根、黄芩各10克，赤芍15克，生甘草5克，水800毫升。

用法 用水800毫升，先煎除鱼腥草外的其他药后入鱼腥草煎5分钟左右，取300毫升，为半日量，分2次空腹服用。每日2剂，昼夜间隔分服。

主治 具有清热化痰、凉血解毒的作用。

荆芥

形态特征 1年生草本，高60～90厘米。茎直立，四棱形，基部稍带紫色，上部多分枝，全株有短柔毛。叶对生，有柄，羽状深裂，线形或披针形，全缘，两面均被柔毛，下面具凹陷腺点。初夏间梢端开淡红色唇形花，穗状轮伞花序，多轮生于梢端，形成穗状，芳香如樟味；花期夏季。小坚果卵形或椭圆形，棕色；果期秋季。

良品辨识 浅紫色、茎细、穗多而密者为良品。

性味归经 味辛，性温。归肺经。

功效主治 解表散风，透疹。用于感冒、头痛、麻疹不透、疮疖初起；炒炭治便血、崩漏。

▶ **金银花荆芥汤**

原料 金银花5～10克，荆芥、薄荷、黄芩、陈皮、枳壳、桔梗、前胡各3～10克，鱼腥草、白茅根各5～20克，甘草3～6克。（发热重者，加生石膏、知母；咳嗽痰多者，加桑白皮、杏仁、贝母；喘促重者，加地龙、苏子；腹胀消化不良者，加炒莱菔子；大便秘结者，加大黄、栝楼；咽喉肿痛者，加山豆根、牛蒡子。）

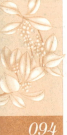

用法 每日1剂，水煎，分2~4次服。10日为1个疗程。

主治 疏散风热，理气化痰。主治小儿肺炎。

▶ 荆芥知母汤

原料 荆芥、知母、葶苈子各5克，生石膏15克、鱼腥草、桑叶各10克，防风、黄芩、苏子各6克。

用法 水煎服，每日1剂，分3次服，每次30~50毫升。

主治 适用于表寒里热型小儿肺炎。

▶ 杏仁半夏汤

原料 杏仁、半夏、荆芥各6克，前胡、苏叶各10克，麻黄3克，生姜3片。

用法 水煎服，每日2次，每日1剂。

主治 适用于风寒咳嗽型小儿肺炎，症见咳嗽声重较急，痰白清稀，鼻塞流涕，恶寒无汗，咽痒，发热或不发热，头痛，苔薄白，脉浮。

▶ 宣肺化痰汤

原料 炙麻绒、炙百部、炙前胡各12克，荆芥、黄连、枳壳各6克，炙复花、橘络各15克，芦根30克，桔梗9克，山楂、神曲各10克。

用法 将方中诸药先用温水浸泡15分钟，待药煎沸后，用细火再煎5~10分钟，滤药取汁，每日服4~5次，适量。服药期间，忌生冷油腻之品。

主治 宣肺透邪，降气化痰。主治小儿肺炎咳嗽。

上篇 上药养命，中药养性

第四节 妇科疾病

女子在经期或经行前后出现下腹疼痛、腰酸或者腰骶部酸痛、下腹坠胀，甚则可出现剧烈疼痛，并可伴有恶心、呕吐、腹泻、头晕、冷汗淋漓、手足厥冷，影响日常工作、学习和健康者，称其为痛经。本病以青年妇女多见。

痛经一般分为原发性痛经和继发性痛经两类。原发性痛经指生殖器无器质性病变，因经血流通不畅致子宫痉挛性收缩而引发痛经，又称功能性痛经。继发性痛经指因生殖器官器质性病变引起的痛经，如子宫内膜异位症、急慢性盆腔炎、生殖器肿瘤等。原发性痛经妇科检查无异常发现。

中医认为，本病多为肝肾亏虚、气血不足、寒邪滞凝、气滞血瘀所致，当以益气养血、补益肝肾、活血散寒、理气化瘀为治则。

红花

形态特征 1年生草本，高40~90厘米，全体光滑无毛。茎直立，基部木质化，上部多分枝。叶互生，质硬，近于无柄而抱茎；卵形或卵状披针形，基部渐狭，先端尖锐，边缘具刺齿；上部叶逐渐变小，成苞片状，围绕头状花序。花序大，顶生，总苞片多列，外面1~3列呈叶状，披针形，边缘有针刺；内列呈卵形，边缘无刺而呈白色膜质；花托扁平；管状花多数，通常两性，橘红色。果期8~9月。瘦果椭圆形或倒卵形，基部稍歪斜，白色，红花的花可入药。孕妇慎用。

良品辨识 质干、花冠长、色红艳、质柔软、无枝刺者为良品。

性味归经 味辛，性温。归心、肝经。

功效主治 活血通经，散瘀止痛。用于经闭、痛经、恶露不行、癥瘕痞块、跌打损伤、疮疡肿痛等。

▶ 桃红归芍丸

原料 苏木5克，赤芍、归尾、牛膝、桃仁各9克，生地黄、琥珀各2克，川芎、红花、香附、五灵脂各6克。

用法 共研为细末，制丸如梧子大。每次6克，每日2~3次。

主治 行经腹痛。

▶ 桃红散

原料 桃仁、红花各30克，醋香附、益母草各120克。

用法 共为散。每服6克，每日2次，黄酒冲服。

主治 痛经。

红花里脊

原料 红花6克，猪里脊肉300克，酱油15克，花椒油5克，料酒10克，盐0.5克，味精、姜各1克，清汤50毫升，豆油50克。

用法 ❶将猪里脊肉切成食指粗的长条，再切成三角块，放酱油拌匀；姜切末。

❷将酱油、花椒油、料酒、清汤、盐、味精放碗内，兑成汁水。

❸烧热油锅，放姜炝锅，放里脊片滑散后，放红花，接着把兑好的汁水也倒入锅内，翻炒均匀即成。

主治 活血通经，消肿止痛。

红花粥

原料 红花6~10克，粳米50~100克，桃仁10~15克，红糖适量。

用法 先将桃仁捣烂如泥，与红花一并煎煮，去渣取汁，同粳米煮为稀粥，加红糖调味。

主治 活血，通经。

延胡索

形态特征 多年生草本。块茎呈扁圆球状，外皮灰棕色，内面浅黄色。茎直立，纤细。基生叶与茎生叶同形，基生叶互生，有长柄；2回3出复叶，全裂，末回裂片披针形或长椭圆形，全缘。总状花序，花紫红色，苞片阔披针形；萼片小，早落；花瓣有钜。蒴果线形。花期4月。果期6~7月。

良品辨识 个大饱满、质坚硬而脆、断面黄色发亮、角质、有蜡样光泽者为良品。

性味归经 味辛、苦，性温。归肝、脾、心经。

功效主治 活血行气，散瘀止痛。用于各种内脏疾病所致疼痛、神经痛、月经痛、脑震荡头痛、外伤疼痛、冠心病、胃及十二指肠溃疡、慢性睾丸炎、睾丸结核等症。

上篇 上药养命，中药养性

▶ 延胡血余散

原料 延胡索8克,血余炭4克。

用法 共为末。1日内分3次,用黄酒或温开水冲服。

主治 痛经。

▶ 当归延胡丸

原料 延胡索(去皮,醋炒)、当归(酒浸,炒)各30克,橘红60克。

用法 共研为末,酒煮米糊和药制梧桐子大的药丸。每服100丸,空腹以艾醋汤送下。

主治 妇女痛经。

▶ 延胡归芍散

原料 延胡索、当归、赤芍、炒蒲黄、肉桂各15克,姜黄、乳香、没药、木香各9克,甘草6克。

用法 共研为细末,每次6克,每日2次,用温开水送服。

主治 痛经。

▶ 延胡香泽汤

原料 泽兰、木防己各15克,延胡索12克,香附10克。

用法 水煎服。

主治 痛经。

▶ 延胡红糖姜茶

原料 延胡索6克,桂枝9克,姜片5片,红糖3~4匙。

用法 ❶将药材洗净放入药袋中,与姜片一同放入锅中,加水煮开后,小火煎煮20分钟。
❷加入红糖,再煮沸2分钟即可。

主治 温经散寒,暖宫止痛。

闭 经

中医将闭经称为经闭,多由先天不足、体弱多病或多产房劳、肾气不足、精亏血少、大病久病、产后失血;或脾虚生化不足、冲任血少;或情态失调、精神过度紧张;或受刺激、气血阻滞不行;或肥胖之人多痰多湿、痰湿阻滞冲任等引起。女人如果超过18岁还没有来月经,或未婚女青年有过正常月经,但已停经3个月以上者,都叫闭经。前者叫原发生闭经,后者叫继发性闭经。有些少女初潮距第二次月经间隔几个月，或一两年内月经都不规律，两次月经间隔时间比较长，都不能算闭经。这是因为她们的生殖器官还没有发育成熟、卵巢的功能还不完善，属于正常的生理现象。

益母草

形态特征 1年或2年生草本。茎直立，方形，单一或分枝，被微毛。叶对生；叶形多种，叶有长柄，叶片略呈圆形，基部心形；最上部的叶不分裂，线形，近无柄，上面绿色，下面浅绿色，两面均被短柔毛。花期6～8月，花多数，生于叶腋，呈轮伞状；苞片针刺状；花萼钟形，花冠唇形，淡红色或紫红色，上下唇几乎等长，上唇长圆形，尤以上唇为甚；果期7～9月。小坚果褐色，三棱状（茺蔚子），长约2毫米。夏季旺长，花未开时，割取地上部分，晒干。

良品辨识 质嫩、叶多、色灰绿者为良品。

性味归经 味苦、辛，性微寒。归肝、心、膀胱经。

功效主治 活血祛瘀，利水消肿，消肿解毒。用于月经不调、子宫脱垂、急性肾炎水肿、高血压病等症。

▶ 通经汤

原料 益母草25克，当归15克，黄芪12克，香附9克。

用法 水煎服，每日1剂。

主治 闭经。

▶ 路路通益母汤

原料 片姜黄15克，当归、赤芍、川芎、丹参、桃仁各10克，益母草、路路通各20克，红花、甘草各6克。

用法 每日1剂，水煎，分3次服。于每月上旬连服9剂，如月经仍未通，再服9剂，一般3个月可见效。

主治 闭经。

▶ 益母红糖饮

原料 益母草15克，红糖30克。

用法 水煎。每天1剂，连服2～4剂。

主治 闭经。

上篇　上药养命，中药养性

▶ 益母草红糖鸡蛋

原料 益母草30克,鸡蛋2个,红糖适量。

用法 将益母草与鸡蛋一同放入锅中,煮至蛋熟,剥去蛋壳,加红糖再煮片刻,吃蛋,喝汤。

主治 活血化瘀通经。

马鞭草

形态特征 多年生草本,高30~80厘米,茎四棱形,近基部为圆形,上有硬毛;叶对生,近于无柄;叶片圆形或倒卵形,不规则的羽状分裂或具锯齿状,两面均披短硬毛。6~8月开两性花,花呈紫色或蓝色,排成穗状花序生于枝顶。萼5齿裂;花冠2唇状5裂;雄蕊4枚,2长2短,不外露。7~10月结果,呈长圆形,包藏于苞萼内,长约2毫米。

良品辨识 干燥、色青绿、带花穗、无根、无杂质者为良品。

性味归经 味苦,性凉。归肝、脾经。

功效主治 活血散瘀,截疟,清热解毒。用于疟疾、痛经、牙周炎、咽喉肿痛、疔疮疖肿、肝炎、肝硬化腹水。

▶ 马鞭草汤

原料 马鞭草30克,艾叶6克。

用法 水煎服,每日1剂。

主治 闭经。

▶ 四味通经汤

原料 苞蔷薇果(野猴柿)60克,甜菜籽、马鞭草各30克,茜草15克,红糖少许。

用法 前4味水煎,冲红糖内服,隔天1剂,连服7天左右。

主治 此方用于原发性闭经。

月经不调

月经不调泛指月经的周期、经期、经色、经质的异常。包括月经期提前（先期）、月经期推后（后期）、月经先后无定期、月经量多、月经量少、经期延长。月经不调的病因很多，常见的有阳盛血热，迫血下行；中气虚弱，血失统摄；营血亏损，冲任血虚；气失宣达，阻滞冲任；瘀血内停，血不归经等。月经不调的治疗重在调经治本，根据不同的病因采取不同的治疗方法，补肾健脾，理气活血，使气血调和，阴阳相和。

当归

形态特征 多年生芳香草本，高可达1米。茎直立，稍带紫色，具明显纵沟纹。叶互生，2～3回奇数羽状分裂，叶片卵形，小叶3对，叶面深绿色，膜质有光泽，边缘重锯齿状或缺刻，叶柄基部扩大成鞘状长达叶柄的一半。花白色，顶生复伞形花序，花期6～7月。双悬果，带有翼形附属物，果期7～8月。

良品辨识 油润、外皮棕黄或黄褐色、断面色黄白、主根粗壮、质坚实、香味浓郁者为良品。

性味归经 味甘、辛，性温。归肝、心、脾经。

功效主治 补血调经，活血止痛，润肠通便。用于贫血症、经前紧张、月经不调、子宫内膜炎、附件炎、宫颈炎、盆腔炎、不孕症、血栓闭塞性脉管炎、神经痛、冠心病、慢性气管炎、神经性皮炎、肝炎、小儿麻痹后遗症等。

▶ 当归芝麻红糖饮

原料 当归尾9克，川芎、陈皮、半夏各6克，黑芝麻粉、红糖各50克，米酒20毫升。

用法 ❶ 药材洗净，用3碗水煎煮成1碗药汁备用。

❷ 将黑芝麻粉加入米酒及药汁，然后加入红糖拌匀即可。

上篇 上药养命，中药养性

主治 活血调经，祛湿化痰。

▶ 当归茯苓汤

原料 当归、茯苓各12克，柴胡、白芍、白术各10克，薄荷、甘草各6克。

用法 水煎，分2次服，每日1剂。

主治 气滞型月经不调。

▶ 解郁调经汤

原料 柴胡、白芍、当归、茯苓、白术各15克，甘草6克，生姜3片，薄荷3克。

用法 水煎服。每日1剂。

主治 肝郁胁痛，神疲食少，或兼月经不调。

▶ 当归炖羊肉

原料 羊肉250克，当归100克，生姜、葱、盐各适量。

用法 ❶ 将羊肉洗净，切块；当归煎成药汁，然后用当归汁煮羊肉。❷ 待羊肉煮透，再加入生姜、葱、盐煮至熟烂即可。

主治 温阳散寒，养血活血。

▶ 四物汤

原料 当归、白芍各10克，川芎6克，熟地15克。

用法 水煎服。

主治 血虚证，月经不调，经闭不行。

香附

形态特征 多年生草本，高30厘米左右，地下有蔓延的匍匐茎和外皮黑色的块茎。地上茎三角形。叶细长，丛生，深绿色，有光泽。花生于茎顶，红褐色，花下有4~6片苞叶。果实长三棱形，成熟时灰黑色，外有褐色毛。6~7月开花。

良品辨识 个均匀，表面毛少、气香者为良品。

性味归经 味辛、微苦、微甘，性平。归肝、脾、三焦经。

功效主治 行气解郁，调经止痛。用于月经不调、痛经、慢性肝炎、慢性胃炎、胃及十二指肠溃疡、妇女乳腺增生、乳腺炎等症。

▶ 解郁逍遥汤

原料 柴胡、当归各 6 克,杭白芍 15 克,香附 5 克,川楝子 10 克。

用法 水煎服。

主治 月经不调,经量减少,经前胁肋胀痛、少腹作痛。

▶ 香参益母汤

原料 香附、益母草各 12 克,丹参 15 克,白芍 10 克。

用法 水煎服。

主治 痛经,月经不调。

▶ 香附鸡肝

原料 鸡肝 100 克,鸡肉 200 克,香附 10 克,洋葱 2 个,萝卜 1 个,芹菜、粉条、油豆腐、酒、白砂糖、酱油、鸡汤各适量。

用法 ❶先将香附切细,用水 2 杯,文火煎约 1 小时,将汤汁煎成半量时,用布滤过,留汁备用。

❷将鸡肝、洋葱切块,萝卜切片,芹菜切成 3~4 厘米长的段,粉条在热水里浸软切短,油豆腐切开。

❸锅内先用鸡肉垫底,将鸡肝放在鸡肉上面,再将洋葱、萝卜、芹菜、粉条、油豆腐铺放在最上层,加酒 3 茶匙,并放入香附汁、白砂糖、酱油,加鸡汤适量。

❹先用大火煮开,继用小火煮烂即可食用。

主治 温经行气。

▶ 香附益母红糖饮

原料 香附(炒)9 克,益母草、红糖各 20 克。

用法 将前 2 味煎水去渣,冲红糖服,每日 1 剂,连服 3~5 天。

主治 月经不调。

崩 漏

中医将崩漏分为虚、热、瘀三型。

"虚",是指气虚。典型症状是经血颜色很淡,无血块,多发生于青春期或更年期,为无排卵性子宫出血,此为正常生理现象;但是若发生在育龄期,

多为排卵功能不良性子宫出血,则为病理现象,多是由于内分泌失调所致,患者容易疲劳、头晕、流汗、喘气,以至于不爱说话,说话轻声无力。

"热",是指血热。典型症状是经血颜色鲜红或深红,黏稠,偶有小血块,往往是感染所致,慢性子宫炎最为常见。睡不好、口干舌燥、小便颜色黄、大便干结不易解出,也是本症的症状。

"瘀",是指血瘀。典型症状是经血颜色紫黑,黏稠而多血块,经前会胀乳,来潮时下腹会胀痛,按压时痛得更剧烈。临床上常有子宫内膜异位症、肿瘤等问题。

艾叶

形态特征 多年生草本。全株密被白色茸毛。茎直立,上部多分枝。叶互生,3~5深裂或羽状深裂,裂片椭圆形或椭圆状披针形,边缘有不规则锯齿,上面被蛛丝状毛,有白色密或疏腺点,下面密生白色毡毛。头状花序,钟形,花带紫红色,多数。边缘膜质。瘤果椭圆状。无毛。花期7~10月。

良品辨识 背面灰白色、香气浓郁、质柔软、叶厚色青者为良品。

性味归经 味苦、辛,性温。归肝、脾、肾经。

功效主治 散寒止痛,温经止血,理气安胎。用于功能性子宫出血、月经不调、先兆流产、湿疹、疥癣等症。

▶ 艾叶糖溜鲤鱼

原料 艾叶6克,杜仲、何首乌、枸杞子各9克,鲤鱼1尾,白糖200克,酱油、米酒各1大匙,米醋120克,太白粉100克,盐1小匙,蒜、姜、葱各适量,水1碗半。

用法 ❶ 将药材洗净,用3碗水煎成1碗药汁备用。

❷ 鲤鱼去鳞、内脏、两鳃,于身两侧约2.5厘米处各划数刀,提起鱼尾使刀口张开,将米酒、盐撒入刀口稍腌。

❸ 将药汁、酱油、米酒、醋、白糖、盐、太白粉对成芡汁。

❹ 在刀口处撒上太白粉后,将鱼放在热油中炸至外皮变硬,再以微火浸炸3分钟,最后以

大火炸至金黄色，捞出盛盘。

❺ 将已备好的芡汁下锅煮至浓稠，再放入葱、姜、蒜稍加拌匀，最后淋在鱼身即可。

主治 温肾调经止崩漏。

▶ 胶艾四物汤

原料 艾叶、当归各 9 克，芍药、地黄各 12 克，川芎、阿胶、甘草各 6 克。

用法 水煎服。

主治 崩漏下血，月经过多或妊娠下血。

▶ 芍艾归黄汤

原料 艾叶、当归、地黄、白芍各 10 克，川芎 3 克。

用法 水煎服。

主治 月经过多，妊娠下血，产后出血腹痛。

▶ 艾叶糯米红枣粥

原料 艾叶 10 克，糯米 150 克，红枣 4 枚，红糖适量。

用法 ❶ 艾叶洗净；糯米淘净；红枣洗净，去核。

❷ 锅内放入艾叶，加入水 300 毫升，小火煎煮 20 分钟，去渣取液。

❸ 将艾叶药液、糯米、红枣同放锅里，加清水 800 毫升，大火烧沸，改小火煮 35 分钟，加入红糖拌匀即成。

主治 温中益气，养血止血。

上篇

上药养命，中药养性

茜草

形态特征 多年生蔓性草本。根细长，金黄色或橙红色。茎方形，具四棱，疏生细倒刺。叶 4 片轮生，有长柄；卵形或卵状披针形，先端渐尖，基部心形，全缘，叶柄、叶缘和叶反面均有细刺。秋季，梢头叶腋开淡黄色小花，排成圆锥状聚伞花序。结球形肉质浆果，成熟时黑色。

良品辨识 条粗大、表面红棕色、断面黄红色者为良品。

性味归经 味苦、咸，性寒。归心、肝经。

功效主治 凉血止血，活血祛瘀，通经。用于吐血、衄血、崩漏下血、经闭瘀阻、外伤出血、关节痹痛、跌打肿痛。

▶ 三炭仙鹤汤

原料 茜草炭（炒至表面黑色）、仙鹤草各15克，地榆炭、棕榈炭各12克。

用法 水煎服或与鸡蛋煎服。

主治 血崩。

▶ 茜草丹皮饮

原料 茜草15克，牡丹皮10克，荆芥炭、乌贼骨各9克。

用法 水煎服，经前1周每日1剂，连服5~7天。

主治 月经先期，量多，血色深红。

▶ 侧柏地黄汤

原料 侧柏叶、生地黄各15克，墨旱莲、茜草炭、制女贞子各10克。

用法 水煎服。

主治 月经过多。

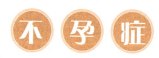

不孕症

育龄夫妇同居2年以上，因女方病理原因而不能生育的，称为女子不孕。女子不孕分为原发性不孕和继发性不孕。有正常性生活、配偶生殖功能正常，未避孕而不受孕者为原发性不孕；如果曾一度怀孕，但此后却未能受孕者为继发性不孕。女性不孕的原因有生殖道堵塞、生殖道炎症、卵巢机能不全和免疫因素等。此外，严重的生殖系统发育不全或畸形、全身性疾病、营养缺乏、内分泌紊乱、肥胖病、神经系统功能失调等也会影响卵巢功能和子宫内环境而导致不孕。

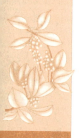

仙茅

形态特征 多年生草本。高10~40厘米。根茎长，可达30厘米，圆柱形，肉质，外皮褐色；根粗壮，肉质。叶基生，3~6片，狭披针形，长10~25厘米，基部下延成柄，向下扩大成鞘状，有散生长毛。花茎极短，藏于叶鞘内，花被下部细长管状，上部6裂，黄白色。蒴果椭圆形，种子球形。

良品辨识 身干、粗壮、质硬、色黑者为良品。

性味归经 味辛,性热,有毒。归肾、肝、脾经。

功效主治 补肾壮阳,散寒除痹。用于性机能减退、风湿性关节炎、更年期高血压等症。

▶ 不孕二仙汤

原料 仙茅、仙灵脾、肉苁蓉、巴戟天各 10 克。

用法 水煎服。

主治 女子不孕。

▶ 乾坤定生丹

原料 炒熟地黄 20 克,枸杞子、菟丝子、白术、补骨脂各 12 克,仙灵脾、当归、紫石英、茯神各 15 克,仙茅 10 克。

用法 将以上诸药置于锅中,水煎服,每日 1 剂,一般月经净后 14 日开始服,用药 30 日。

主治 女性不孕症。

▶ 金樱子仙茅汤

原料 金樱子 15 克,茯苓、覆盆子、仙茅、淫羊藿各 12 克,半夏、浙贝母、炒白芍、当归、巴戟天各 10 克,制南星、橘红各 6 克。

用法 水煎服。

主治 女子不孕症,气血不足型。

▶ 仙茅助阳酒

原料 仙茅(用黑豆汁浸 3 日,九蒸九晒)200 克,白酒 1000 毫升。

用法 ❶ 将仙茅切碎,置容器中,加入白酒,密封。
❷ 浸泡 7 天后,过滤去渣即成。

主治 补肾壮阳,祛风除湿。

▶ 仙茅羊肉汤

原料 仙茅 9 克,巴戟天 6 克,羊肉 500 克,生姜 30 克,葱白 4 根,米酒 1 碗,胡椒粉、盐各少许。

用法 ❶ 羊肉汆烫去血水,洗净备用。
❷ 仙茅、巴戟天洗净放入药袋中备用。
❸ 葱白切段,姜拍碎。
❹ 锅中加入 10 碗水,再放羊肉、药包、米酒、葱、姜以小火炖 1.5 小时至羊肉烂熟,最后酌加盐、胡椒粉调味即可。

主治 温肾养宫助孕。

海马

形态特征 海马产于南海,外形如马,长5~6寸,属于虾类,背弓起,有竹节纹,雌者为黄色,雄者为青色。

良品辨识 个大、色白、体完整、坚实、洁净者为良品。

性味归经 味甘,性温。归肝、肾经。

功效主治 温肾壮阳,散结消肿。用于阳痿、遗尿、肾虚作喘、癥瘕积聚、跌打损伤;外治痈肿疔疮。

▶ 海马散

原料 海马1对。

用法 研末,每次1克,温酒送服。

主治 女子宫冷不孕。

▶ 核桃瘦肉海马煲

原料 核桃仁30克,海马20克,猪瘦肉400克,红枣4枚,生姜3片,精盐、生油、酱油各适量。

用法 ❶核桃仁去衣,红枣去核,均洗净,稍浸泡;海马洗净,温水稍浸泡;猪瘦肉洗净,整块不刀切。

❷将核桃仁、红枣、海马和猪瘦肉一起与生姜放进瓦煲内。

❸加入清水约10碗,大火煲沸后,改小火煲约2个小时,调入适量的精盐和生油即可。核桃、猪瘦肉等可捞起拌入酱油佐餐食用。

主治 海马可补肾壮阳、调理气血;核桃亦有补肾固精、益气养血、补脑益智、温肺止咳、润燥化痰的作用。合而为汤,共达温肾壮阳之效。

▶ 海马童子鸡

原料 海马10克,小公鸡1只,料酒、精盐、味精、葱段、姜片、清汤各适量。

用法 ❶将小公鸡宰杀后,除净毛、内脏、爪尖,入沸水锅氽一下,捞出洗净。

❷将海马泡发洗净,放入鸡腹内。

❸将鸡放入锅内,加入适量清汤,烧煮,放入料酒、精盐、味精、葱段、姜片,改为文火炖至鸡肉熟烂入味,出锅即成。

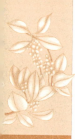

主治 温中壮阳,益气补精。用于阳痿、早泄、尿频、虚劳瘦弱、妇女胃阳虚弱崩漏带下等症。

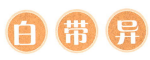

白带异常

白带的情况会随着女性生理周期而变化。正常状况下,排卵期白带较多,呈透明水状,像蛋清;月经来临前,白带颜色会变白或略带黄色,而且较稠;月经过后白带又恢复透明状态。以上情况属于正常生理性白带。

如果白带量增多,颜色变黄或带有血丝,黏稠如脓如涕,伴有腥臭味,或出现豆腐渣样的凝块,就是病理性白带。

中医在治疗白带异常之前,会先询问患者有关分泌物的色、质、味,然后将病情分为四型,前两型多属念珠菌感染,后两型多与性行为有关。

"脾虚型"为白色分泌物,像唾液,无味。患者脸色苍白,脸部、下肢皆会浮肿,易倦怠,大便偏软。

"肾虚型"为白色分泌物,质清却多量,无味。患者怕冷,常腰酸背痛,尿频且尿色淡,大便水泻。

"湿热型"为黄色分泌物,质黏稠,气味臭。患者会口臭,阴部瘙痒灼热,少尿且尿色黄,排便不顺,大便黏稠臭秽。治疗以清热利湿、止痒止带为原则。

"湿毒型"为黄绿色分泌物,甚至带血,呈脓性或豆腐渣样,有腐臭味。患者阴部会红肿热痛,容易发怒,少尿且尿色深黄或偏红。治疗以清热解毒、除湿止带为原则。

西医诊治白带异常时,多分为感染性和肿瘤性。前者可能是淋球菌、衣原体、念珠菌、阴道滴虫等所引起,且多半和性行为感染有关,但糖尿病、使用抗生素、怀孕、衣裤太紧、肥胖、免疫力降低时,也可能造成念珠菌感染。后者,当白带中有血丝时,应格外提高警觉,极可能是子宫颈糜烂或长息肉,甚至是子宫颈癌、输卵管癌。

白果

形态特征 落叶乔木,高可达30米。树干直立,树皮灰色。叶在短枝上簇生,在长枝上互生。叶片扇形,叶柄长2~7厘米。花单性,雌雄异株;雄花呈下垂的短柔荑花序,有多数雄蕊,花药2室,生于短柄的顶端;雌花每2~3个聚生于短枝枝上,每花有1长柄,柄端两杈,各生1心皮,胚珠附生于上,通常只有1个胚珠发育成熟。种子核果状,倒卵形或椭圆形,淡黄色,被白粉状蜡质;外种皮肉质,有臭气;内种皮灰白色,骨质,两侧有棱边;胚乳丰富,子叶2。花期4~5月。果期7~10月。

良品辨识 粒大、壳色黄白、种仁饱满、断面色淡者为良品。

性味归经 味甘、苦、涩,性平,有毒。归肺经。

功效主治 敛肺定喘,止滞浊,缩小便。用于肺结核、慢性气管炎、痰喘咳嗽、小便频数、遗尿、白带、小儿肠炎。

▶ 易黄汤

原料 炒山药、炒芡实各30克,黄柏6克,车前子3克,白果10枚。

用法 水煎服,每日1次。

主治 白带异常。

▶ 白果鸡蛋

原料 生白果2~3枚,鸡蛋1枚。

用法 白果研细粉,另取鸡蛋打1小孔。将白果粉从孔中放入,饭上蒸熟食。

主治 止滞浊。

▶ 芡实白果汤

原料 芡实15克,白果6克,车前草5克,筋骨草10克。

用法 水煎服,每日1剂。

主治 湿热带下。

▶ 马齿苋白果鸡蛋汤

原料 鸡蛋3个,鲜马齿苋60克,白果仁7个。

用法 鸡蛋打碎取鸡蛋清,把鲜马齿苋、白果仁混合捣烂,用鸡蛋清调匀,用刚煮沸的水冲好,空腹服。每日1剂,连服4~5日。

主治 马齿苋可清热解湿、止滞。适用于细菌性阴道炎,症见湿热下注、白带黄稠、小便黄。

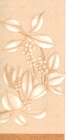

千日红

形态特征 1年生草本，高约50厘米。茎粗壮，有毛，枝微有四棱，节部较膨大，略呈紫红色。叶对生，具短柄，椭圆形至倒卵形，先端尖或钝，基部楔形，全缘，上面粗糙具毛，下面有白软毛，边缘有纤毛。头状花序顶生，淡紫色、深红色或白色，球形，基部有叶状苞片；花被5个，线状披针形，外面密花丝愈合成管状，先端5浅裂，粉红色；花柱线形，柱头2裂。胞果圆形。种子扁豆形。

良品辨识 洁白、鲜红或紫红色、花头大而均匀者为良品。

性味归经 味甘，性平。归肺经。

功效主治 清肝，散结，止咳定喘。用于头风、目痛、气喘咳嗽、小儿惊风、白带异常等症。

▶千日红汤

原料 千日红10克。

用法 水煎服。

主治 白带异常。

▶千日红煲猪肉

原料 千日红30克，猪肉适量。

用法 常法煲吃。

主治 止滞浊。

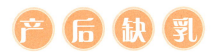

产后缺乳

一般情况下，妇女分娩后，就开始分泌乳汁，产后1~2天，每日泌乳量不超过100毫升，第3天增多，第4天突增。一般正常泌乳量平均每昼夜为1000~1500毫升，足够婴儿需要；但有的产妇乳汁分泌平均昼夜仅400~500毫升或更少，不能满足婴儿需要，这种情况即为"产后缺乳"。

中医学认为，产后缺乳可分为虚实两种，虚者气血虚弱，或脾胃虚弱，或分娩时失血过多，致使气血不足，影响乳汁分泌；实者肝郁气滞，气机不畅，脉道阻滞，致使乳汁运行受阻。

王不留行

形态特征 1年生或2年生草本。茎直立，高30~70厘米，圆柱形，节处略膨大，上部呈二叉状分枝。叶对生，无柄，卵状披针形或线状披针形，先端渐尖，基部圆形或近心形，全缘。顶端聚伞花序，疏生，花柄细长，下有鳞片状小苞2枚，后萼筒中下部膨大，呈棱状球形；花瓣5片，分离，淡红色，倒卵形，先端有不整齐的小齿；蒴果广卵形，包在萼筒内。花期4~5月。果期6月。

良品辨识 干燥、籽粒均匀、充实饱满、色乌黑、无杂质者为良品。

性味归经 味苦，性平。归肝、肾经。

功效主治 行血通经，下乳消肿。用于经闭、乳汁不通、难产、痈肿等症。

▶ 通乳方

原料 潞党参、炒白术、当归身、炮山甲、王不留行各10克，炙黄芪12克，川芎、通草、陈皮各6克。

用法 水煎2次，分2次服，每日1剂。

主治 产后缺乳。

▶ 涌泉散

原料 炮甲珠、王不留行、瞿麦、麦冬、生龙骨各等份。

用法 共为细末。每服3克，每日服3次。

主治 乳汁不通。

穿山甲

形态特征 体形狭长，成兽体长差异很大，由50~100厘米。头呈圆锥形。吻尖，舌细长，无齿，耳小。尾扁平而长，尾背略隆起。前肢略长于后肢，各具五趾，有坚而锐利的爪。从头、背、体侧至尾端均有瓦状排列的硬角质鳞片，鳞片黑褐色或灰褐色，鳞片间有稀毛。下颌、两颊、眼、耳部过胸腹部至尾基部无鳞片而被稀疏的棕色硬毛。雌兽胸部有乳头2对。栖于丘陵或树木潮湿地带，掘洞穴居。夜出觅食，食物主要为白蚁、黑蚁。也食蜜蜂等昆虫。能爬树游水。遇敌时蜷成一团。常雌雄同居。

良品辨识 片匀、色青黑、无腥气、不带皮肉者为良品。

性味归经 味咸,性凉。归肝、胃经。

功效主治 消肿溃痈,搜风活络,通经下乳。用于风寒湿痹、月经停闭、乳汁不通等症,亦治伤止血。

▶ 下乳猪蹄汤

原料 穿山甲3克,王不留行10克,猪蹄1只。

用法 常法炖汤。

主治 通经下乳。

▶ 穿山甲煎剂

原料 柴胡12克,川芎6克,木通18克,通草、王不留行各15克,穿山甲、棉花子、桔梗、路路通、漏芦、当归各10克。(乳房不胀、点滴无乳者去柴胡、川芎、漏芦,加党参、黄芪、麦冬、熟地、太子参;乳房胀硬有包块者加青皮、桔核、皂角刺、白芷;若乳房胀痛而伴灼热者加蒲公英、连翘、蚤休。)

用法 水煎服。

主治 舒肝理气,疏通乳络。主治产妇缺乳。

▶ 穿山甲炖母鸡

原料 穿山甲15克,当归10克,老母鸡1只。

用法 前2味用纱布包好,同老母鸡一起下锅,待老母鸡肉熟后,吃肉喝汤。

主治 产后缺乳。

▶ 穿山甲壳方

原料 穿山甲壳10片,鲜猪蹄1对。

用法 将穿山甲壳微火烘黄,研成粉,加入猪蹄炖的汤冲服。每日分3次服。

主治 产后缺乳。

阴道炎

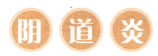

阴道炎是指阴道黏膜及黏膜下结缔组织的炎症,是妇科常见病。一般分为滴虫性阴道炎和真菌性阴道炎。滴虫性阴道炎主要表现为白带增多,带下为黄绿色、灰黄色,量多呈泡沫状或米汤样,有酸臭味、腥臭味,有时呈血性或脓性。外阴瘙痒,并有虫爬的感觉。真菌性阴道炎表现为带下呈乳白色凝块状,如豆腐渣样,外阴奇痒或刺痛。

蛇床子

形态特征 1年生草本。根圆锥状细长。茎直立,高10~50厘米,中空,表面有纵细棱。叶互生,2~3回羽状全裂,末回裂片线形或线状披针形,边缘及叶脉粗糙,两面无毛。4~7月开花,花白色,排成复伞形花序生于枝顶或侧生;总苞片6~10片,线形,边缘有细睫毛;小总苞片多数,线形,边缘有细睫毛;萼齿不明显;花瓣5片;雄蕊5枚。6~10月结果,果实长圆形,长约3毫米,宽约2毫米,有5棱,果棱翅状。

良品辨识 籽粒饱满、色黄绿、手搓之有辛辣香气者为良品。

性味归经 味辛、苦,性温。归脾、肾经。

功效主治 温肾壮阳,燥湿杀虫。用于男性阳痿、阴痒、皮肤瘙痒、湿疹等症。

▶蛇白汤洗液

原料 蛇床子、白鲜皮、黄柏各50克,荆芥、防风、苦参、龙胆草各15克,薄荷1克。

用法 水煎熏洗,每日2次。

主治 妇女阴痒。

▶蛇床子外用药

原料 蛇床子50克,白矾10克。

用法 煎汤频洗。

主治 妇女阴痒。

▶ 蛇床子苦参熏洗方

原料 蛇床子 30 克，川椒 10 克，白矾 9 克，苦参 20 克。

用法 水煎，熏洗患部，每日 2 次。

主治 滴虫性阴道炎。

▶ 蛇床子花椒液

原料 花椒、蛇床子各 30 克，藜芦、吴茱萸各 15 克，明矾 20 克。

用法 水煎，熏洗、坐浴。

主治 妇女阴痒。

百部

形态特征 多年生草本，高 60~90 厘米。块根肉质，纺锤形，黄白色，几个或数十个簇生。茎下部直立，上部蔓生状。叶 4 片轮生（对叶百部对生），叶柄长，叶片卵状披针形，长 3.5~5 厘米，宽 2~2.5 厘米，宽楔形或截形，叶脉 5~7 条。5 月开花，总花梗直立，丝状，花被 4 片，浅绿色，卵形或披针形，花开放后向外反卷；雄蕊紫色。蒴果广卵形，种子紫褐色。

良品辨识 根粗壮、质坚实、色黄白者为良品。

性味归经 味甘、苦，性微温。归肺经。

功效主治 润肺止咳，杀虫，止痒。用于肺结核、急慢性支气管炎、百日咳、蛲虫病、体癣、股癣等症。

▶ 百部乌梅汤

原料 百部 15 克，乌梅 30 克。

用法 加适量清水煎，去渣取汁，入白糖适量煮沸。趁热服，分 2~3 次服完，每日 1 剂，连用 3~5 日。

主治 清热利湿杀虫。主治湿热型滴虫性阴道炎，症见带下黄稠、有异味，阴痒明显。

▶ 百部苦参外用方

原料 百部、川椒各 15 克，蛇床子、白头翁、苦参、土茯苓各 30 克。

用法 煎汤熏洗患处。

主治 阴痒。

上篇　上药养命，中药养性

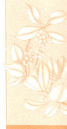

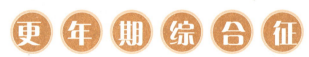
更年期综合征

更年期综合征也称为"围绝经期综合征",其未必总发生在50多岁停经时,也可能早在40多岁,当卵巢功能开始退化时就发生了,这种不舒服的感觉可能维持数个月或数年之久。

以中医观点,更年期的一切症状,可归为肾阴虚火旺。治疗上,以滋肾养阴、清热凉血为主。

更年期综合征的症状,可分为以下几类,但不见得全部都会发生。

精神方面:容易情绪低落,易发脾气、忧郁、失眠。

自主神经失调:包括血管收缩与舒张不协调,容易心悸、盗汗,脸、颈、胸常觉得灼热、潮红,还会倦怠、头痛、眩晕、耳鸣、四肢冰冷。

皮肤、乳房退化:全身肌肤保水度不如以往,变得干燥、缺乏光泽;乳房因为乳腺脂肪组织减少,开始出现下垂和萎缩。

生殖道、泌尿道退化:阴道表皮萎缩,容易瘙痒,性交后常疼痛;尿道表皮也萎缩,容易尿频或尿失禁。

骨质疏松:因雌激素减少,致使骨骼密度降低,容易骨折,或经常腰酸背痛、关节退化、肌肉抽搐、不耐久站久坐久行。

月经紊乱:经期不准,血量忽多忽少,最后终于停经。

上述种种症状,究其原因,是卵巢功能衰退导致激素缺乏所致。通过检查,可以得知雌激素和脑垂体分泌激素的情况,可判断是否进入更年期。

以往,大家都认为更年期终究会过去,对于不舒服症状总是尽量忍耐,但医学界已经发现,雌激素缺乏会引起骨质疏松和心血管疾病。所以,一旦怀疑自己有更年期综合征,就应该前往医院接受诊察。

何首乌

形态特征 多数地区有野生。3~4月生苗,然后蔓延在竹木墙壁间。茎为紫色,叶叶相对,像薯蓣但没有光泽。夏、秋季开黄白花,如葛勒花。种子有棱角,似荞麦但细小,和粟米差不多。秋、冬季采根,大的有拳头大,各有5个棱,瓣似小甜瓜,有赤色、白色两种,赤色为雄,白色为雌。8~9月采花,九蒸九晒。

良品辨识 以切面黄褐色、质地坚硬、不易折断者为佳。

性味归经 味苦、甘、涩，性微温。归肝、心、肾经。

功效主治 补益精血，固肾乌须。用于肝肾不足、精血亏虚、疮痈肿毒、肠燥便秘等症。

▶ 二地更年汤

原料 生地、熟地、茯苓、山药、首乌、仙茅各12克，泽泻、山茱肉、丹皮各9克。

用法 水煎2次，分2次服，每日1剂。

主治 更年期综合征。

▶ 首地二仁参汤

原料 首乌藤、地黄、柏子仁、酸枣仁（炒）、丹参各15克。

用法 水煎服。

主治 阴虚血少，头晕眼花耳鸣，烦躁不眠。

▶ 何首乌粥

原料 何首乌30克，粳米100克，大枣3枚，冰糖少许。

用法 ❶将何首乌放入砂锅内，加水煎取浓汁，去渣留汁；粳米淘洗后，放入砂锅内；大枣、冰糖也放入砂锅内。

❷将砂锅置武火上烧沸，用文火煮熟即成。

主治 益肾抗老，养肝补血，补肾美容。

▶ 何首乌鸡汤

原料 何首乌9克，枸杞子15克，大枣5枚，乌骨鸡腿1只，老姜2片，蒜头1大匙，盐1小匙，米酒2大匙，香油少许。

用法 ❶药材洗净备用。

❷将乌骨鸡腿洗净，剁块后放入汤碗中，再放入何首乌、枸杞子、大枣、老姜片、蒜头、米酒，并在汤碗中注入八分满的水。

❸撕下一片保鲜膜封住汤碗口，再将汤碗放入电饭锅中，外锅加1杯水，按下电源，待电源开关跳起后再焖15分钟。

❹拆开汤碗口的保鲜膜后，加

上篇 上药养命，中药养性

黑芝麻

入盐及香油调味即可。

主治 滋肾养阴，宁心安神。

形态特征 1年生草本，高约1米，全株有短柔毛。茎直立，四棱形。叶对生或上部互生，单叶；叶片卵形、长圆形或披针形，长5~14厘米，先端尖，基部楔形，边缘近全缘或疏生锯齿，接近茎基的叶常掌状3裂，两面有柔毛，叶脉上的毛较密。6~8月开花，花白色，常杂有淡紫色或黄色，单朵或数朵生于叶腋；花萼5裂；花冠唇形。8~9月结果，呈4棱、6棱或8棱，长筒状。种子扁卵圆形，表面黑色，平滑或有网状皱纹，一端尖，另一端圆，富含油性。

良品辨识 以粒大色黑、饱满无杂质者为佳。

性味归经 味甘，性平。归肝、肾、大肠经。

功效主治 补肝肾，益精血，润肠燥。用于精血亏虚、肠燥便秘。

▶ 桑麻丸

原料 桑叶100克，黑芝麻200克。

用法 共为丸。每服6克，每日服2次。

主治 肝肾亏虚，头晕眼花，便结。

▶ 黑芝麻炖猪蹄

原料 黑芝麻30克，猪蹄1只，料酒、葱各10克，姜5克，盐、味精各2克。

用法 ①将黑芝麻洗净，去杂质；猪蹄洗净，去毛，剁成3厘米见方的块；姜拍松，葱切段。

②将黑芝麻、猪蹄、姜、葱、料酒同放炖锅内，加入清水800毫升，置武火上烧沸，再用文火炖45分钟，加入盐、味精即成。

主治 补血，通乳，美容，乌发，降压。

▶ 黑芝麻桑叶散

原料 黑芝麻、桑叶各10克，蜜糖适量。

用法 研细粉，蜜糖调服。

主治 肝肾亏虚，头昏，眼花，耳鸣。

第五节　五官科疾病

牙痛是一种口腔疾病的症状，尤其是在得了蛀牙的情况下，那真是吃不下，睡不着。牙痛是各种牙病最明显的症状，千万不能忽视。一旦发生牙痛，要及时治疗，才能更好地保护牙齿健康。

牙痛的症状主要表现为牙龈红肿、遇冷热刺激会痛、面颊部肿胀等。牙痛大多是由牙龈炎和牙周炎、龋齿（蛀牙）或折裂牙而导致牙髓（牙神经）感染所引起的。

中医则认为牙痛是由于外感风邪、胃火炽盛、肾虚火旺、虫蚀牙齿等病因所致。对于此类的牙痛症状，可用食疗来减轻疼痛，如肉苁蓉、绿豆、生石膏等都能治愈火热引起的牙痛。

荜拨

形态特征 多年生草质藤本。茎下部匍匐，枝横卧，质柔软，有棱角和槽，幼时密被短柔毛。叶互生，纸质，叶柄长2～3.5厘米，叶片长圆形或卵形，全缘，上面近光滑，下面脉上被短柔毛，掌状叶脉通常5～7条。花单性，雌雄异株，穗状花序；雄蕊，花丝短粗；雌穗总花梗长1.5厘米，密被柔毛，花梗短；花的直径不及1毫米；苞片圆形；无花被；子房倒卵形，无花柱，柱头。浆果卵形，先端尖，部分陷入花序轴与之结合。

良品辨识 条肥大、色黑褐、质坚、断面稍红、气味浓者为良品。

性味归经 味辛，性热。归胃、大肠经。

功效主治 温中散寒，下气止痛。用于脘腹冷痛、呕吐、泄泻、偏头痛。外治牙痛。

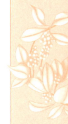

▶ 牙痛粉

原料 荜拨、白芷、细辛各3克，高良姜2.5克。

用法 共研细末。右边牙痛，用左鼻孔吸上药；左边牙痛，用右鼻孔吸上药，每天早、中、晚各吸1次。

主治 牙痛。

▶ 荜拨升麻汤

原料 荜拨、升麻各6克，细辛3克，生大黄9克。

用法 水煎服。

主治 牙痛、头痛。

露蜂房

形态特征 为大黄蜂或同属近缘昆虫的巢。呈圆盘状或不规则的扁块状，有的呈蓬状，有的重叠似宝塔，大小不一，灰白色或灰褐色。腹面有多数六角形小孔，颇似莲房。背面有1个或数个黑色凸出的硬柱。体轻，略有弹性，捏之不碎。

良品辨识 单个、整齐、灰白色、筒长、孔小、体轻、略有弹性、内无幼虫及杂质者为良品。

性味归经 味甘，性平。归肝、肺经。

功效主治 祛风，解毒，散结，疗疮。用于急性乳腺炎、龋齿牙痛、淋巴结核等症。

▶ 露蜂房汤

原料 露蜂房适量。

用法 煎水含漱。

主治 风火牙痛。

▶ 牙疼漱口剂

原料 露蜂房20克。

用法 上药煎浓汁含漱口，每天数次。

主治 此方治风火牙，一般几次即愈。

▶ 露蜂房酒

原料 露蜂房30克，60度以上白酒200毫升，广口瓶1只。

用法 将露蜂房浸没于酒中，盖紧瓶盖，2周后即能使用。牙痛发作时，撕下一小块用酒浸泡过的露蜂房塞于牙痛处咬紧牙，夜间放入嘴中过夜，第2天就不痛了。

主治 牙痛。

▶ 露蜂房白蒺藜汤

原料 露蜂房40克，白蒺藜20克，谷精草30克，焦栀子15克，生甘草6克。

用法 水煎服，如牙痛剧烈，急用蜂房或蜂房蒂1块咬嚼，勿吞其渣，止痛速效。

主治 牙痛。

口 臭

所谓口臭，是指因机体失调导致口内出气臭秽的一种病症。生活中的每一个人都或多或少地存在口臭的问题，对于那些口臭严重的人，不但使别人感到难受，自己也因口腔不洁而倍感苦恼。

口臭多表现为呼气时有明显臭味，刷牙漱口难以消除，含口香糖、使用清洁剂均难以掩盖，是一股发自内部的臭气。一些患者会感觉自己口腔中有一种腥臭的气味，很不舒服，不愿咽下食物，有人甚至会引起恶心呕吐。

口臭大多是因为特殊的食物癖好、口腔疾病、不讲究口腔卫生、假牙引起的。有些口臭则是由身体其他部位的疾病引起，如消化不良、化脓性支气管炎、肺脓肿等，都会经呼吸道排出臭味，表现为口臭。此外，邻近器官的疾病，如鼻咽部及鼻腔疾病（化脓性上颌窦炎、萎缩性鼻炎），也可导致口臭。

祖国医学认为"虚火郁热，蕴于胸胃之间则口臭，或肺为火灼口臭，或劳心味厚之人亦口臭"。而生活中常见的咸鱼头豆腐汤、黄瓜粥等都具有清热的功效，所以多食对清除口臭有益。另外，薄荷、藿香等对去除口臭也有一定的功效。

藿香

形态特征 多年生草木，高30~120厘米；全株有芳香气。茎直立，四棱形，略带红色，疏被柔毛及腺体。叶对生，叶柄细长，叶片卵形或椭圆状卵形，先端渐尖或急尖，边缘有钝齿，基部近心形；上面散生透明腺点，下面有短柔毛及腺点。花小，密集茎顶成圆筒状花穗，紫色、淡紫红色或白色。小坚果倒卵状三棱形，黄色。夏季花初放时采全草，阴干。

良品辨识 茎枝色绿、叶多、无杂质残根、香气浓者为良品。

性味归经 味辛，性微温。归脾、胃、肺经。

功效主治 芳香化湿，开胃止呕，发表解暑。用于胃肠型感冒、急性胃肠炎、中暑等症。

▶ 藿香饮

原料 藿香适量。

用法 洗净煎汤，时时含漱，亦可用开水冲泡代茶饮用。

主治 口臭。

▶ 藿香苍术汤

原料 藿香（鲜品尤佳）15克，苍术10克，冰片1克。

用法 将前2味加水煎取药液500毫升后，再放入冰片1克溶化。然后每天含漱3~4次，至痊愈为止。

主治 口臭。

▶ 粉葛根芷藿汤

原料 粉葛根30克，白芷、藿香各12克，公丁香6克，木香10克。

用法 加水煎汤，分多次含漱，每日1剂。

主治 口臭。

▶ 二香汤

原料 木香10克，公丁香6克，藿香、白芷各12克，葛根30克。

用法 水煎，分数次含漱。每日1剂。不宜久煎。

主治 口臭。

薄荷

形态特征 多年生草本，高20~80厘米。生于低山阴湿处，各地广为栽培。茎方形，被逆生的长柔毛及腺点。单叶对生，长圆形或长圆状披针形，边缘具尖锯齿，两面有疏短毛，下面并有腺鳞。花小，淡红紫色。小坚果长圆形，褐色。全体有清凉浓香气。夏、秋割取地上部分，阴干。

良品辨识 叶多、色深绿、气味浓者为良品。

性味归经 味辛，性凉。归脾、肝经。

功效主治 清凉，发汗，退热，祛风，止痒。用于流感、流脑、乙脑初起、急性咽喉炎、扁桃体炎、急性结膜炎、过敏性鼻炎、副鼻窦炎等症。

▶ 芳香饮

原料 芥穗、薄荷、薏苡仁、滑石、石膏各9克，桔梗、枳壳、生地黄、僵蚕、黄柏各6克，防风、前胡、猪苓、泽泻各4.5克，黄连、竹叶各3克，青黛1.5克。

用法 水煎服，每日服1剂。

主治 口腔干燥及口臭。

▶ 薄荷茶叶方

原料 茶叶、薄荷叶各2克。

用法 口咀嚼，当口中无臭味时吐出药渣，用清水漱口即可。每日1~2次。

主治 口臭。

▶ 草豆蔻薄荷散

原料 草豆蔻30克，薄荷、杏仁各10克。

用法 共研极细末，每日3次，每次3克，口内含化。

主治 口内出臭气。

▶ 薄荷薏仁汤

原料 藿香6克，薄荷3克，荸荠5个，红薏苡仁100克，冰糖120克。

用法 ❶藿香、薄荷洗净放入药袋备用。

❷薏苡仁洗净泡水约半日，沥干；荸荠洗净，削皮备用。

❸薏苡仁加水煮至快熟时，加

入荸荠、药袋，再加入冰糖，继续煮 10 分钟，放凉后即可食用。

主治 芳香化浊，清凉解热，祛湿调胃，除口臭。

鼻炎

鼻炎是指鼻腔黏膜和黏膜下组织引发的炎症，其主要症状为鼻塞、鼻痒、喉部不适、咳嗽、流清水涕等症。

因鼻炎的种类不同，症状也就有所不同。从鼻腔黏膜的病理学来说，鼻炎可分为干酪性鼻炎、萎缩性鼻炎、慢性单纯性鼻炎及慢性肥厚性鼻炎；若从发病的急缓程度来说，可分为急性鼻炎和慢性鼻炎。慢性肥厚性鼻炎与长期的慢性炎症、瘀血有关，因为这些因素将导致鼻黏膜、鼻甲增生；萎缩性鼻炎主要是因鼻黏膜、鼻甲骨与骨膜萎缩，使鼻黏膜丧失其正常的生理功能所致；而干酪性鼻炎则是一种罕见的鼻病。

辛夷

形态特征 落叶乔木，高约 10 米；树皮淡灰色，不开裂；嫩枝有托叶脱落后留下的环状痕迹，无毛；顶芽密生有淡黄色展开的长柔毛。叶互生，叶片椭圆状披针形、卵状披针形、狭倒卵形或卵形，先端短尖，基部阔楔形或圆钝形，上面无毛，嫩叶下面有平伏绵毛，老叶变无毛，每边有侧脉 10~15 条。3 月先开花后出叶，花蕾单生于枝条顶端，长卵形，似毛笔状，花大，紫红色，芳香；花瓣 9 枚；雄蕊多数；心皮多数。9 月果实成熟，果实为聚合果，圆柱状，长 8~14 厘米。种子的外种皮鲜红色，内种皮深黑色。冬蕾于冬末春初未开放时采摘，阴干备用。

良品辨识 花蕾未开、身干、色绿、无枝梗者为良品。

性味归经 味平，性温。归肺、胃经。

功效主治 散风寒，通鼻窍。用于风寒头痛、鼻塞、鼻渊、鼻流浊涕。

辛夷膏

原料 辛夷50克。

用法 研碎，以酒精浸泡3天，滤液加热成膏状，加20克无水羊白脑，100克凡士林调匀，即制成辛夷浸膏。涂纱条上，放入鼻内2～3小时，每天1次，10次为1个疗程。

主治 肥大性鼻炎。

辛夷苍耳汤

原料 辛夷6克，苍耳子、白芷、薄荷各10克。

用法 水煎服。

主治 慢性鼻窦炎。

辛夷百合粥

原料 辛夷、百合各20克，粳米100克，白糖适量。

用法 ❶ 将粳米、百合洗净，加清水1000毫升，大火烧开，转用小火慢熬至粥将成。
❷ 加入辛夷（布包）和白糖调匀，继续熬至糖溶粥成即可。

主治 健脾，通窍，益肺。

苍耳子

形态特征 1年生草本，高20～90厘米。根纺锤状，分枝或不分枝。茎直立不分枝或少有分枝，下部圆柱形，上部有纵沟，被灰白色毛，叶互生，有长柄，叶片三角卵形或心形，全缘或3～5不明显浅裂，基出三脉，被粗糙短白伏毛，头状花序聚生，单性同株，雄花序球形，花托柱形，雌花序卵形，苞片结成囊状卵形，外被倒刺毛，顶有2圆锥状尖端，成熟具瘦果的总苞变坚硬，卵形或椭圆形，绿色、淡黄色或红褐色，瘦果倒卵形，含1颗种子。花期7～8月。果期9～10月。

良品辨识 色黄绿、粒大饱满者为良品。

性味归经 味辛、苦，性温，有小毒。归肺经。

功效主治 散风除湿，通窍止痛。用于头痛、风湿痹痛、皮肤湿疹瘙痒。

辛夷苍耳外用方

原料 辛夷、苍耳等量。

用法 煎汁滴鼻；或同研细末，取少量吸入鼻内，每天3～4次。

主治 鼻炎。

▶ **苍耳葱白饮**

原料 苍耳子12克，辛荑、白芷各9克，薄荷4.5克，葱白2根，茶叶2克。

用法 上药共研为粗末，每日1剂，当茶频饮。

主治 鼻炎。

▶ **苍耳子芥菜汤**

原料 芥菜640克，苍耳子、辛夷花、蜜枣各20克，生姜、盐各3克。

用法 ❶ 将苍耳子、辛夷花用清水洗净，盛于干净的纱布袋内；芥菜用水洗净，去根须；生姜去皮，切片，洗净；蜜枣洗净备用。

❷ 将苍耳子、辛夷花、芥菜、生姜、蜜枣放入已经煲滚的水中，煲45分钟，以盐调味，即可饮用。

主治 祛风，通鼻窍。

咽炎

慢性咽炎是指咽部黏膜、黏膜下及淋巴组织部位的炎症，可由急性咽炎反复发作及咽部经常受刺激转变而来，也可由慢性鼻炎、慢性扁桃体炎以及龋齿等影响造成。

患者咽部会出现异物感、干燥、发痒发涩、灼热及微痛等不适感；有黏痰、刺激性咳嗽，总想不断清嗓，晨起症状尤为明显。严重时可伴有恶心、呕吐，但全身症状不明显。

诱发慢性咽炎的病因主要分为两大类，首先它与邻近器官疾病有关，如鼻腔、鼻窦、口腔、牙齿、牙龈、喉、气管、支气管等邻近器官的急、慢性炎症，沿着黏膜、黏膜下组织、局部淋巴和血液循环侵犯到咽部；其次，风湿、糖尿病、心脏病、贫血、肾炎、气管炎、慢性支气管炎、肺气肿、支气管扩张、结核、肝硬变及消化系统疾病造成的营养不良、便秘等，均可导致全身抵抗力下降、咽部血液循环障碍，进而引发咽炎。此外，慢性咽炎与饮食、气候、季节等因素也有关系。

淡竹叶

形态特征 多年生草本，有木质缩短的根茎。须根细长，中部可膨大为纺锤形块根，黄白色，肉质。秆高40~90厘米，光滑无毛，丛生。叶互生，单叶；叶片披针形，先端尖，基部狭缩成短柄，有明显的小横脉，与纵向平行脉形成长方形的网格状。边缘有多数短刚毛；两面无毛或有小刚毛。7~9月开花，圆锥花序；小穗条状披针形，有短柄。9~10月结果，果实椭圆形。

良品辨识 体轻、质柔韧、气微味淡者为良品。

性味归经 味甘、淡，性寒。归心、胃、小肠经。

功效主治 清热，除烦，利尿。用于口渴、口舌生疮、牙龈肿痛、小儿惊啼、小便赤涩、淋浊等症。

▶ 淡竹叶汤

原料 淡竹叶5~10克。

用法 煎汤代茶饮。

主治 咽喉炎。

▶ 舒咽汤

原料 半夏9克，厚朴、苏叶（后下）、射干、淡竹叶各6克，茯苓15克，浙贝、赤芍、郁金、玄参、车前子（包煎）各10克，白芥子3克。（兼气逆咳喘者，加杏仁、枳实；兼见痰黄稠、咽痛者，加桑白皮、栝楼；咽痒者，加蝉蜕；咽干明显者，加麦冬、乌梅；若咽部滤泡增生者，去苏叶，加桃仁、牡蛎；若值秋令燥气者，变半夏为6克，浙贝易为川贝，加杏仁、沙参、天花粉。）

用法 每日1剂，水煎取汁，分次服用，10天为1个疗程。治疗期间，嘱患者多饮水，忌辛辣生冷食物及烟酒。

主治 本方有疏肝通络、化痰解毒之功。主治咽炎。

桂花菊佩汤

原料 干桂花、菊花、佩兰、竹叶各10克。

用法 将干桂花、菊花、佩兰、竹叶水煎2次,每次用水300毫升,煎20分钟,2次混合,取汁。分2次服。

主治 适用于慢性咽炎、口臭咽痛者。

胖大海

形态特征 落叶乔木,高30~40米。树皮粗糙而略具条纹。叶互生;叶柄长5~15厘米;叶片革质,卵形或椭圆状披针形。花杂性同株,成顶生或腋生的圆锥花序。蓇葖果1~5个,着生于梗,基部呈船形,在成熟之前裂开;最初被疏柔毛,旋脱落。种子梭形或倒卵形,深黑褐色,表面具皱纹;子叶大,半圆形,胚乳丰富。

良品辨识 棕色或暗棕色,有不规则皱纹,气微、味淡、嚼之有黏性者为良品。

性味归经 味甘,性寒,有小毒。归肺、大肠经。

功效主治 清热润肺,利咽解毒,润肠通便。用于肺热声哑、干咳无痰、咽喉干痛、热结便秘、头痛目赤。

利咽汤

原料 胖大海2~3枚。

用法 煎汤或泡茶。

主治 咽炎。

胖大海绿茶饮

原料 胖大海3枚,绿茶、橄榄各6克,蜂蜜适量。

用法 先将橄榄放入适量水中煎煮片刻,然后冲泡绿茶、胖大海,焖盖1~2分钟,调入蜂蜜,频饮。

主治 利咽润肺。适用于咽喉肿痛。

银翘大海饮

原料 胖大海3枚,金银花、连翘各9克,冰糖适量。

用法 先将金银花、连翘放入锅中,加300毫升水,煮至200毫升时,放入胖大海,焖半小时后,放冰糖饮用。

主治 清热解毒。用于慢性咽炎。

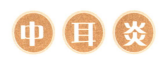

中耳炎

急性化脓性中耳炎多因鼻咽部炎症感染，或因擤鼻方法不当，或婴儿吮乳体位不当，或因鼓膜外伤、污水入耳等而致中耳腔感染化脓。中医称为脓耳。表现为耳深部锐痛，逐渐加重为跳痛、钻痛，当喷嚏、打呵欠时疼痛可连至头部，听力下降。局部检查，见鼓膜标志完全消失，呈暗红色，鼓膜外突，穿孔后有脓液从空孔渗出，呈闪光搏动；外耳道见有脓性分泌物。听力检查，为传导性耳聋。全身多伴发热、头痛、口苦咽干、食欲减退、大便秘结、小便黄赤、舌质红、苔黄腻、脉弦滑数。若为小儿，症状比成人为重，多见哭闹，烦躁不安，甚至出现神昏、项强等症状。当鼓膜穿孔后，脓液流出，邪热得以外泄，耳痛即明显减轻。

蛇蜕

形态特征 呈圆筒形，多压扁而皱缩，完整者形似蛇，长可达1米以上，背部银灰色或淡灰棕色，有光泽，鳞迹菱形或椭圆形，衔接处呈白色，略抽皱或凹下，腹部乳白色或略呈黄色，鳞迹长方形，呈覆瓦状排列。体轻，质微韧，手捏有润滑感和弹性，气微腥，味淡或微咸。

良品辨识 皮细、色白、条长、粗大、整齐不碎、无杂质者为良品。

性味归经 味甘、咸，性平，有毒。归肝、脾经。

功效主治 祛风，定惊，退翳消肿，杀虫。用于小儿惊厥、喉风口疮、目翳内障、疔疮、痈肿等症。

▶ 蛇蜕外用药一

原料 蛇蜕、麻油、双氧水各适量。

用法 将蛇蜕烧灰研末，调以麻油。用时先以双氧水洗净患耳，擦干后用棉棒蘸药涂于患部，每日或隔日1次。

主治 中耳炎。

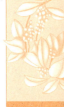

▶ 蛇蜕外用药二

原料 蛇蜕3克。

用法 研末，加冰片少许，香油调匀滴耳内。

主治 中耳炎。

▶ 蛇蜕外用药三

原料 蛇蜕、蜂窝各15克。

用法 浸于95%的酒精300毫升中，7天后过滤滴耳，每日3~4次。

主治 中耳炎。

虎耳草

形态特征 多年生常绿草本。匍匐枝赤紫色，丝状。叶数片，丛生在茎基部；圆形或肾形，肉质而厚，先端浑圆，边缘浅裂状或波状齿，基部心脏形或截形；叶柄长，基部膨大。花茎由叶腋抽出，赤色；6~7月开花，总状花序，苞片卵状椭圆形，先端尖锐，小花柄密被红紫色腺毛；萼卵形，花瓣白色，不整齐；7~11月结果，蒴果卵圆形，顶端2深裂，呈嘴状。种子卵形，具瘤状突起。全草入药，全年可采，秋后为好。

良品辨识 色黄绿、无杂质者为良品。

性味归经 味微苦、辛，性寒，有小毒。归肺、脾、大肠经。

功效主治 凉血解毒，祛风清热。用于咳嗽吐血、肺痈、风疹、湿疹、中耳炎、丹毒等症。

▶ 虎耳草冰糖饮

原料 鲜虎耳草60克，鲜爵床、冰糖各30克。

用法 水煎服。

主治 中耳炎。

▶ 虎耳草猪耳汤

原料 生虎耳草120克，猪耳1只（约400克）。

用法 加水熬至熟烂，吃肉喝汤，早晚各1次。

主治 此方对中耳炎患者，特别是化脓性中耳炎患者有良效，且见效快，1剂可愈。

▶ 虎耳草汁

原料 虎耳草（鲜叶）数片，冰片

适量。

用法 将虎耳草鲜叶捣汁，用纱布过滤，加入冰片适量，装入眼药水瓶内备用。用时，先用3%的过氧化氢液冲洗外耳道，将脓汁及分泌物清洗干净，然后将虎耳草滴耳液滴入耳内，每次1～2滴，每日3次。

主治 化脓性中耳炎。

▶ **虎耳草菜油方**

原料 鲜虎耳草适量，冰片0.3克，枯矾1.5克。

用法 捣烂敷患处。

主治 耳廓溃烂。

结膜炎

结膜炎是由细菌或病毒引起的，有急性和慢性两种。急性结膜炎是病较急，易互相传染，甚至引起广泛流行的一类结膜炎。如急性卡他性结膜炎、流行性出血性结膜炎等。本病多见春秋季节，在学校、家庭等公共场所易发生流行。潜伏期1～2日，多为双眼发病，自觉异物感和烧灼感，分泌物多，一般不影响视力，如果殃及角膜时，有畏光、流泪现象，结膜充血显著，通常发病后3～4日症状达高峰，随后症状减轻，10～14日可痊愈。

夏枯草

形态特征 多年生草本。茎方形，基部匍匐，高约30厘米，全株密生细毛。叶对生；近基部的叶有柄，上部叶无柄；叶片椭圆状披针形，全缘，或略有锯齿。轮伞花序顶生，呈穗状；小坚果褐色，长椭圆形，具3棱。花期5～6月。果期6～7月。夏季当果穗半枯时采下，晒干。

良品辨识 粗长、色棕红、无叶梗杂质、果穗大而干燥者为良品。

性味归经 味苦、辛，性寒。归肝、胆经。

功效主治 清肝火，平肝阳，散结，降压，消肿。用于肝火上炎、肝阴不足、肝郁化火、痰火郁结等症。

▶ 夏枯草黄柏饮

原料 银花、菊花、板蓝根各 10 克，黄柏、夏枯草各 15 克，薄荷 6 克，生甘草 5 克。

用法 水煎，先趁热熏蒸双眼，至温后饮。早、晚各 1 次。

主治 急性结膜炎。

▶ 板蓝根煎剂

原料 板蓝根、野菊花、夏枯草、金银花、大力子、黄芩、栀子各 15 克。

用法 水煎熏洗，每日 3 次。

主治 结膜炎。

木贼

形态特征 多年生草本。根状茎横走。茎多分枝，呈轮状，节明显，节间中空，表面有纵棱。叶退化，轮生，下部连成筒状鞘。孢子囊穗长圆形，顶生，黄褐色；孢子叶帽状六角形，盾状着生，排列紧密，下生 5～6 个长柱形孢子。

良品辨识 茎粗长、色绿、质厚、不脱节者为良品。

性味归经 味甘、苦，性平。归肺、肝、胆经。

功效主治 疏风散热，解肌退翳。用于白内障、迎风流泪、肠风下血、脱肛、喉痛等症。

▶ 苦瓜木贼方

原料 苦瓜 250 克（干苦瓜 125 克），木贼草（笔壳草或笔筒草）15 克。

用法 共煎汤（中老年人 1 次服用量）。先将鲜苦瓜洗净剖开去瓤，切成小薄片，木贼草切成 3～5 厘米长的短节，2 味同时放入瓦锅，注入清水，文火煎至 2 碗，将渣滤去服用。早、晚各 1 次，3 天为 1 个疗程，可治愈。

主治 结膜炎。

▶ 地黄木贼煎剂

原料 生地黄 10～30 克，牡丹皮、黄芩、赤芍、木贼、连翘、桔梗各 10 克，蝉蜕 6 克，当归尾 15 克，桑白皮 30 克，金银花 20

克，白蒺藜12克。（眼球疼痛难忍者加玄胡6克；口干口苦者加麦门冬10克，龙胆草10克；大便秘结者加川军3～6克；眼痒者加野菊花20克。）

用法 每日1剂，早饭后30～60分钟和晚上临睡前各服1次。

主治 结膜炎。

退翳汤

原料 木贼、桑叶、菊花、黄芩、蒲公英各10克。

用法 水煎服。

主治 急性结膜炎。

野菊花大青叶汤

原料 野菊花、大青叶、赤芍、薏苡仁各15克，蝉蜕5克，夏枯草、木贼、黄芩、白芷、生地黄各10克。

用法 每天1剂，口服。每剂可再煮1次，去渣取药水放凉后洗眼。以上为成人量。如果是小孩药量要酌减，如果是一家人均患病，可适当加大药量，煮后一家均可服用。

主治 结膜炎。

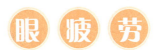

眼疲劳

中医认为，五脏六腑的精气都集中上注于两眼。当眼睛使用过度，会造成眼干涩、疼痛、红肿，甚至损伤视力，必须设法明目、解乏。

中医把眼睛疲劳分为两个类别。

肝肾不足：因用眼过度、长时间近距离注视（如看电脑、看书、雕刻）、眼睛老花、近视度数高、焦距对不好时，以致肝肾不足，出现眼睛疲劳、干涩疼痛、视力模糊、前额发胀、头晕目眩、耳鸣等症状。治疗时必须滋养肝肾，枸杞最为合适。

肝火上炎：因长时间熬夜、睡眠不足、喜欢吃辛辣或炸烤类食物，以致肝火上炎，出现眼睛疼痛、畏光、血丝密布，伴有口干舌燥、头痛、头面易出油、痤疮、大便干硬等症状。治疗时必须清肝泻火，以决明子最为合适。

枸杞子

形态特征 小灌木，约1米多高。枝条细长；叶片披针形或长椭圆状披针形，互生或丛生，叶腋有锐刺；7~8月开淡紫红色或粉红色的花；花萼通常2裂至中部；花冠5裂，裂片边缘无毛，雄蕊5枚；9~10月结果，成熟时红色，卵形或长椭圆形，长6~21毫米，直径3~10毫米，味甜；种子多数。

良品辨识 粒大、色红、肉厚、质柔润、粒少、味甜者为良品。

性味归经 味甘，性平。归肝、肾经。

功效主治 益精明目，滋补肝肾。用于贫血、早期老年性白内障、神经衰弱、慢性肝炎。

▶ 枸杞菊花饮

原料 枸杞子8~12颗，菊花2~3朵。

用法 沸水冲泡，浸闷10分钟，代茶饮。

主治 眼疲劳，眼干涩。

▶ 枸杞女贞汤

原料 女贞子30克，枸杞子15克，菊花6克。

用法 水煎，分2次服，每日1剂。

主治 阴血不足，视力减退。

▶ 枸杞榛仁汤

原料 枸杞子、榛子仁各50克。

用法 水煎服，每日1剂。

主治 头晕目眩，视力减退。

▶ 枸杞栗子鸡煲

原料 枸杞子20克，栗子150克，鸡1只，料酒、葱各10克，盐、鸡精、姜各5克，胡椒粉、味精各3克，棒子骨汤3000毫升。

用法 ❶ 将枸杞子洗净，去果柄、黑子及杂质；栗子去皮，一切两半；鸡宰杀后，去毛、内脏及爪，剁成4厘米见方的块；姜拍松，葱切段。

❷ 将鸡块、枸杞子、栗子、料酒、姜、味精、葱、胡椒粉、棒子骨汤同放高压锅内，加入盐、鸡精，置武火上烧沸，盖上压阀，30分钟后停火，晾

凉，倒入煲内，盖上盖。

❸ 将煲上桌，置炉上武火烧沸即成。

主治 补肾明目，益气养血。

决明子

形态特征 1年生灌木状草本，高约1米，有恶臭气。叶互生，偶数羽状复叶，总轴在小叶间有腺体，似线形，托叶线状，早落；小叶有6枚，膜质，倒卵形或长椭圆形，先端钝而有小锐尖，表面近秃净，背面被柔毛。花假蝶形，鲜黄色，腋生成对，生于最上的聚生；花期6～8月。荚果近四棱形，细长而弯；果期9～10月。

良品辨识 颗粒饱满、均匀、黄褐色者为良品。

性味归经 味甘、苦、咸，性微寒。归肝、大肠经。

功效主治 清热明目，润肠通便。叶的功效与种子相似。用于目赤肿痛、涩痛、羞明流泪、头痛眩晕、目暗不明、大便秘结等症。

▶ 决明子茶

原料 炒决明子15克，绿茶3克。

用法 将决明子加水煎沸3～5分钟，趁热冲沏绿茶，频频饮服，每日2剂。

主治 眼干，视力模糊。

▶ 菊花决明子茶

原料 菊花、决明子、麦门冬、枸杞子各30克。

用法 每日各用1克，用开水泡20分钟，每日饮用6～9次。

主治 眼疲劳。

▶ 菊楂决明饮

原料 菊花3克，山楂、决明子各15克。

用法 ❶ 菊花洗净；山楂洗净，切片；决明子打碎。

❷ 把菊花、山楂、决明子放入炖杯内，加水250毫升。

❸ 把炖杯置武火上烧沸，再用文火煎10分钟即成。

主治 疏风清热，明目降压。

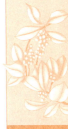

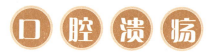

口腔溃疡

口腔溃疡也称作"口疮",是发生在口腔黏膜、上颚、嘴唇、牙龈上的脓肿或溃烂,它也与自身免疫反应有关。每次发病至少需1个星期左右才会痊愈,有时会拖上更久。

中医把口腔溃疡分为两类,第一类就是脾胃炽热型。本类型的口腔溃疡发病急、病程短,溃疡面大,会灼痛,而且溃疡表面的分泌物较多,溃疡面周围红肿,严重时还会有水疱,水疱表面是黄色的。

本症患者经常会口渴、口臭、咽喉痛、烦躁、大便干硬、尿黄、不好入睡。治疗上必须清热泻火,临床上常使用黄连。

第二类口腔溃疡是脾虚湿困型。本类型的口腔溃疡发病慢、病程长,会反复发作,而且溃疡表面灰白,溃疡的周围较不红肿,溃疡面较小,并且分泌物较少。

本症患者经常会有口淡无味、食欲差、便软,甚至腹泻、倦怠无力的情形。治疗上必须健脾利湿。

黄连

形态特征 多年生草本,高约30厘米。叶从根茎长出,有长柄,指状三小叶;小叶有深裂,裂片边缘有细齿。花白绿色,5~9朵,顶生。果簇生,有柄。根茎横走,黄色,有多数须根,形似鸡爪。春、秋季采挖,除去根头和泥土,鲜用或晒干备用。

良品辨识 质地坚实、切面黄色、气味苦者为良品。

性味归经 味苦,性寒。归心、肝、脾、胃、胆、大肠经。

功效主治 清热燥湿,泻火解毒,凉血止血。用于急性菌痢、急性胃肠炎、流脑、猩红热、霍乱、百日咳、大叶性肺炎、肺脓疡、阴道炎、子宫颈糜烂、化脓性中耳炎。

黄连酒

原料 黄连、黄酒各适量。

用法 同煎,时含呷之。

主治 口腔溃疡。

黄连凉拌五味茄子

原料 黄连1.5克,茄子2条,番茄酱3大匙,酱油膏、糖、黑醋各2大匙,香油1大匙,葱末、姜末、香菜末各少许。

用法 ❶ 将药材洗净,加1碗水煮成半碗药汁备用。

❷ 茄子洗净,切段备用。

❸ 锅中加水,水沸后放入茄子煮熟,放凉后入冰箱冰镇。

❹ 将番茄酱和所有调味料及药汁、葱末、姜末、香菜末混合拌匀。

❺ 食用时将酱料淋在冰镇后的茄子上即可。

主治 清热泻火,凉血解毒,收敛疮口。

黄连卤冬瓜

原料 黄连1.5克,冬瓜600克,姜片4片,香菜10克,盐少许,酱油3茶匙,沙茶酱6茶匙。

用法 ❶ 冬瓜去皮、去子,切块;香菜切碎;黄连洗净备用。

❷ 冬瓜加水、酱油、沙茶酱、盐、姜片与黄连焖煮至烂,食用前加香菜即可。

主治 清热泻火,凉血解毒,收敛疮口。

草珊瑚

形态特征 多年生常绿草本或亚灌木,高80~150厘米。根粗大,须根多。茎直立,绿色,无毛,带草质,节膨大。叶对生,革质,长椭圆形或卵状披针形,先端渐尖,基部稍圆,钝形或楔形,边缘有粗锯齿。表面深绿色,光滑,背面绿色。花淡黄绿色,顶生穗状花序,通常2~3枝聚生,无花被,雄蕊1枚,白色。浆果球形,熟时鲜红色。全株入药,秋季采收,晒干。

良品辨识 深绿色或棕褐色、质脆、易断、断面淡棕色、气微香、无杂质者为良品。

性味归经 味苦、辛,性微温。归心、肝经。

功效主治 抗菌消炎，祛风通络，活血散结。用于肺炎、咽喉炎、流感。

▶ 复方草珊瑚含片

原料 肿节风浸膏、薄荷脑、薄荷素油。辅料为山梨醇、硬脂酸镁。

用法 含服。1次1片（大片），每隔2小时1次，每天6次。

主治 疏风清热，消肿止痛，清利咽喉。治疗外感风热导致的咽喉肿痛，声哑失音；急性咽喉炎属风热证者。

▶ 草珊瑚汤

原料 草珊瑚20克，莲子心、蛇含各5克。

用法 水煎2次，去渣，加蜂蜜少许，分次含服。

主治 口腔炎。

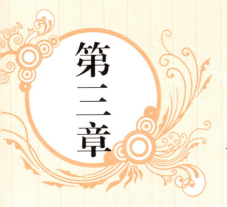

第三章 中药养生
——阴平阳秘，精神乃治

第一节 阴虚体质，滋阴益阳

枸杞子

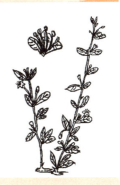

【性味归经】性平，味甘。归肝、肾经。

——补益肝肾，益精明目

能补肾、润肺、生精、益气，此乃平补之药。　　——《食疗本草》

【药材概述】 枸杞，又名杞子、枸杞果、天精、地仙、血杞子、却老子、明眼草子、枸杞豆。为茄科植物枸杞的成熟果实。产于宁夏、甘肃、河北等地。

【功效主治】 滋补肝肾，益精明目。适用于肝肾虚所致的头晕目眩、视力减退、腰膝酸软、遗精不育、消渴、阴虚咳嗽等症。

【用法用量】 水煎服，每次5～15克。

 单方验方

头目眩晕： 枸杞子30个，甘菊花12朵。沸水冲泡，代茶饮。

贫血： 枸杞子20克，鸡蛋2个。加水煮，蛋熟去壳再煮，饮汤食蛋。

肝肾不足：枸杞子 100 克，龙眼肉 60 克。加白酒 500 克，密封放置 30 日后饮服，每次 10 毫升。

胃炎：枸杞子 500 克，焙干碾粉。每日 2 次，空腹用干粉 20 克饮服。

养生药膳

▶ 枸杞炒肉

原料 枸杞子、春笋各 100 克，猪瘦肉 500 克，熟猪油 60 克，盐、白糖、味精、料酒、香油、酱油各适量。

做法 将猪瘦肉洗净，去筋膜，切成丝；春笋洗净，切成细丝；枸杞子洗净待用。将砂锅加熟猪油烧热，同时下肉丝、笋丝炒散，烹入料酒，加白糖、酱油、盐、味精搅匀，投入枸杞子翻炒几下，淋入香油，炒熟即成。

功效 补血养肝。

▶ 枸杞黄精膏

原料 枸杞子、黄精各等份，蜂蜜适量。

做法 锅中加水，将枸杞子和黄精以小火多次煎熬，去渣浓缩后，加蜂蜜适量混匀，煎沸，待冷备用。每次 1~2 匙，沸水冲服。

功效 补肝肾，益精血。

▶ 枸杞蒸羊肉

原料 枸杞子 25 克，羊肉 500 克，料酒、白糖、酱油、葱各 10 克，盐、五香粉、姜各 5 克，味精 3 克，香菜 30 克。

做法 ❶ 将枸杞子洗净，去果柄、黑子和杂质；羊肉洗净，去筋膜，切 3 厘米长的薄片；香菜洗净，切 3 厘米长的段；姜切片；葱切段。

❷ 将羊肉片放入碗内，加入盐、味精、料酒、酱油、白糖、五香粉、姜、葱，抓匀，腌渍 1 小时。

❸ 将羊肉片捞起，放入蒸碗内，加入枸杞子。置大火大气蒸笼内，蒸 45 分钟，停火；取出蒸碗，撒上香菜即成。

功效 滋肾，润肺，补肝。

天冬

——滋阴润肺，滋肾养阴

【性味归经】性寒，味甘、苦。归肺、肾经。

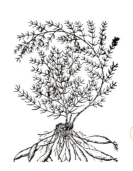

> 天冬清金降火，益水之上源，故能下通肾气，入滋补方，合群药用之有效。
> ——《本草纲目》

【药材概述】 天冬，又名天门冬、大当门根。为百合科植物天门冬的块根。产于我国中部、西北、长江流域及南方各地。

【功效主治】 润肺止咳，滋肾养阴。适用于肺热燥咳、劳嗽咯血、热病伤阴之口干舌燥、阴虚消渴、肠燥便秘等症。

【用法用量】 水煎服，每次 6～12 克。

单方验方

肺痿咳嗽： 天冬捣汁 2000 毫升，黄酒 2000 毫升，饴糖 200 毫升，紫菀 80 克，浓煎成丸，如杏仁大。每次服 1 丸，每日 3 次。

血虚肺燥之皮肤燥裂： 天冬去皮、心，洗净，捣细绞汁，过滤，用砂锅慢火熬成膏。每次 20 毫升，空腹温黄酒冲服，每日 1 次。

肺痨风热： 天冬（去皮、心）煮食，或晒干碾末，炼蜜为丸服下。

痈疽： 天冬 90～150 克，洗净，捣细，以黄酒滤取汁，1 次服下。

扁平疣： 将扁平疣表面消毒后刺破，将新鲜天冬断面置于扁平疣刺破处，来回摩擦。每日 2 次，隔 3～5 日再进行 1 次。

养生药膳

▶ 天冬银耳拌冬瓜

原料 天冬 50 克，银耳 100 克，冬瓜 400 克，胡萝卜 200 克，淀粉、盐、糖、高汤、姜汁、味精各适量。

做法 将天冬煎2遍,过滤,取滤液;用滤液泡发银耳,并将银耳撕成小朵。冬瓜去皮、瓤,切条,用高汤煮烂,捞出,与银耳放一起,加盐、糖、味精、高汤煮15分钟,加淀粉勾芡装盘。胡萝卜加盐、糖、姜汁、味精煮一下,压烂,制成蟹黄汁,淋在冬瓜、银耳上即可。

功效 防老抗衰。

▶天冬粥

原料 天冬15克,粳米60克,冰糖适量。

做法 煎天冬取浓汁,入粳米煮粥,沸后入冰糖即成。

功效 滋阴润肺,生津止咳。

▶天冬鲫鱼汤

原料 天冬40克,人参10克,熟地15克,鲫鱼1条,盐、食用油各适量。

做法 鲫鱼洗净剖好,放食用油锅煎至皮色微黄。与药材同入砂锅内,大火煲。沸后10分钟再改小火煲2小时,加盐调味即可。

功效 养阴润燥,延寿防老。

女贞子

——滋阴补肾,养肝明目

【性味归经】性凉,味甘,微苦。归肝、肾经。

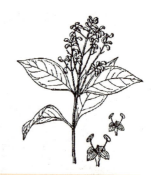

> 强阴,健腰膝,明目。
> ——《本草纲目》

【药材概述】女贞子,又名冬青子、女贞实、白蜡树子。为木犀科植物女贞的干燥成熟果实。

【功效主治】祛风,明目,消肿,止痛,收敛,解毒。适用于肝肾阴虚之头晕目眩、腰膝酸软、须发早白、阴虚发热,肝肾虚亏之视力减退、目暗不明等症。

【用法用量】水煎服，每次 10～15 克。

单方验方

脱发： 女贞子 15 克，熟地 30 克，制首乌 20 克。水煎服。

白发，斑秃，全秃： 女贞子 500 克，巨胜子 250 克。熬膏。每次服 20 毫升，温水送下，每日 2～3 次。

咳嗽： 沙参 9 克，玉竹 6 克，生甘草 3 克，麦冬 9 克，冬桑叶、生扁豆、花粉各 4.5 克。水 5 杯煮至 2 杯，每日 2 次。对于长期咳嗽者，加 9 克地骨皮配服，效果更佳。

眼疾： 用女贞叶捣烂，加朴硝调匀贴眼部。

口舌生疮，舌肿胀出： 取女贞叶捣汁，含在嘴里，1 分钟后吐掉。

养生药膳

女贞子瘦肉汤

原料 猪瘦肉 60 克，女贞子 40 克，黑芝麻 30 克。

做法 猪瘦肉洗净，切块；女贞子、黑芝麻洗净。将全部原料放入锅中，加适量清水，大火煮沸，改用小火煲 1 小时，调味即可。单独或佐餐服用。

功效 补肾黑发，益精养颜。

女贞子枣茶

原料 茶叶 60 克，女贞子、干枣各 10 克。

做法 ① 先把上述药材烘干，然后将其粉碎制成颗粒。

② 取适量的颗粒放入杯中，以清水冲泡饮用即成。

功效 此方益寿健体、明目，适宜于眼目昏糊、阴虚便秘等患者食用。

女贞子莲草糕

原料 女贞子 20 克，桑葚、旱莲草各 30 克，面粉 200 克，白糖 300 克，鸡蛋 10 个，酵母、碱水各适量。

做法 将女贞子、桑葚、旱莲草放入锅中加水煎约 20 分钟取汁，面粉、酵母、鸡蛋液、白糖与药汁拌匀揉成面团，待发酵后加入碱水揉好，做成蛋糕，上蒸

上篇 上药养命，中药养性

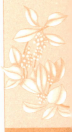

笼蒸约15分钟至熟即可当做点心吃。

功效 滋补肝肾。

▶女贞子枸杞汤

原料 甲鱼1只，枸杞子30克，山药45克，女贞子15克，盐、料酒各适量。

做法 甲鱼宰杀，洗净切块；女贞子用纱布包好；山药切片。以上3味药食材同枸杞子、盐、料酒共入锅中炖烂，拣去药包即可食用。

功效 补肝肾，丰肌。

白 果

【性味归经】性平，味甘、苦、涩。归肺、脾、肾经。

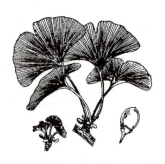

——敛肺定喘，止带缩尿

其气薄味厚，性涩而收，色白属金，故能入肺经，益肺气，定喘嗽，缩小便。生捣能浣油腻，则其去痰浊之功，可类推矣。其花夜开，人不得见，盖阴毒之物，故又能杀虫消毒。
——《本草纲目》

【药材概述】 白果，又名银杏，又名佛指甲。为银杏科落叶大乔木银杏的干燥成熟种子。产于广西、四川、河南等地。

【功效主治】 润肺，定喘，涩精，止带。

【用法用量】 内服，煎汤，3～9克；或外用，取适量捣敷，也可切片擦拭患处。

单方验方

哮喘痰嗽：白果5颗，麻黄7.5克，炙甘草6克。加水1杯半，煎取八分，临睡前服。

赤白带下： 白果、莲肉、糯米各15克，胡椒4.5克。共研为末，以乌骨鸡1只，去肠填药，瓦器煮烂，空腹服下。

遗尿： 白果煨熟后，去皮、心。每岁服1颗，最多不超过20颗。每晚1次，10日为1个疗程。

神经性头痛： 带壳生白果60克，捣裂放入砂锅里，加水500毫升，文火煎至300毫升，取药液于1日内分2次服完。1剂可连煎3次，服3日。

手足皲裂： 将生白果嚼烂，每夜涂搽患处。

养生药膳

▶ 白果粥

原料 大米100克，冬瓜150克，白果（干）20克，姜末3克，盐2克，胡椒粉1克，高汤适量。

做法 ❶ 将大米煮成稀粥；白果洗净，浸泡回软，焯水烫透，捞出沥干水分；冬瓜去皮切厚片备用。
❷ 锅中加入高汤、姜末，开火煮沸再下入稀粥、白果及盐、胡椒粉，用旺火烧开，下入冬瓜片搅匀，煮熟即可。

功效 解暑利尿，镇咳解毒。

▶ 白果枸杞粥

原料 猪瘦肉150克，白果30克，枸杞子20克，大葱、盐、黄酒、味精、香油各适量。

做法 ❶ 猪肉洗净，切方丁；白果炒熟后，去壳、去内衣，放水中浸软；大葱切丝，枸杞子洗净。
❷ 将猪肉丁、白果、枸杞子、大葱丝、盐、黄酒以及适量清汤放入砂锅内，加盖，用大火烧沸，改小火炖煮1小时，至猪肉、白果熟烂，加入味精，淋入香油即可。

功效 滋补脾肾，固精壮阳，益气养精。

▶ 白果栗子羹

原料 栗子（熟）100克，白果（干）20克，白砂糖30克。

做法 白果去除壳。熟栗子、白果加入适量的水与白砂糖同煮成羹。适量食用。

功效 补脾健胃，收敛除湿。

上药养命，中药养性

黄 精

——补脾润肺，养阴生津

【性味归经】性平，味甘。归肺、脾、肾经。

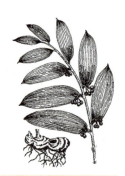

> 黄精受戊己之淳气，故为补黄宫之胜品。——《本草纲目》

【药材概述】 黄精，又名黄姜、老虎姜、鸡头参、节节高。为百合科植物黄精、多花黄精的干燥根茎。产于全国各地。

【功效主治】 滋肾润肺，补脾益气。适用于肺虚燥咳、劳嗽久咳，肾虚精亏之腰酸、头晕、乏力，气虚倦怠乏力，阴虚之口干便燥，气阴两虚之消渴等症。

【用法用量】 水煎服，每次10～30克。

单方验方

慢性肝炎： 丹参30克，黄精、糯稻根须各25克。水煎服。

贫血： 黄精、党参各30克，炙甘草10克。水煎炖服，每日1剂。

肺结核： 黄精、夏枯草各15克，北沙参、百合各9克，百部12克。水煎服。

肺燥咳嗽： 黄精15克，北沙参12克，杏仁、桑叶、麦冬各9克，生甘草6克。水煎服。

消渴： 黄精、山药、天花粉、生地黄各15克。水煎服。

足癣、体癣： 黄精30克，丁香、百部各10克。煎水外洗。

养生药膳

▶ 黄精党参猪肘汤

原料 黄精9克，党参6克，大枣10克，猪肘肉750克，姜15克，棒子骨汤2500毫升，盐、味精、鸡精各适量。

做法 ❶ 将猪肘肉除净毛，刮洗干净；

黄精切成薄片，先用温水浸泡4小时；党参切成4厘米长的节；大枣洗净；姜洗净，拍破。

② 将以上药材和食材同放高压锅内，加入棒子骨汤，置大火上烧沸，30分钟后停火，晾凉，倒入煲内，加入调料，然后置大火上烧沸即可上桌。

功效 补脾润肺。

▶ 蜜黄精

原料 黄精200克，蜂蜜50毫升。

做法 黄精洗净，放入炒锅，加适量水泡发，用小火煨煮至熟烂，待水熬干时加入蜂蜜，炒匀煮沸，晾凉后装瓶备用。

功效 补益精气，强健筋骨。

▶ 黄精炖猪肉

原料 黄精30克，猪瘦肉500克，盐、料酒、葱、姜、胡椒粉各适量。

做法 把猪瘦肉洗净，放入沸水锅中氽去血水，捞出切成块；把黄精洗净切成片；葱、姜拍破。把猪肉块、黄精片、葱、姜、料酒一同放入锅中，加入适量清水用大火烧沸，改小火炖至肉熟烂，加入盐、胡椒粉，搅匀即可。

功效 强身健体。

第二节 阳虚体质，补阳固精

覆盆子

——补阴壮阳，益肾固精

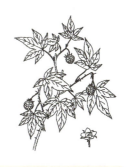

【性味归经】性温，味甘、酸。归肾、肝经。

气味甘，性平，无毒，有益肾固精、缩尿壮阳作用。——《本草纲目》

[药材概述] 覆盆子，又名覆盆、小托盘。为蔷薇科植物华东覆盆子未充分成熟果实。主产于浙江、福建、湖北、贵州等地。

[功效主治] 益肾，固精，缩尿。适用于肾虚不固之遗精、遗尿尿频、肾虚阳痿、肝肾不足所致目暗不明等症。

[用法用量] 水煎服，每次 0.75～1 克；浸酒、熬膏或入丸、散。

单方验方

心悸：覆盆子 20 个，小米适量，蜂蜜 1 勺。同煮粥，粥熟后将蜂蜜调入粥内食用。

阳痿：覆盆子适量，水煎服。

小儿遗尿：覆盆子、金樱子、菟丝子、五味子、仙茅、桑螵蛸、芡实各 15 克，补骨脂、杜仲、肉桂各 9 克。诸药加清水 1000 毫升，煎沸 5～10 分钟，将药液倒入盆内，待温泡脚 20 分钟。每日 1 次。

精液异常：熟地、山药各 30 克，覆盆子、枸杞子、菟丝子各 15 克，枣皮 10 克，泽泻 12 克。将上述各味药材同水煮服用。每日 2 次，早、晚分服。

养生药膳

▶ 覆盆子猪肚汤

原料 覆盆子 12 克，白果 8 颗，猪小肚 1 个，姜 3 片，盐、香油各适量。

做法 覆盆子洗净；白果炒熟、去壳；猪肚处理干净，用盐涂擦，清水冲净，切小块状。将覆盆子、白果、猪肚块与姜一起放进瓦煲，加入清水 2500 毫升，大火煲沸，改小火煲约 2 个半小时，加入适量盐调味，淋入香油即可。

功效 补肝肾，缩小便。

▶ 覆盆子女贞酒

原料 女贞子、覆盆子、桑葚、枸杞子、西洋参、冰糖各 150 克。

做法 将上药加米酒 3 瓶，入广口瓶密封浸泡 3 周，过滤出来装瓶冷藏备用。每晚饮 20～30 毫升。

功效 可用来治疗性冷淡与阴道干涩。

▶覆盆子炖仔鸡

原料 熟地、枸杞子、菟丝子、山药各20克，覆盆子、山茱萸、泽泻各15克，仔公鸡1只（750克），姜、葱、料酒、盐、味精、胡椒粉、上汤各适量。

做法 ❶ 将前7味药材浸泡后，洗净，装入纱布袋内，扎紧袋口；鸡宰杀后，去毛、内脏及爪；姜拍松，葱切段。

❷ 将药包、鸡、姜、葱、料酒、上汤同放炖锅内，置大火上烧沸，再用小火炖45分钟，加入盐、味精、胡椒粉即成。

功效 补肾，生精。

肉苁蓉

—— 养肾补阳，益精润肠

【性味归经】性温，味甘、咸。归肾、大肠经。

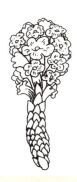

此物补而不峻，故有从容字号。 ——《本草纲目》

【药材概述】 肉苁蓉，又名甜苁蓉、咸苁蓉、甜大芸、盐大芸、苁蓉、淡大芸。为列当科植物肉苁蓉的干燥带鳞片的肉质茎，常生于荒漠沙丘上，多于春季刚出土时采挖。产于内蒙古、华北、西北等地。

【功效主治】 补肾阳，益精血，润肠通便。适用于肾虚、精血不足之阳痿、不孕、腰膝酸软、筋骨无力，阴虚津枯之肠燥便秘等症。

【用法用量】 水煎服，每次10~15克；或入丸、散。

单方验方

便秘： 肉苁蓉、何首乌各10克。水煎服。

遗精： 肉苁蓉、桑螵蛸、芡实各15克，莲米18克，黑芝麻30克。上述药食材料一起碾为末，炼蜜为丸。早、晚服，每次9克，开水送下。

前列腺增生症： 肉苁蓉20克，牛膝、黄芪、通草各10克。将上述药材水煎2次，合并药液，分早、中、晚服用。

颈椎病： 威灵仙、肉苁蓉、熟地、青风藤、丹参各15克。水煎服，每日1剂，水煎2次，合并药液，每日分2次服用。

养生药膳

▶ 肉苁蓉焖羊肉

原料 肉苁蓉30克，羊肉250克，葱、姜、食用油各适量。

做法 肉苁蓉加水煎煮，煮烂后去渣留汁。羊肉切片入食用油锅炒熟，加入肉苁蓉汁稍焖片刻，再加适量葱、姜即成。温热服食。

功效 温肾助阳。

▶ 肉苁蓉煲石斑鱼

原料 肉苁蓉10克，石斑鱼200克，蛤蜊肉30克，豆腐50克，粉丝20克，小白菜150克，料酒、姜、葱、盐、食用油、高汤、味精各适量。

做法 ❶ 石斑鱼剖洗干净，切薄片；蛤蜊肉洗净，切薄片；小白菜洗净，切丝；豆腐切成块，粉丝洗净，姜切片，大葱切段。
❷ 炒锅大火烧热，放食用油，下葱、姜爆香，放入高汤、石斑鱼、蛤蜊肉、肉苁蓉、豆腐、粉丝、料酒，大火烧沸，小火煲25分钟，加入盐、味精、小白菜丝即成。

功效 补肾益精，润肠通便。

▶ 肉苁蓉炖狗肉

原料 肉苁蓉片20克，狗肉200克。

做法 将狗肉洗净切为小块，放入砂锅内，加入肉苁蓉和水适量，炖煮1~2小时，食肉喝汤。

功效 补肾助阳。适用于中老年人久病体质虚弱。

杜 仲

——补肾健骨，填精开窍

[性味归经] 性温，味甘、微辛。归肝、肾经。

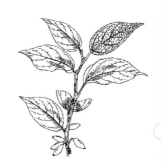

> 杜仲色紫而润，味甘微辛，其气温平，甘温能补，微辛能润。
> ——《本草纲目》

【药材概述】 杜仲，又名木绵、丝连皮、丝绵皮。为杜仲科植物杜仲的树皮。产于四川、云南、贵州、湖北等地。

【功效主治】 补肝肾，强筋骨，安胎。主治肝肾不足引起的腰膝酸软、阳痿、尿频等症。对胎动不安、习惯性堕胎亦有很好的功效。

【用法用量】 水煎服，每次6～15克；炒用疗效尤甚。

单方验方

坐骨神经痛：杜仲30克，猪腰子（猪肾）1对。加水煎沸后再煮半小时，去杜仲，吃猪腰并喝汤。每日1剂，一般连用7～10剂。

牛皮癣：杜仲、百部各100克，樟脑粉10克。用60度以上的白酒400毫升密封浸泡7日，每日摇动1～2次。早、晚清水洗患处后涂搽。

肾虚腰痛：杜仲15克，核桃仁、补骨脂各12克。水煎服。

小儿麻痹后遗症：杜仲45克，猪爪1只，小火熬。每日服2次。

产后诸疾及胎体不安：杜仲去皮，置瓦上用火焙干，捣为末，煮枣肉调末为丸，如弹子大。每次服1丸，每日服2次，糯米汤送下。

养生药膳

▶ 羊肾杜仲汤

原料 羊肾1对，黑豆50克，杜仲15克，姜、菖蒲各10克。

做法 剖开洗净的羊肾，用沸水浸泡

3 分钟；黑豆、杜仲、菖蒲、姜共煮 30 分钟，然后加入羊肾，小火炖熟即可。

功效 补肾，填精，开窍。

▶ 杜仲陈皮煨鸭肉

原料 鸭肉 500 克，杜仲 12 克，核桃仁 100 克，陈皮 15 克，姜 50 克，葱、黄酒、盐各适量。

做法 ❶ 将杜仲洗净，用温水浸泡发胀，水煎药汁；鸭肉用木棒捶打，用清水反复冲洗 2～3 次；姜、葱洗净。

❷ 锅内放入清水和鸭肉，以大火煮鸭肉，并撇去浮沫。

❸ 加入杜仲药汁、姜、葱、陈皮、黄酒烧煮 30 分钟，改用中小火，再加入核桃仁，煨至熟烂时，加盐即成。

功效 温肾壮阳。

▶ 杜仲桂皮狗肉汤

原料 杜仲 12 克，桂皮 9 克，狗肉 200 克，盐适量。

做法 将狗肉洗净切块，与桂皮、杜仲共放入砂锅内，加水适量，大火煮沸后改小火慢炖至狗肉烂熟，去药渣加盐调味。

功效 补养肝肾，坚筋强骨。

海 马

——温中补阳，补肾益精

[性味归经] 性温，味甘、咸。归肝、肾经。

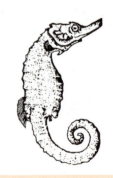

> 海马雌雄成对，其性温暖，有交感之义，故难产及之，如蛤蚧、郎君子之功也。
> ——《本草纲目》

药材概述 海马，又名水马，马头鱼。为海龙科动物线纹海马、刺海马、大海马、三斑海马的干燥体。产于我国南方各地。

功效主治 补肾壮阳，调气活血。主治阳痿、遗尿、虚喘、难产、癥积、疔疮肿毒等症。

【用法用量】 水煎服，每次 3~10 克。

单方验方

肾虚阳痿： 海马碾细末，每次 1~2 克，黄酒送服，每日 2~3 次。

肾虚白带多： 海马 1 对，杜仲 15 克，黄芪、土茯苓各 30 克，核桃仁 12 克，白果、白芷各 10 克。水煎 2 次，分 2 次服，每日 1~2 剂。

乳腺癌： 海马 1 只，蜈蚣 6 只，穿山甲 5 克。将上述药材焙干碾末，每次 1 克，米酒冲服，每日 2 次。

原发性血小板减少： 人参、皂矾各 120 克，海马 30 克，油桂、核桃仁、大枣各 60 克，七寸蛇 1 条。人参、海马烤干，将所有药材碾成粉；大枣去核蒸熟，碾成糊状；将药粉和在糊中，制成丸，每丸约 3~5 克。每日 3 次，每次 1 丸，饭后温水送服。

养生药膳

▶ 海马炖仔鸡

原料 海马 10 克，虾米 15 克，仔公鸡 1 只，葱白段、姜片、盐各适量。

做法 ❶ 将仔公鸡洗净，放入沸水锅内稍烫片刻，取出剁成长方形小块，分成 6 份放入碗内。
❷ 再将海马、虾米用水洗净，浸泡 10 分钟，分放在鸡肉上，加葱白段、姜片，加水适量，入笼蒸熟烂，加盐调味即可。

功效 补肾助阳。主治阳痿、早泄、失眠、营养不良、闭经等症。

▶ 海马瘦肉汤

原料 核桃仁 45 克，海马 20 克，猪瘦肉 400 克，大枣 4 枚，姜 3 片，盐、香油各适量。

做法 核桃去壳、衣；大枣去核，均洗净，稍浸泡；海马洗净，温水稍浸泡；猪瘦肉洗净，切片。然后将所有药食材一起与姜放进瓦煲内，加入清水约 10 碗，大火煲沸后，改小火煲约 2 个小时，调入适量的盐和香油便可。

功效 补肾壮阳，调理气血。

▶ 肉苁蓉核桃煲海马

原料 肉苁蓉25克（中药店有售），核桃80克，红枣4枚，海马6条，猪瘦肉200克，生姜3片。

做法 红枣去核；海马温水浸泡半小时，再以酒洗；猪瘦肉洗净，切块。一起下瓦煲，加水2500毫升（约10碗量），武火滚沸后改文火煲2小时，试味后方下盐。为3～4人用。

功效 此汤甘咸清润，有养阴、滋肾、固元益气之功。

牛 膝

——壮骨益智，补虚强筋

[性味归经] 性微凉，味甘、苦。归肾、肝、肠经。

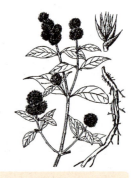

> 活血化瘀，宽筋，理跌打损伤。
> ——《本草纲目》

药材概述 牛膝，又名土牛膝、红牛膝、白牛膝、牛踝膝、山苋菜、对节草、百倍、脚斯蹬、铁牛膝、杜牛膝、怀牛膝。为苋科植物牛膝的根。产于我国各地。

功效主治 活血通络，补肝肾，强筋骨，引血下行，利尿通淋。生食可治淋痛、经闭、难产、胞衣不下、产后瘀血腹痛、痈肿及跌打损伤；熟食则可治腰膝骨痛、四肢拘挛。临床多用于怀孕早期人工流产及退化性关节炎等症。

用法用量 每次6～15克，切片生用或酒炙用。

🍃 单方验方

牙齿疼痛： 牛膝碾末含漱，也可将牛膝烧灰敷于患处。

偏正头风： 牛膝9克，白芷6克。同碾为末，取黄牛脑1个，和药在牛脑内，加黄酒炖熟。趁热和酒食之，以微醉为度。

脱发：牛膝 60 克，木瓜 20 克，木香、巴戟天、小茴香（炒）各 30 克，肉桂 15 克。上述药材（除木瓜）同碾为末，与木瓜共捣，制丸如梧桐子般大。每次 20 丸，饭前空腹温酒吞服，每日 3 次。

手术后肠粘连：牛膝、木瓜各 50 克。2 药浸泡于 500 毫升白酒中，7 日后饮用。每次量根据个人酒量而定，以能耐受为度。上述药量可连续浸泡 3 次，用药 1~6 个月。

小儿幽门痉挛呕吐：牛膝、赭石各 10 克。2 药碾成极细末，等分成 24 包。每次 1 包，每日 2~3 次，口服。一般情况下，呕吐停止 2~3 日即可停服。

养生药膳

▶ 牛膝糙米粥

原料 牛膝茎 20 克，糙米 100 克。

做法 将牛膝加水 200 毫升，煎至 100 毫升，去渣留汁。再将糙米 100 克倒入，然后加水约 500 毫升，煮成稀粥即可。

功效 散瘀血，消痈痛。

▶ 牛膝猪蹄汤

原料 猪蹄 1 只，牛膝、当归、黄芪各 6 克，杜仲 9 克，竹笋 60 克，香菇 3 个，香油、盐、大葱、姜、大蒜各适量。

做法 将猪蹄用热水洗净，再用适量清水，放入捣碎的姜、大葱和大蒜，以小火炖煮。药材放在一起，用 2 碗水煎至 1 碗。香菇用水浸软去蒂，与药汁一起加入炖猪蹄的锅内，约煮至 4 碗水，加盐、香油调味即可。

功效 活血化瘀，填肾精，健腰脚。

▶ 牛膝炒蚕蛹

原料 牛膝 20 克，蚕蛹 300 克，料酒、葱各 10 克，姜 5 克，盐 3 克，鸡精 2 克，食用油 35 克。

做法 ❶ 将牛膝洗净，润透，切 3 厘米长的段；蚕蛹洗净，去杂质；姜切片，葱切段。

❷ 将炒锅置大火上，加入食用油，烧至六成热时，下入姜、葱爆香，再下入蚕蛹、牛膝、料酒，炒熟，加入盐、鸡精即成。

功效 补肝肾，补虚劳，降血压。

益智仁

——暖肾固精,温脾止泻

【性味归经】性温,味辛。归肾、脾经。

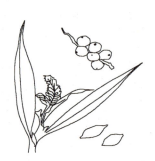

> 故古代进食药中,多用益智,土中益火也。 ——《本草纲目》

【药材概述】 益智仁,又名益智子、益智。为姜科植物益智的成熟果实。主产于海南、广东、广西等地。

【功效主治】 温脾,暖肾,固气,涩精。适用于肾气虚寒之遗精滑精、遗尿、夜尿频多、脾寒泄泻、腹中冷痛、口多涎唾等症。

【用法用量】 每次3~9克,水煎服。

单方验方

肾虚遗尿、尿频: 益智仁、乌药各等量。一起碾为细末,黄酒煎药末为糊,制丸如梧桐子大。每次服9克,用淡盐汤或米汤送下,每日3次。或用盐炒益智仁、盐炒补骨脂各60克,一起碾为细末,分作6包,每天早晨以米汤泡服1包,6日为1个疗程。

尿床: 鲜猪脬1具,益智仁9克。将猪脬切口,翻洗干净后,放入药材,加水,以大火烧沸后用小火炖至熟烂。去药渣,加盐适量,饮汤食猪脬。每天1剂,连服3天。

习惯性流产: 益智仁9克,升麻、白术、艾叶各10克。水煎服,每日1剂。

养生药膳

▶ 益智仁糯米粥

原料 益智仁5克,糯米50克,盐适量。

做法
① 将益智仁碾末;糯米淘洗干净。
② 锅内放适量水。加入糯米煮

粥，调入益智仁末，加适量盐调味，稍煮片刻，待粥稠停火即可。

功效 补肾助阳，固精缩尿。

▶ 益智仁玄参汤

原料 玄参15克，益智仁12克。

做法 ① 玄参碾末。

② 锅内放适量水，加玄参末、益智仁一起水煎服用。

功效 本品具有滋阴润燥、补肾助阳等功效，适宜咽喉干燥、心中烦热、大便干燥、头晕、腰痛等症患者食用。

▶ 益智仁山药汤

原料 山药、益智仁（盐炒）、乌药各60克，猪尿脬1具。

做法 前3味共为细末，用纱布包好，与猪尿脬同炖至熟。每日2次，吃肉饮汤。

功效 温肾涩尿。

蛤蚧

——补肺益肾，降气平喘

【性味归经】性平，味甘。归肺、肾经。

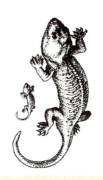

> 补肺气，益精血，定喘止嗽，疗肺痈消渴，助阳道。——《本草纲目》

【药材概述】 蛤蚧，又名仙蟾、蛤蚧尾。为壁虎科动物蛤蚧除去内脏的干燥体。

【功效主治】 补肺益肾，定喘止嗽。适用于治疗肺虚咳嗽、肾虚喘促、阳痿等症。

【用法用量】 每次6~9克，水煎服。

🌿 单方验方

久咳肺痨： 蛤蚧（焙干）10克，党参、麦冬、百合、山药各30克。上述药材碾为末，炼蜜为丸，每次服3克，温开水送服，每日2次。

肺虚咳喘：蛤蚧1对（连尾），涂蜂蜜、黄酒，烤脆，加等量人参一起碾为末，炼蜜为丸，每次服3克，1日2次。

阳痿：蛤蚧1对，鹿鞭1个，黄酒浸泡2个月后服用。每次服10克，每天1次。

小便频数：蛤蚧1对，人参、肉苁蓉各30克，鹿茸6克，桑螵蛸、龟板各20克，白酒1000毫升。上述药材放入白酒中浸泡30日后服，每次30毫升，每日2次。

小儿疳积：鲜蛤蚧1只，猪瘦肉30克（剁碎），加香油、盐，蒸熟服用。

养生药膳

▶人参蛤蚧饼

原料 人参25克，蜜蜡100克，蛤蚧1对，糯米、黄酒、蜂蜜各适量。

做法 将蛤蚧用黄酒和蜂蜜涂炙熟，低温烘干，冷后与人参共碾细末；将蜜蜡熔化，用纱布滤去杂质，和药粉做成25个药饼。每次服药时用糯米粥1碗，药饼1个，嚼细服下，早、晚各服1次。

功效 补肺气，益脾肾。

▶回春蛤蚧酒

原料 蛤蚧、人参各15克，淫羊藿、枸杞子各30克，益智仁20克，优质白酒1500毫升。

做法 上药及白酒置于瓶中，加盖密封，60日后服用。

功效 助肾阳，益精血。

▶蛤蚧瘦肉汤

原料 人参10克，蛤蚧1对，猪瘦肉100克，大枣5枚，姜3片。

做法 猪瘦肉洗净、切块；人参、蛤蚧、大枣、姜分别洗净。将以上药食材一同放入炖盅内，加适量水，加盅盖，置锅内用小火隔开水炖2~3小时，调味食用。

功效 温脾补肾。

第三节　气虚体质，益气补元

人　参

——补中益气，温肾安神

【性味归经】性微温，味甘、微苦。归脾、肾、肺经。

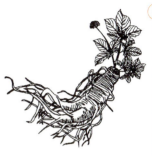

治男妇一切虚证，发热自汗，眩晕头痛，反胃吐食，疟，滑泻久痢，小便频数淋沥，劳倦内伤，中风中暑，痿痹，吐血、嗽血、下血，血淋、血崩，胎前、产后诸病。
——《本草纲目》

【药材概述】人参，又名野山参、移山参、生晒参、皮尾参、糖参、红参、石柱参、吉林参、别直参、高丽参等。产于我国东北三省及朝鲜、日本等地。

【功效主治】大补元气，固脱生津，健脾养肺，宁心安神。主要用于气虚、气津两伤、消渴、失眠、健忘等症。对血虚、阳痿也有辅助治疗作用。

【用法用量】水煎服，每次1.5~9克，用小火煎。单服或冲服，亦可熬膏，或入丸、散。

单方验方

脾胃气虚、不思饮食：人参、茯苓各5克，白术10克，炙甘草2.5克，姜3片，大枣1枚。上述药材加水2杯，煎取1杯，饭前温服。

心力衰竭、心源性休克：人参15克，制附子12克。上药用水煎服。

心腹不适：人参、白术、干姜、甘草各15克。上述药材加水800毫升，煎取300毫升。每次100毫升，日服3次。

终日昏闷：人参30克。加水1000毫升，煎至700毫升，去除参渣，待温凉后分多次服用。参渣可再次煎服。

神经衰弱：人参50克（切碎），60度白酒500毫升。人参入白酒中密封浸15日以上，每日振摇1次。随饮随添加白酒适量，每日晚餐饮用10～30毫升。

养生药膳

▶ 参芪羊肉粥

原料 羊肉（瘦）、粳米各100克，黄芪、人参各10克，茯苓12克，大枣（干）15克，盐、胡椒粉各1克。

做法 将黄芪、人参、茯苓煎汤去渣；羊肉（瘦）切碎。在上述药汤中放入切碎的羊肉，再加入粳米、大枣煮粥，最后加入盐、胡椒粉调味即成。

功效 温肾散寒，补气壮阳。

▶ 核桃人参汤

原料 核桃仁25克，人参6克，姜3片，冰糖适量。

做法 将核桃仁、人参、姜同入砂锅中，加水适量，煎汁1碗。去姜，加入冰糖稍炖即成。

功效 补气，温肾，安神。

▶ 清蒸人参火腿鸡

原料 人参、水发香菇各15克，母鸡1只，火腿、水发玉兰片各10克，盐、料酒、味精、葱、姜、鸡汤各适量。

做法 ❶ 母鸡宰杀后除去毛和内脏，放入沸水锅里烫一下，用凉水洗净；将火腿、玉兰片、香菇、葱、姜均切成片。

❷ 人参用温水润透，上笼蒸30分钟，取出。

❸ 母鸡放在盆内，加人参、火腿、玉兰片、香菇及盐、料酒等调味料，添入鸡汤（淹没过鸡），上笼在大火上蒸至烂熟。

❹ 将蒸好的鸡放在大碗内，将人参（切碎）、火腿、玉兰片、香菇摆在鸡肉上（除去葱、姜不用），将蒸鸡的汤倒在锅里，置

大火烧沸，撇去浮沫，调入味精、葱、姜，浇在鸡肉上即成。

功效 大补元气，固脱生津，安神。

山 药

——补脾益胃，生津益肺

【性味归经】性平，味甘。归肺、肾、脾经。

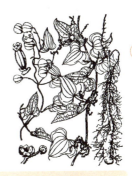

> 山药益肾气，健脾胃，止泻痢，化痰涎，润皮毛。——《本草纲目》

【药材概述】 山药，又名淮山药、淮山、白山药、野山药。为薯蓣科植物薯蓣的干燥根茎。产于全国各地。

【功效主治】 补脾养胃，生津益肺，补肾涩精。适用于脾虚有湿之体倦乏力、食少便溏、暑湿吐泻、饮酒中毒、食物中毒等症。

【用法用量】 内服：水煎汤，每次15～30克，大剂量可用至250克；也可以入丸、散服用。外用：捣敷。

单方验方

痰气喘急： 山药捣烂半碗，入甘蔗汁半碗，和匀，顿热饮之。

冻疮： 山药适量，于新瓦上碾磨为泥，涂疮口上。

腹泻： 山药20克，莲子、芡实、薏苡仁各10克，粳米100克。将所有药食材洗净，加水适量，煮成粥食用。

慢性前列腺炎： 鲜山药50克，生地20克，南瓜子10克，金樱子5克，粳米100克。山药洗净去皮切为小块，南瓜子去皮捣碎，将所有药食材一起放入锅中，加水同煮成粥食用。

养生药膳

▶ 山药龙眼米粥

原料 粳米 50 克，山药 100 克，龙眼肉、荔枝各 10 克，五味子 5 克，白糖 20 克。

做法
❶ 粳米淘洗干净，浸泡好备用；山药刮洗干净，切成小薄片；龙眼肉、荔枝肉、五味子均洗净备用。

❷ 锅中加入约 1000 毫升冷水，将粳米、山药片、龙眼肉、荔枝肉、五味子一起放入，用小火煎煮。

❸ 待米烂粥稠时，用白糖调好味，稍焖片刻即可食之。

功效 补气养血，益智，健脾，开胃。

▶ 山药蒸排骨

原料 山药 20 克，排骨 500 克，酱油、料酒、葱各 15 克，盐、姜各 5 克，味精 3 克，白糖 10 克。

做法
❶ 将山药放入温水中浸泡 1 夜，捞起，切成 3 厘米长、2 厘米宽的薄片；姜切片，葱切段。

❷ 排骨洗干净，剁成 3 厘米长的段，放入盆内，加入姜、葱、料酒、盐、味精、白糖、酱油，抓匀，腌渍 1 小时。

❸ 将山药放在蒸碗底部，然后将排骨放入碗中，除去葱、姜不用。

❹ 将蒸笼用大火烧上大气，将蒸碗放入笼中，盖上锅盖，蒸 50 分钟，停火；用盘子扣住蒸碗，翻转过来即成。

功效 健脾补肺，固肾益精。

▶ 山药羊肉汤

原料 山药块 150 克，羊肉 1 斤，核桃仁 5 粒，姜（拍碎）10 克，米酒 50 毫升，葱段 5 克，盐、胡椒粉各适量。

做法 羊肉切块，放入沸水中氽一下。锅中加水六成满，加入氽好的羊肉，再加入核桃仁、米酒、葱、姜，以小火炖 30 分钟；放入山药块，起锅前加盐、胡椒粉调味。

功效 益气补血。

黄 芪

——益气固表，敛疮生肌

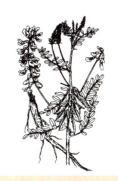

【性味归经】性温，味甘。归脾、肺、胃经。

> 耆，长也，黄耆色黄，为补药之长，故名。——《本草纲目》

【药材概述】 黄芪，又名黄耆、绵芪、东北黄芪、北芪、白芪。为豆科植物蒙古黄芪、膜荚黄芪的干燥根。产于全国大部分地区。

【功效主治】 补气升阳，益卫固表，敛疮生肌，利水消肿。适用于脾气虚引起的气短乏力、食欲不振、大便稀溏；还适用于脾肺气虚引起的气短咳嗽、痰多稀白、体虚多汗、表虚自汗等症。

【用法用量】 水煎服，每次 10~15 克，大剂量可用至 30~60 克；也可炖服，每次 15~20 克。

单方验方

胃溃疡： 黄芪 50 克，沸水冲泡 30 分钟当茶饮。每日 1 剂，30 日为 1 个疗程，适用于幽门螺旋杆菌阳性胃溃疡。

慢性萎缩性胃炎： 黄芪 30 克，茯苓、白术、白芍各 10 克，桂枝 5 克，甘草 3 克，大枣 10 枚。煎取药液，分早、中、晚服用。

急性肾小球肾炎： 黄芪 30 克，沸水冲泡代茶饮。每日 1 剂，20 天为 1 个疗程。

慢性结肠炎： 黄芪 30 克，党参、白术各 10 克，木香 5 克，甘草 3 克。水煎，分早、中、晚服用。

慢性肝炎： 黄芪 30 克，茵陈 10 克，柴胡 5 克，大枣 10 枚。水煎服。

老人便秘： 黄芪、陈皮各 16 克，同碾为末，每次服 9 克。另取大麻子 1 合（1 合等于 0.18 斤），捣烂，加水揉出浆汁，煎至半干，调入 1 匙蜂蜜，再煮沸，把黄芪、陈皮末加入调匀，空腹服下。症状严重者再服即愈。

养生药膳

▶ 芪参枣粥

原料 黄芪 15 克，党参 10 克，大枣 30 克，粳米 100 克。

做法 黄芪、党参煎水取汁，将汁液与大枣、粳米一同煮粥食用。

功效 用于脾虚气弱、体倦乏力、自汗、饮食减少或易于感冒等。

▶ 芪枣蒸乌鸡

原料 乌鸡 1 只，大枣 7 枚，黄芪、莲子、料酒、葱各 10 克，姜、盐各 5 克，上汤 500 毫升。

做法 ❶ 黄芪润透切片；乌鸡宰杀后去毛、内脏和爪；姜拍松，葱切段；大枣去核，莲子去心。

❷ 把乌鸡放在蒸盆内，身上抹上盐，把莲子、黄芪、大枣、姜、葱放入鸡腹内，在鸡身外面抹上料酒，加入上汤 500 毫升。

❸ 把乌鸡上蒸笼用大火蒸 1 小时即成。

功效 升提中气，生津止渴。

▶ 黄芪炖鲤鱼

原料 黄芪 30 克，鲤鱼 500 克。

做法 鲤鱼洗净，与黄芪同置砂锅内，加清水共炖煮，调味，鱼熟后即可食用。

功效 补益脾胃。

灵 芝

——补肝益气，安神平喘

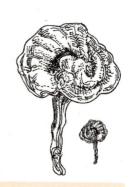

【性味归经】性平，味甘。归心、脾、肺经。

> 久食益色，至老不改，令人不饥，大小便少。 ——《本草纲目》

[药材概述] 灵芝，又名赤芝、紫芝、菌灵芝、本灵芝、石灵芝、灵芝草。为多孔菌科真菌紫芝或赤芝的子实体。产于浙江、江西、湖南、广西、

福建、广东等地。

【功效主治】补肝气，益心气，养肺气，固肾气，益精气。适用于心神不安、失眠多梦、气血不足、脾胃虚弱、咳嗽、哮喘等症。

【用法用量】水煎服，每次3～15克；或碾末冲服，每次1.5～3克。

单方验方

头发早白：灵芝、黑桑葚（晒干）各500克。碾细为末，炼蜜为丸，如弹子大，每次1丸，用温黄酒吞下，每日2次。

失眠：灵芝30克，白酒500毫升，浸泡密封半月，每日搅动数次。每次服10毫升，每日1～2次。肝功能差者每次服5毫升以下，急性肝炎禁用。

冠心病：灵芝30克，丹参、田七各5克，白酒500毫升。灵芝、丹参、田七洗净，同入坛加白酒，盖上坛盖。每天搅拌1次，浸泡15天即成。每次服适量。

鼻衄：灵芝9克，鸭蛋1个。同煮，喝汤吃蛋及灵芝。

肠风痔瘘：每次取灵芝18～30克，猪瘦肉90克，加盐适量，隔水蒸熟。上午蒸1次，喝汤；下午蒸1次，全吃尽。

养生药膳

▶ 灵芝糯米粥

原料　灵芝、糯米各50克，小麦60克，白糖30克。

做法　将糯米、小麦、灵芝洗净；再将灵芝切成块用纱布包好，一起放入砂锅内，加水400毫升，用小火煮至糯米、小麦熟透，加入白糖即可。每日1次，一般服5～7次有效。

功效　养心，益肾，补虚。

▶ 灵薏羹

原料　灵芝30克，薏苡仁250克。

做法　将灵芝、薏苡仁2味药食材洗净，一起加水煮沸后，再改小火慢熬成羹即可。可经常服食。

功效　扶正抗癌。

▶ 灵芝鹿肉汤

原料　山楂、灵芝各20克，鹿肉250克，料酒、葱各10克，姜5

克、盐、味精、胡椒粉各2克。

做法 ① 将灵芝、山楂洗净，润透，切薄片；鹿肉洗净，切2厘米宽4厘米长的块；姜切片，葱切段。

② 将灵芝、山楂、鹿肉、料酒、姜、葱同放炖锅内，加水1000毫升，置大火上烧沸，再用小火炖煮35分钟，加入盐、味精、胡椒粉，搅匀即成。

功效 补五脏，润肌肤，安心神，降血压。

党参

——补中益气，健脾益肺

【性味归经】性平，味甘。归肺、脾、肾经。

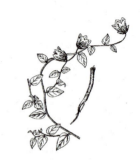

益气补血，生津止渴，和胃健脾，为中药中之大补珍品。
——《本草纲目》

药材概述 党参，又名上党人参、黄参。为桔梗科植物党参、素花党参、川党参的干燥根。产于河南、河北、山西、陕西、青海等地。

功效主治 补中益气，健脾益肺，生津。可治脾胃虚弱、气血两亏、体倦无力、食少、口渴、久泻、脱肛等症。

用法用量 内服：每次6～10克，大剂量可用至30克；水煎，或入丸、散。

单方验方

脾肺气虚：党参500克（切片），沙参250克（切片），龙眼肉120克。水煎浓汁收膏，每次食用1小酒杯，以沸水冲服，也可冲入煎剂里。

低血压：党参、黄精各 30 克，炙甘草 10 克。每日 1 剂，水煎服，每日 2 次。

功能性子宫出血：党参 30 克。水煎服，每日 1 剂，分早、晚各服 1 次，月经期连服 5 日。

肾炎：猪肾 1 个，党参、黄芪、芡实各 20 克。将猪肾剖开去其筋膜，洗净，与其余药材同煮，至猪肾熟。酌情加适量酱油，吃肉饮汤。

月经不调：锦鸡儿根、党参各 15 克。水煎服。

养生药膳

▶ 参枣炖排骨

原料 党参 30 克，大枣 8 枚，排骨 500 克，姜、葱、盐、味精、胡椒粉、料酒各适量。

做法 将党参洗净，切片；大枣洗净，去核；排骨洗净，剁成段。将排骨、党参、大枣、姜、葱、料酒放入锅内，加入清水适量，置大火上烧沸，再用小火炖熟，汤熟时加入盐、味精、胡椒粉即可。

功效 补气活血。

▶ 党参炒鲜贝

原料 党参 20 克，鲜贝、西芹各 100 克，料酒 15 克，姜、盐各 5 克，葱 10 克，味精 3 克，食用油 50 克。

做法 把党参洗净，切 2 厘米长的段；西芹去叶，切 1 厘米长的段；姜切片，葱切花。把炒锅置大火上烧热，加入食用油烧至六成热时，下入姜、葱爆香，随即加入鲜贝、西芹、料酒、党参、盐、味精，炒熟即成。

功效 补气血，降血压。

▶ 党参炖猪心

原料 猪心 1 个，党参 30 克，当归 15 克，盐适量。

做法 将猪心剖开洗净，与党参、当归一起放入炖盅内。加入适量的水，隔水炖熟，加盐调味即成。

功效 益气养血，活血化瘀。

白　术

——补气健脾，燥湿利水

【性味归经】性温，味苦。归脾、胃经。

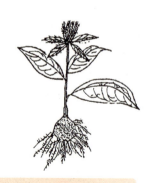

> 白术苦甘气和。
> ——《本草纲目》

【药材概述】 白术，又名于术、冬术、浙术。为菊科植物白术的根状茎。产于浙江、湖北、湖南、江西等地。

【功效主治】 补脾益胃，燥湿和中。适用于脾胃虚弱之食少便溏、倦怠乏力，脾虚水肿，痰饮，表虚自汗，脾虚气弱之胎动不安等症。

【用法用量】 每次3~15克，水煎服。

单方验方

久泻： 白术300克，水煎浓缩成膏，放1夜，倾出上面清水。每次服1~2匙，蜂蜜汤调服。

呕吐酸水： 白术、茯苓、厚朴各2.4克，橘皮、人参各1.8克，荜拨、吴茱萸各1.2克，槟榔仁、大黄各3克。水煎，分2次服。

手术后便秘： 白术60克，生地30克，升麻3克。水煎服。适用于妇科、外科手术后便秘者。

白细胞减少症： 白术30克。水煎服。

养生药膳

▶ 白术猪肚米粥

原料 猪肚300克，粳米、白术各60克，盐3克，葱花10克。

做法 ❶ 将猪肚洗净，然后将白术放入猪肚内。
❷ 将猪肚放入砂锅，加入适量清水，煮至猪肚熟烂，汤浓。
❸ 将粳米淘洗干净后，置于猪肚汤中一并熬煮成粥。

④待粥将熟时加入适量盐、葱花调味即可。

功效 健脾养胃。

▶白术陈皮鲫鱼汤

原料 白术30克，鲫鱼500克，陈皮10克，盐、香油各适量。

做法 ① 将鲫鱼去鳞洗净，切块。白术、陈皮洗净，与鲫鱼一同放入锅内。

② 加适量清水，用大火煮沸后转小火煲2小时，再加盐调味，淋上香油即成。

功效 益气补虚，健脾和胃。

▶白术大枣饼

原料 白术100克，大枣250克，石菖蒲30克，面粉500克。

做法 白术、石菖蒲研为细末，入面粉内和匀。大枣煮熟去皮、核，捣烂如泥，混合于面粉内，加适量水揉成面团，煎成小饼，每个约25克，每次吃2～3个。

功效 补气健脾，燥湿利水。

上篇 上药养命，中药养性

第四节 血虚体质，养血安神

阿 胶

——补血止血，滋阴润燥

【性味归经】性平，味甘。归心、肝、肾经。

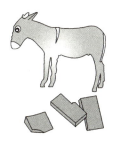

和血滋阴，除风润燥，化痰清肺，利小便，调大肠，圣药也。
——《本草纲目》

【药材概述】阿胶，又名驴皮胶、傅致胶、盆覆胶、阿胶珠。为马科动物驴的皮经漂泡去毛后煎煮、浓缩熬制而成的固体胶块。产于山东、河北、河南、浙江、江苏等地。

【功效主治】补血止血，滋阴润燥。适用于治血虚萎黄、虚性失血、吐血、咯血、便血、崩漏、胎漏下血、阴虚心烦失眠、肺虚有热燥咳、阴血亏虚之痛厥抽搐等症。

【用法用量】烊化兑服，每次3~9克。用开水或黄酒化服，入汤剂应烊化冲服。

单方验方

贫血：阿胶（烊化）、当归各15克，熟地黄25克。水煎，分3次服，隔日1剂。

月经不调：阿胶12克（烊化），当归、白芍、艾叶各6克。水煎，分3次服，每日1剂。

血虚萎黄：阿胶500克，冰糖1000克，黄酒适量。阿胶加黄酒适量烊化，加冰糖和匀，每次2汤匙，温开水冲服。

久咳咯血：糯米100克，加水适量，煮粥，加阿胶30克，煮小沸至阿胶烊化，即可食用。

心悸失眠：阿胶12克，朱砂0.6克，小麦30克，皮尾参5克。阿胶烊化，再将皮尾参、小麦水煎，冲服朱砂、阿胶食用。

养生药膳

▶ 阿胶羊肾粥

原料 阿胶10克，羊肾1具，粳米100克，料酒6克，白糖15克。

做法 ❶ 将阿胶上笼蒸化；羊肾洗净，切成腰花样；粳米淘洗干净。

❷ 将粳米、阿胶、羊肾、料酒同放炖锅内，加水1200毫升，置大火上烧沸，再用小火炖煮35分钟，加入白糖即成。

功效 滋肾，补血。

▶ 莲枸阿胶汤

原料 莲子100克，枸杞子30克，当归15克，阿胶12克，白芍10克，红糖适量。

做法 枸杞子、当归、白芍分别洗净，用纱布包好，与莲子同放锅中，煎煮50分钟，去药包，放入阿胶烊化，加红糖搅匀即可。

功效 养阴，补血，安胎。

▶ **阿胶八宝粥**

原料 糯米250克，花生米、赤豆、冰糖各50克，莲子、薏苡仁各30克，龙眼10克，阿胶15克。

做法 以上食材用小火煨90分钟，即可食用。

功效 滋阴补血，健脑益智。

当归

——补血保肝，调经止痛

【性味归经】性温，味甘、辛。归肝、心、脾经。

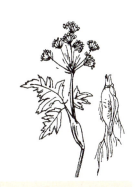

> 古人娶妻为嗣续也，当归调血，为女人要药，有思夫之意，故有"当归"之名。
> ——《本草纲目》

[药材概述] 当归，又名干归、云归、秦归。为伞形科植物当归的干燥根。产于甘肃、云南、四川、贵州、陕西、湖北等省。

[功效主治] 补血活血，调经止痛，润肠通便。适用于血虚萎黄、眩晕心悸、月经不调、经闭痛经、虚寒腹痛、肠燥便秘、风湿痹痛、跌打损伤、痈疽疮疡等症。

[用法用量] 每次4.5～9克，水煎服。

🦊 **单方验方**

经闭不行： 当归、白芍各10克，川芎6克，熟地15克。水煎服。

面色白： 当归10克，黄芪30克。水煎服。

产后肠燥便秘： 火麻仁、生地各12克，苦杏仁、桃红、当归各9克，枳壳6克。水煎服。或上述药材各30克，同捣为细末，蜂蜜调丸如梧桐子般大。每次服9克，温水送服。

下腹绞痛、下赤白：当归、黄连、黄柏各10克，干姜5克。将上述药材碾末，用乌梅汁调服，每日3次。

带状疱疹：当归（研末）每次服0.5~1克，4~6小时服1次；或当归浸膏片（0.5克/片）2~4片，口服，4小时1次。

遗尿：当归60克，车前子30克，炙麻黄10克。上述药材加水500毫升煎至200毫升。每次用量：14岁以下者100毫升，14岁以上者200毫升，睡前1小时服。7日为1个疗程。

大便不通：当归、白芷各20克，同碾末。每次服10克，米汤调服即可。

养生药膳

▶ 当归炖母鸡

原料 母鸡1只（约1000克），当归20克，姜、大葱、盐、料酒、味精各适量。

做法 鸡宰杀后剖洗干净，用开水氽透，放入凉水中洗净，沥干水分；当归洗净，切块；姜、大葱洗净，姜拍碎，大葱切段；将当归、姜、大葱装入鸡腹，背朝下放入砂锅，注入适量清水，加盐、料酒，大火烧沸，再改用小火炖至鸡肉酥烂，调入味精即成。

功效 补血，保肝。

▶ 当归猪肝

原料 当归10克，猪肝60克。

做法 当归与猪肝入锅同煮，猪肝熟后切片食用。

功效 益肝明目。

▶ 当归炖猪心

原料 猪心1个，人参10克，当归15克。

做法 人参、当归洗净切片，猪心去肥脂，洗净。把人参、当归塞入猪心内，放入锅内，加沸水适量，小火炖3小时即成。

功效 益气养血，补心安神。

龙眼肉

——补养气血，安神健脾

【性味归经】性温，味甘。归心、脾经。

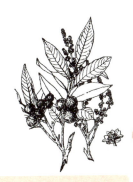

开胃益脾，补虚长智。
——《本草纲目》

【药材概述】 龙眼肉，又名龙目、圆眼、益智、桂圆肉、蜜脾、亚荔枝、龙眼肉。为无患子科常绿乔木植物龙眼的假种皮。产于广东、广西、福建、台湾等地。

【功效主治】 补益心脾，养血安神。主治厌食、食欲不振，驱肠中寄生虫及血吸虫等。

【用法用量】 水煎服，每次 6~15 克。

单方验方

心悸： 龙眼肉、白糖各 500 克，拌匀，隔水炖成膏，早、晚各食 1 汤匙。

水肿： 龙眼肉、大枣各 15 克，红糖 30 克，姜 6 克。水煎服。

脾虚泄泻： 龙眼肉 14 个，姜 3 片。水煎服。

盗汗： 龙眼肉、山药各 20 克，小甲鱼 1 只。加水适量，隔水蒸熟，食肉喝汤。

养生药膳

▶ 龙眼乌鸡煲

原料 龙眼肉 20 克，核桃 15 克，乌鸡 1 只，料酒 10 克，盐、姜各 5 克，葱 10 克，味精、胡椒粉各 3 克，鸡油 30 克，骨汤 3000 毫升。

做法 ① 龙眼肉去杂质；核桃去壳，留仁；乌鸡宰杀后，去毛、内脏及爪，剁成 5 厘米见方的块；姜拍松，葱切段。

❷ 所有药食材同放高压锅内，加骨汤用大火烧沸，盖上减压阀，10分钟后停火，晾凉，倒入煲内。

❸ 将煲上桌，置炉上烧沸即成。

功效 补气血，益心脾，养血安神。

▶ 龙眼糯米粥

原料 鲜百合30克，龙眼肉、莲子各15克，大枣5枚，糯米100克，白糖适量。

做法 以上所有药食材入锅，加水适量，同煮成稀粥。

功效 安神养心，补血益脾。

▶ 龙眼丹参汁

原料 龙眼肉30克，丹参、远志各15克，红糖适量。

做法 加水煎汁，再加适量红糖调匀即可食用。

功效 补益心脾，活血化瘀。

熟　地

——益气养阴，补血益精

【性味归经】性微温，味甘。归肾、肝经。

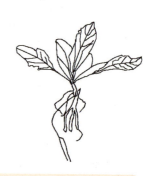

> 地黄生则大寒，而凉血，血热者需用之；熟则微温，而补肾，血衰者需用之。
> ——《本草纲目》

药材概述 熟地，又名熟地黄、干地黄、怀生地、地髓等。为玄参科植物地黄的干燥根。产于河南、河北、内蒙古及东北等地。

功效主治 养血滋润，补肾益精。主治内伤引起的虚弱，通血脉，利耳目，黑发须；也适用于男子五劳七伤、女子伤中气、功能性子宫出血、月经不调、产前产后百病等症。

用法用量 水煎服，每次9～15克，大剂量可至30克；亦可入丸、散；

或浸酒。

单方验方

心烦不眠：熟地 30 克，酸枣仁 15 克。加水适量，煮取药汁，加粳米 100 克，煮粥服食。

妊娠胎痛：熟地 62 克，当归 31 克。微炒后碾为细末，调蜂蜜做成绿豆般小丸。每次用温黄酒服 30 丸。

须发早白：熟地、何首乌、黑芝麻各 15 克，小黑豆 30 克。水煎服。

盗汗：熟地、甲鱼壳、乌龟壳各 15 克，枸杞根 12 克。水煎服。

小便不畅：熟地 20 克，白茅根 30 克，小蓟草 15 克。水煎服。

腰腿酸软：乌骨鸡 1 只，熟地 200 克，饴糖 150 克。所有药材放鸡肚内，蒸食。

血弱阴虚、火旺、阳火盛：熟地 3 克，五味子、枳壳（炒）、甘草（炙）各 9 克。一起碾为细末，调蜂蜜做成丸状。每次 3 克，每天服用 3 次。

头痛，牙疼，失血：生石膏 10 克，熟地 9 克，麦冬 6 克，知母、牛膝各 5 克。加水适量，煎后温服或冷服。

养生药膳

▶ 熟地当归补血汤

原料 熟地 24 克，当归 12 克，白芍 19 克，鸡血藤 15 克。

做法 将上述 4 味药材一同用水煎，水沸 1 小时后，取汤温服。

功效 补益精血。

▶ 熟地炖鲍鱼

原料 熟地 10 克，党参 12 克，鲍鱼 50 克，菜胆 100 克，鸡汤 100 毫升，盐 5 克，味精 3 克。

做法 ❶ 熟地洗净切薄片；党参切段；鲍鱼切薄片；菜胆洗净，切 5 厘米长的节。

❷ 把熟地、党参、鲍鱼、菜胆、盐、味精放入炖锅内，加入鸡汤，用大火烧沸，小火炖煮 25 分钟即成。

功效 滋阴补血。

▶ 熟地延年茶

原料 何首乌 8 克，地骨皮、茯苓各 5 克，熟地、天冬、麦冬、人参各3克。

做法 将上述各原料碾成粗末，放入热水瓶中，以沸水冲大半瓶，盖闷浸泡20～30分钟即可。

功效 补肾益精，益寿延年。

白芍

——养血调经，平肝止痛

【性味归经】性微寒，味苦、酸、甘。归肝、脾经。

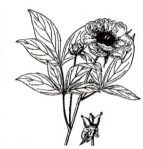

> 白芍药益脾，能于土中泻木。
> ——《本草纲目》

[药材概述] 白芍，又名金芍药、白芍药。为毛茛科多年生草本植物芍药的根。产于浙江、安徽、四川等地。

[功效主治] 平肝止痛，养血调经，敛阴止汗。适用于月经不调、痛经、崩漏、阴虚盗汗、表虚自汗、肝气不和之胸胁脘腹疼痛、四肢拘急作痛、肝阳上亢之头痛眩晕等症。

[用法用量] 每次6～15克，水煎服。

单方验方

妇女妊娠腹痛： 当归90克，白芍500克，茯苓120克，泽泻250克，川芎90克。共捣为散，每次2克，用黄酒和服。

大小便不通： 大黄、白芍各60克。碾末，调蜂蜜为丸，如梧桐子般大。每次服4丸，每日3次。

牙痛： 白芍、甘草各15克，蒲公英30克，细辛3克。水煎服，每日1剂。

习惯性便秘： 白芍24～40克，生甘草10～15克。水煎服，每日1剂。

养生药膳

▶白芍瘦肉汤

原料 猪瘦肉 250 克,白芍、石斛各 12 克,大枣 4 枚,盐适量。

做法 猪瘦肉切块,白芍、石斛、大枣洗净;把全部药食材放入锅内,加清水适量,大火烧沸后,小火煮 1 小时,放盐调味即可。

功效 益胃,养阴,止痛。

▶白芍粳米粥

原料 白芍 30 克,粳米 100 克,麦芽糖适量。

做法 白芍加水煎取汁液 3 次,再用其药汁加粳米熬煮成粥,临出锅前加入麦芽糖拌匀即可。

功效 养血调经,平肝止痛。

▶虾肉白芍汤

原料 虾肉、蒲公英各 25 克,白芍 15 克。

做法 以上 3 种药食材共加适量水煎汤。

功效 补益气血。

鸡血藤

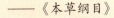

——补血活血,舒经活络

【性味归经】性温,味苦。归肝经。

> 活血,暖腰膝,已风瘫。
> ——《本草纲目》

【药材概述】 鸡血藤,又名血风、血藤。为豆科植物密花豆的干燥藤茎。产于我国江南地区。

【功效主治】 行血补血,调经,舒筋活络。适用于月经不调、痛经、闭经、血虚萎黄、手足麻木、肢体瘫痪、风湿痹痛、跌打损伤等症。

【用法用量】 水煎服，每次 10~15 克。大剂量可用至 30 克，或浸酒服，或熬成膏服。

单方验方

再生障碍性贫血： 鸡血藤 100 克，大枣 10 枚。煎汁，打入鸡蛋 4 枚，分 2 次服，1 日服完。

便秘： 鸡血藤 60 克。水煎服。

中风后遗症： 黄芪、鸡血藤、蜂蜜各 30 克。黄芪晒干，蜜炙；鸡血藤晒干切片，与黄芪同煎 1 小时，去渣取汁，兑入蜂蜜搅匀，每日早、晚分服。

养生药膳

▶ 血藤大豆汤

原料 鸡血藤、大豆各 30 克。

做法 将鸡血藤和大豆同煮，至大豆熟烂后，去掉鸡血藤药渣即可。

功效 益气补血。适用于血虚所致月经量少、色淡、清稀，或小腹疼痛、头晕眼花、食欲不振、面色苍白、心悸耳鸣等。

▶ 血藤牛筋汤

原料 牛蹄筋 30 克，补骨脂 15 克，鸡血藤 60 克。

做法 牛蹄筋洗净，补骨脂、鸡血藤分别用清水洗净，与牛蹄筋一起放入砂锅内，加清水适量，大火煮沸后，改用小火煲至牛蹄筋熟烂，去渣调味食用。

功效 健脾补肾，益精活血。

▶ 乌鸡血藤汤

原料 乌骨鸡 300 克，鸡血藤 40 克，黄精 20 克，当归 10 克，墨鱼肉 150 克，姜、料酒、葱花、盐各适量。

做法 乌骨鸡去内脏后连同诸药材一同入锅中，加水适量，用大火烧至欲沸，除去浮沫。放入墨鱼肉、姜、料酒、盐，改小火煨炖，至鸡熟烂加葱花即可。

功效 养血祛风，润燥止痒。

第五节 气郁体质，理气宽中

郁 金

——清心凉血，疏肝解郁

【性味归经】性凉，味辛、苦。归胆、心、肝经。

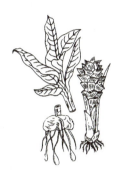

> 治血气心腹痛，产后败血冲心欲死，失心癫狂。 ——《本草纲目》

【药材概述】 郁金，为姜科多年生草本植物郁金、莪术、姜黄或广西莪术的块根。以浙江所产品质最佳。

【功效主治】 具有行气活血、清心开窍、疏肝解郁、清热凉血之功。治胸胁、脘腹疼痛、月经不调、痛经、跌打损伤、热病神昏、血热吐衄、血淋、黄疸等症。

【用法用量】 水煎服，每次3～9克。

单方验方

产后心痛： 郁金2克，烧煅为末，用米醋送服。可治血气上冲欲死、产后心痛病症。

鼻血、吐血： 郁金适量，研细，温水送服，每次服用1克。

月经不调： 柴胡、郁金、佛手、玫瑰花各1克，延胡索、益母草各1.5克。水煎服，每日1剂。

胆石、黄疸： 郁金、熊胆、明矾、火硝各等份，碾细为丸或做散剂。每次服用3～9克。

痔疮： 郁金适量，研为细末，用清水调为糊状，涂于患处。

尿血不定：郁金30克，捣为末，并与葱白1把共同水煎，去渣温服，每天分早、中、晚3次服。

养生药膳

▶ 荷叶郁金粥

原料 郁金15克，荷叶20克，山楂干30克，粳米100克，冰糖5克。

做法 ❶ 粳米、山楂、荷叶洗净。

❷ 把荷叶撕成小块，与郁金一同放入开水中煎煮，大火煮10分钟。

❸ 煮好后捞出荷叶、郁金，留汁备用。

❹ 将粳米、山楂、冰糖放进药汁中，大火煮20分钟。后换小火煮10分钟即成。

功效 此方具有降压的作用，很适合高血压患者食用，对老年人更是有着明显的功效。

▶ 柴郁莲子粥

原料 柴胡、郁金各10克，莲子15克，粳米100克，白糖适量。

做法 ❶ 先将莲子捣成粗末，粳米淘洗干净。

❷ 将柴胡、郁金放入锅中，加适量清水煎煮，滤去渣滓。

❸ 再加入莲子末、粳米煮粥。粥熟时，加入白糖调味即成。

功效 此粥疏肝解郁，固摄乳汁，可用于防治产后肝气郁结导致的乳汁自出病症。

佛 手

——舒肝理气，和胃止痛

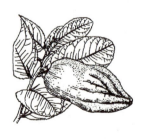

【性味归经】性温，味辛、苦、甘。归肝、脾、胃经。

佛手柑，气味辛、酸、无毒；主治下气。　　——《本草纲目》

[药材概述] 佛手,又名佛手柑、蜜罗柑、福寿柑、五指柑。为芸香科植物佛手的果实。产于广东、广西、福建、云南、四川、浙江、安徽等地。

[功效主治] 舒肝理气,和胃止痛。适用于肝郁气滞引起的胸胁胀痛、胃脘痞满、食少呕吐及咳嗽日久痰多,兼胸闷作痛等症。

[用法用量] 水煎服,每次2.5~9克,或泡茶饮用。

单方验方

慢性胃炎,胃腹寒痛：佛手30克,洗净,清水润透,切片成丁,放瓶中,加低度优质白酒500毫升。密封,浸泡10日后饮用,每次15毫升。

哮喘：佛手9克,藿香6克,姜皮2克。水煎服。

湿痰咳嗽：佛手10克,或加姜6克。水煎去渣,加白糖温服。

消化不良：佛手、陈皮各6克,山楂10克,粳米50克。煮粥食。

慢性气管炎：佛手、陈皮、半夏各6克,茯苓12克,莱菔子10克。水煎服。

养生药膳

▶ 佛手瘦肉汤

原料 猪瘦肉250克,乌蔹莓60克,佛手10克。

做法 将乌蔹莓切碎,佛手洗净;猪瘦肉洗净切成块。然后,将全部药食材一同放入锅中,加适量清水,大火煮沸,改小火再煮1~2小时,调味即可。

功效 行气止痛,健脾和胃。

▶ 佛手炒鱿鱼

原料 鲜佛手300克,鱿鱼1条,猪肉50克,青椒1个,葱白、盐、料酒、淀粉、胡椒粉、食用油、香油各适量。

做法 ❶ 将发好的鱿鱼切丝浸入适量料酒;猪肉切丝,放入料酒、淀粉、盐腌泡;佛手洗净,切成细丝;青椒去子,切丝;葱白切斜片。

❷ 食用油锅烧热,放入猪肉煸炒,变色后取出待用。

❸ 食用油锅烧热,放入葱白、鱿鱼、佛手、青椒翻炒,加入

上篇　上药养命,中药养性

猪肉、盐拌匀，撒入胡椒粉，淋上香油即可。

功效 行气强身。

▶ **佛手玫瑰花茶**

原料 佛手10克，玫瑰花6克。

做法 将佛手和玫瑰花用沸水冲泡5分钟即可。

功效 和胃止痛，理气解郁。

栀子

——泻火除烦，清热利湿

[性味归经] 性寒、味苦。归心、肺、三焦经。

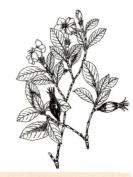

治吐血衄血，血痢下血血淋，损伤瘀血，及伤寒劳复，热厥头痛，疝气，烫火伤。
——《本草纲目》

药材概述 栀子，又名木丹、越桃、支子、黄栀子、山栀子、红枝子。为茜草科植物栀子的干燥成熟果实。产于我国南方各省。

功效主治 泻火除烦，清热利湿，凉血止血。

用法用量 用量6～9克；或研末调敷。

🌿 **单方验方**

湿热黄疸：鲜栀子根60克，鲜天胡荽100克，瘦猪肉120克。水炖，服汤食肉，白糖调服。

慢性肝炎：栀子根、柚子树根各15克，天胡荽、虎刺根各25克，五加皮6克，制附子3克，瘦猪肉60克。水炖，服汤食肉。

风火牙痛：鲜栀子120克。水煎，调食盐少许服。

烫火伤：栀子适量，研细粉，调茶油涂患处。

养生药膳

▶ 栀子粥

原料 栀子仁 3 克,粳米 100 克,蜂蜜 15 克。

做法 ❶ 粳米淘洗干净,用冷水浸泡半小时,捞出,沥干水分。
❷ 栀子仁洗净,研成粉末。
❸ 粳米放入锅内,加入约 1000 毫升冷水,用旺火烧沸后转小火,熬煮至将熟时,下入栀子仁粉末,搅匀,继续用小火熬煮。
❹ 待粳米软烂后下入蜂蜜,搅拌均匀,再稍焖片刻即可。

功效 泻火除烦,清热利尿,凉血解毒,散瘀血,养颜祛痘。

▶ 芩栀汤

原料 黄芩、栀子各 5 克,石膏、干葛、大葱白各 6 克。

做法 大葱白洗净、切段;将黄芩、栀子、石膏、干葛、大葱白用适量清水煎煮,分 3 次温服。

功效 泻火除烦,清热利湿。本方可改善伤寒、头痛、心烦不安,对夏季暑毒也有治疗效果。

玫瑰花

——行气解郁,安心宁神

【性味归经】性温,味甘、苦。归肝、脾经。

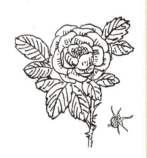

> 和血,行血,理气。治风痹。
> ——《本草纲目》

药材概述 玫瑰花,又称徘徊花、刺玫花。为蔷薇科落叶灌木植物玫瑰初开的花。主产于江苏、浙江、福建、山东、四川、河北等地。

功效主治 止痛和血,行气解郁。主治胃气痛、食少呕恶、月经不调、跌扑伤痛等症。

用法用量 水煎服，每次用量为3～10克；或浸酒代茶饮用。

单方验方

月经不调：初开的玫瑰花蕊300朵，新汲水（新打上来的井水）倒入砂锅内煎取浓汁，滤去渣，再煎，红糖500克收膏，早、晚开水冲服。

肝风头痛：玫瑰花3～4朵，合蚕豆花9～12克，以沸水泡，代茶饮。

肿毒初起：玫瑰花去心蒂，焙为末3克。好酒和服。

乳痈初起：取初开玫瑰花30朵，阴干，去心蒂，以陈酒煎，饭后服。

肺病咳嗽吐血：鲜玫瑰花捣汁炖冰糖服。

肝胃气痛：玫瑰花阴干，冲汤代茶服。

噤口痢：玫瑰花阴干，水煎服。

养生药膳

▶ 首乌玫瑰卤鸡肝

原料 玫瑰花3朵，鸡肝250克，何首乌、绍酒各10克，盐8克，白糖、鸡精、酱油、葱段、姜片各5克，大料2粒，苹果1个，花椒2克，肉桂3克，上汤1000克。

做法 ❶ 先将玫瑰花掰开、洗净；何首乌切薄片；鸡肝洗净。
❷ 再将除鸡肝外所有药材放入锅中，加入上汤1000克，用大火烧沸，下入鸡肝，煮至鸡肝熟时即可。

功效 本品具有活血化瘀、宁心安神、改善睡眠的功效。

▶ 玫瑰花鸡蛋汤

原料 玫瑰花、萼梅花各10克，鸡血藤30克，鸡蛋2只，白糖适量。

做法 ❶ 先将上述材料放入锅中煮至蛋熟。
❷ 将鸡蛋去壳再煮片刻，以白糖调味，饮汤吃蛋，每日1次。

功效 本汤适用于黄褐斑、面色无华、斑疹黄褐、胸胁胀闷、月经不调等症。

石菖蒲

——醒神益智，化湿开胃

【性味归经】性温，味辛、苦。归心、胃经。

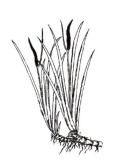

> 润五脏，裨六腑，开胃口。——《本草纲目》

【药材概述】 石菖蒲，又称山菖蒲、药菖蒲、金钱蒲、菖蒲叶、水剑草、香菖蒲，属菖蒲科，为禾草状的多年生草本植物。主产于四川、浙江、江苏等地。

【功效主治】 化湿浊，醒脾胃，行气滞，消胀满。主治健忘症、失眠多梦等症。

【用法用量】 一般用量为每次 3～15 克。

单方验方

失音： 石菖蒲 5 克，胖大海 5 枚，薄荷适量。以上用沸水冲泡，闷 10 分钟即可。

遗尿： 石菖蒲、益智仁、川草、乌药各 9 克。水煎，加盐适量，饭前服用。

头晕： 石菖蒲、桑叶、菊花、茯苓各 10 克，生龙齿（先煎）20 克，琥珀 3 克。水煎，当茶饮。

养生药膳

▶ 石菖蒲老鸭煲

原料： 石菖蒲、玉竹各 10 克，淮山药 15 克，老鸭 1 只，姜、葱、胡椒、盐、味精各适量。

做法：
① 老鸭放入开水中略烫，去血水，备用。
② 淮山药、石菖蒲、玉竹分别洗净后，用纱布包好，与老鸭

一同放入锅中,再将姜投入锅中,加入适量的清水,大火炖煮,至鸭肉酥软,然后放盐、胡椒、味精、葱调味即可。

功效 安神益智。

▶ **石菖蒲猪心汤**

原料 石菖蒲 15 克,远志 5 克,当归 2 片,丹参 10 克,大枣 6 枚,猪心 1 个,葱、盐各适量。

做法 ❶ 将石菖蒲、远志、当归、丹参、大枣放入锅中,加清水 1200 毫升熬汤取汁。
❷ 猪心洗净,用沸水略烫,并将血块挤出。
❸ 将猪心加入药汁中,一起用小火煮约 30 分钟,捞出猪心切片,食用时加盐、葱即可。

功效 消胀除满。

第六节 血瘀体质,活血化瘀

丹 参

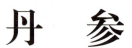
——活血祛瘀,活血通经

【性味归经】性微寒,味苦。归心、肝经。

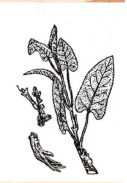

> 丹参色赤味苦,气平而降,阴中之阳也。入手少阴、厥阴之经,心与包络血分药也。
> ——《本草纲目》

药材概述 丹参,又名紫丹参、赤丹参、红根、活血根、靠山红、大红袍、蜜罐头等。主产于安徽、山西、河北、四川、江苏等地。

功效主治 祛瘀止痛,活血通络,清心除烦。适用于月经不调、血滞经闭、产后瘀滞腹痛、心有脘腹疼痛、肝脾肿大、热痹肿痛、斑疹、失眠、神经衰弱等症。

【用法用量】 水煎服，每次6~15克，大剂量可用至30克；也可碾末调服，每次2~3克。另外，清热、凉血、除烦宜生用。

单方验方

经血不调：丹参碾粉，每服6克。

胸痹：丹参30克，党参10克，参三七粉2克（冲服），白菊花15克。沸水泡服当茶饮。

肝炎：丹参60克，茵陈30克，红糖15克。水煎服。

神经衰弱：丹参200克，白酒1000毫升。丹参碾粗粉，加白酒，密封浸渍14日，每次10毫升，每日2次。

养生药膳

▶丹参红花蒸鱼翅

原料 红花、丹参各6克，核桃仁3克，川芎4克，鱼翅20克，火腿50克，菜胆100克，葱、姜、盐、鸡汤各适量。

做法 将4味药材洗净，装杯加水蒸约1小时，去渣留药液；鱼翅发透，撕丝；火腿切片，菜胆洗净切段，姜拍松，葱切段；全部食材与药液放杯内，加鸡汤，上锅蒸约30分钟至熟。

功效 滋阴活血。

▶豆参汤

原料 黑豆50克，丹参15克，红糖适量。

做法 将黑豆淘洗干净，与丹参一起加适量水，炖汤至黑豆熟烂，调入红糖至溶化即可。

功效 调经，补血，行气。

▶丹参首乌煲大枣

原料 何首乌40克，猪腿肉240克，丹参20克，大枣（干）100克，盐4克。

做法 ❶ 何首乌、丹参、大枣、猪腿肉分别用水洗净。

❷ 将何首乌、丹参切片，大枣去核。

❸ 放入全部药食材（除盐外），加适量水，大火煲至水沸。

❹ 改用中火继续煲 2 小时。加入盐调味，即可饮用。

功效 滋补血气，养心安神，活血祛瘀，乌须黑发。

▶ **丹参茶**

原料 丹参 15 克，砂仁 3 克，檀香屑 1.5 克。

做法 ❶ 将丹参、砂仁、檀香屑 3 味药混合，制成每袋 20 克的药袋。
❷ 用沸水泡 10～20 分钟后，即可代茶饮用。

功效 行气活血，化瘀止痛。

红花

——活血通经，祛瘀止痛

【性味归经】性温，味辛。归心、肝经。

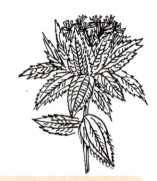

活血、润燥、止痛、散肿、通经。
——《本草纲目》

药材概述 红花，又名红蓝花、制红花、草红花。为菊科植物红花的干燥花。产于河南、浙江、四川、江苏等地。

功效主治 活血通络，祛瘀止痛。主治血瘀闭经、痛经、产后腹痛、癥瘕积聚、中风半身不遂、跌打损伤、冠心病心绞痛、血栓闭塞性脉管炎等症。也可治鸡眼、褥疮、斑疹、丹毒、目赤肿痛等症。

用法用量 每次 3～9 克，水煎服。

◆ **单方验方** ◆

痛经：红花适量，加黄酒煎汤服。

鸡眼：地骨皮、红花各等份，同碾细末，香油调敷。若已割去者敷之，次日即痂落。

产后腹痛：红花 10 克，以米酒 1 碗煎减余半，分 2 次温服。

扁平疣：红花 9 克，沸水冲泡。饮用红色汁水，汁水饮完后可再次冲服，至红色极淡为止，1 日内服完。次日重新冲泡，连续 10 日为 1 个疗程。

肿块：红花 5 克，隔水蒸 10 分钟，捣汁服用，每日 1 次。

养生药膳

▶ 花肝煎饼

原料 红花 6 克，鸡肝 50 克，面粉 200 克，盐 5 克，食用油 1 大匙。

做法 ❶ 将鸡肝除去苦胆，洗净，剁成末，加入食盐、红花拌匀，倒入面粉中，加水适量，揉成面团，切成小团，用擀面杖擀成鸡肝小饼。
❷ 炒锅置大火上烧热，加入食用油，烧至六成热时，放入鸡肝饼，炸至两面金黄色时捞起，沥干油。

功效 补肝明目，养血祛瘀。

▶ 红花三七煮鸽蛋

原料 鸽蛋 200 克，三七、红花各 3 克，葱末 10 克，盐、姜末各 5 克。

做法 三七碾细粉，红花洗净，鸽蛋煮熟去壳。锅内加入适量水，放入三七粉、红花、熟鸽蛋，加入姜末、葱末、盐同煮 25 分钟即可。

功效 活血养血，补肝祛瘀。

▶ 红花瘦肉米粥

原料 红花 10 克，猪瘦肉 50 克，粳米 100 克，料酒 10 克，盐 3 克，姜 5 克，葱 6 克。

做法 ❶ 红花洗净；猪瘦肉洗净，切 3 厘米见方的块；粳米淘洗干净；姜切片；葱切段。
❷ 将粳米、姜、葱、猪瘦肉、料酒、红花、盐同放锅内，加水 1200 毫升，置大火上烧沸，再用小火煮 35 分钟即成。

功效 活血化瘀，通经止痛。

三七

——散瘀止血，消肿止痛

[性味归经] 性温，味甘、微苦。归肝、胃经。

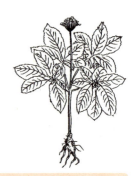

> 味微甘而苦，颇似人参之味。
> ——《本草纲目》

【药材概述】 三七，又名田七、汉三七、金不换、人参三七。为五加科植物三七的干燥根茎。产于云南、广西等地。

【功效主治】 散瘀止血，消肿镇痛。适用于体内外各种出血、跌打损伤、瘀滞肿痛、胸痹绞痛等症。

【用法用量】 水煎服，每次3～10克；碾末冲服，每次1～3克。

单方验方

胃出血： 三七7～10克，郁金、熟大黄、牛膝各10克。水煎服。

上消化道出血： 三七粉，每次1～1.5克，温开水送服，每日2～3次。

心绞痛： 三七粉，每次1～1.5克，每日3次，温开水送服。

褥疮： 三七鲜叶洗净甩干，捣烂敷于伤口表面，纱布包扎，1～2天更换1次，至愈合。

胃及十二指肠溃疡： 三七粉12克，白及9克，乌贼骨3克。一起碾为细末，日服3次，每次3克，开水送服。或用三七单味碾末内服。

养生药膳

▶ 三七乌鸡汤

原料： 三七10克，乌鸡1只，姜片、葱段各3克，料酒、盐、味精、香油各适量。

做法： 三七碾末；乌鸡宰杀后去毛、内脏及爪。以上药食材与料酒、姜片、葱段同放锅内，加水适量，置大火上烧沸，再用小火炖煮约 35 分钟至熟，加入盐、味精、香油调味。

功效 止血散瘀。

▶ 三七灵芝瘦肉汤

原料 猪瘦肉 250 克，龙眼肉 15 克，灵芝 30 克，三七 6 克，姜、盐各适量。

做法 猪瘦肉洗净，切块；灵芝去杂质，洗净，切小块；三七、龙眼肉分别洗净。将所有食材（除盐）一起放入锅中，加适量清水，大火煮沸，改小火再煮 3 小时，放盐调味即可。

功效 养心安神，去瘀止痛。

▶ 三七蒸鸽子

原料 三七 3 克，鸽子 1 只。

做法 三七碾细末，鸽子去内脏洗净，药粉装入鸽子腹中，蒸熟食用。

功效 活血养血。

川芎

——行气活血，祛风止痛

【性味归经】性温，味辛。归肝、胆、心包经。

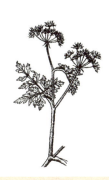

> 川芎，血中气药也，肝苦急，以辛补之，故血虚者宜之。辛以散之，故气郁者宜之。
> ——《本草纲目》

【药材概述】 川芎，又名香果、抚芎、西芎、胡芎、台芎、惯芎、杜芎、芎䔲、京芎、坎川芎等。为伞形科多年生草本植物川芎的根茎。产于四川、贵州、云南等地。

【功效主治】 活血行气，祛风止痛。具有抗血栓、扩张血管、降血压、解痉、降低血液黏稠度、抗心肌缺血损伤、抗过敏、促进造血、抗肝纤维化、益智等作用。

【用法用量】 内服：水煎汤，每次3~6克；或入丸、散。

外用：碾末撒或调敷。

单方验方

急性鼻炎： 川芎20克，绿茶5克，红糖适量。用沸水400毫升煎至250毫升，去渣取汁，饮用。

右心衰竭： 川芎、赤芍、丹参、鸡血藤、泽兰各15克，党参、益母草、麦门冬各25克，附子、五加皮各10~15克。水煎服。

阴血亏虚： 川芎、生地、当归、黄芪、防风、天麻、秦艽、全蝎、白术、荆芥等，碾末制成蜜丸，每次6克，每天3次。

药物性皮炎： 生甘草、白芍、熟地各30克，川芎、地肤子各15克。水煎服，每日1剂。

养生药膳

▶ 川芎炖鱼头

原料 鱼头1个，白芷30克，天麻25克，川芎10克，大枣5枚，盐、味精、葱花、姜末各适量。

做法 鱼头洗净，劈开，放入炖盅内；天麻切片；大枣去核；白芷、川芎用纱布包好；将所有药食材一起放入炖盅内，再加入盐、味精、葱花、姜末。隔水炖熟即可。

功效 养阴柔筋，疏风通络。

▶ 川芎党参汤

原料 白酒、白芍、生地、红花、香附、党参、白术、当归各10克，沙参15克，茯苓、川芎、木香各6克。

做法 以上各味药材同入砂锅，先大火后小火煎取药汤。再取药渣煎1次，合2次药汤为液食用。

功效 养血美容。

▶ 川芎乌药茶

原料 川芎、乌药各等份，葱白、茶叶各适量。

做法 将川芎、乌药碾成细末，混合均匀；每次取30克药末，加入葱白2根，茶叶6克，放入保温瓶，用适量沸水冲泡，盖瓶盖闷15分钟即可。

功效 活血，开郁，止痛。

下篇

科学饮食，延年益寿

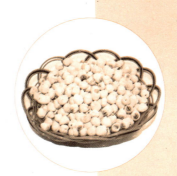
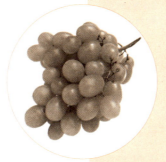
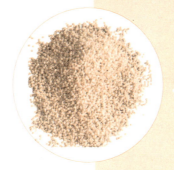
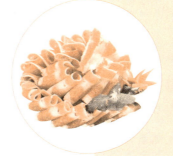

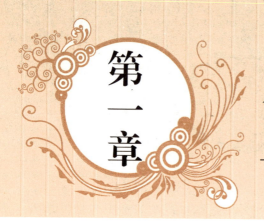

第一章 食疗本草养生
——得天独厚的人间美味

吃对食物的智慧

我国居民营养与健康状况调查结果显示，与膳食密切相关的慢性非传染性疾病患病率上升迅速，铁、维生素A等微量元素缺乏现象在我国城乡普遍存在。分析表明，肥胖是引致慢性病的重要因素，其发生率还会大幅增加。这将严重影响我国居民的健康素质、健康寿命，加重疾病负担，并影响社会经济的发展和全面建设小康社会目标的实现。因此，我们迫切需要展开一场膳食革命。

当前，我们在膳食方面存在的主要问题是：不能科学合理地把握摄入食物的结构和数量。在结构方面存在的主要问题是：一是城市居民的畜肉类及油脂摄入过多，谷类食物摄入偏低；二是城乡居民钙、铁、维生素A等微量元素普遍摄入不足；三是城市居民蔬菜的摄入量明显减少，绝大多数居民仍没有形成经常进食水果的习惯。在摄入食物的数量方面存在的主要问题是：摄入的热量大大超过身体每日代谢所需的热量，多余的热量被身体转化为脂肪贮存起来，因而超重与肥胖的人数迅速增加。

保持身体健康，需要把握好的一个关键，就是掌握好热量摄入与消耗的平衡。加强体育锻炼，增加肌肉活动和体能消耗固然是保持健康的一个非常重要的因素，然而不科学进食，也不可能保持身体健康。如多喝一罐可乐（335毫升），摄入热量约144千卡，相当于多吃一两个馒头，可抵消40分钟散步所消耗的热量。当前影响我国居民健康的主要因素：一是缺乏锻炼，二是摄入热量过多。吃对东西是一门生存智慧，而拥有这一智慧则需要从每个日常细节做起。

食物多样化一直是中国传统饮食的显著特点，非常符合保健的要求。世界卫生组织和粮农组织提出的保持健康膳食的第一条就是食物多样化。一个吸收消化功能正常的人，只要做到了食物多样化，就绝对不需要额外补充膳食增补剂或保健品等。食物是身体必需营养素的最好补充剂。与人造的或人工合成、提取的保健品相比，人体对天然食物中营养素的吸收，远优于前者，所以中国人的经验总结叫"药补不如食补"。世界卫生组织和粮农组织还特别推荐植物性食物的摄入，提出了"天天五蔬果"（Five per Day）的口号，即每天争取吃够五种水果和五种蔬菜。这也是推进食物多样化，维护身体健康的重要措施之一。对因客观条件限制不能做到食物多样化的人群，可根据当地特点，采用特殊人群营养增补剂或食品强化的办法解决营养素缺乏的问题。

随着经济的发展和人民生活水平的提高，我国居民膳食中对肉、油脂摄入量及比例明显增加。此类食物提供的热量所占的比例，已大大超过合理范围。肉类是高热量食物，但油脂的热量更高。每100克猪肉所提供的热量是395千卡，而100克油脂提供的热量是899千卡，比猪肉高出1倍还多。中国营养学会推荐的每人每天油脂的摄入量是25克，而根据全国调查结果，每人日均摄入油脂44克，北京市的居民每人日均摄入油脂量更高，达83克，远超过合理的摄入量。

许多科学研究已清楚表明，过多的盐分摄入会造成水、钠在体内的潴留，是引致高血压病的最主要的危险因素之一。中国营养学会建议每人日均食盐摄入量为6克（大约相当于成人拇指盖大小的小汤勺一平勺），而我国居民平均每日摄入量为12克，超出整整1倍。

现代营养科学向人们揭示：人们进食的真正目的并不是为了单纯地填饱肚子，而是为了从外界摄取人体正常生理活动所需要的营养素。人体在正常的生长发育和生存活动中，大致需要50多种营养物质，每一种食物都含有人体所需要的营养素，但其数量和种类有很大差别，因而必须根据人体需要保持膳食的营养平衡。此外，食物在烹饪加工过程中，因方法不同，其营养素的含量也会发生很大变化。因此，对想要保持健康、延年益寿的朋友来说，学习"吃对东西的智慧"是一辈子的长期工程。

食物的四性与五味

食物，古代的说法是"谷、肉、果、菜"，它包括谷物、畜禽、鱼、奶、蛋、水果、干果、菜蔬等。

食疗配方时，为了获得一般食物所不具有的功能，可以添加某些中药。添加中药的膳食并不会因此失去膳食的特色。因此，食疗采用的中药有一定的范围，一般为无毒性、无难于接受的苦浊气味等特点的中药。

食物和中药原料在使用前，大多需要做些加工处理。如除去泥土杂质、菜蔬的须根、老叶等非食用或非药用部分，清洗备用。中药在使用前大多还要经过炮制，这样的中药称为"饮片"，中药店出售的差不多都是饮片，可以直接使用。如果购得的是药材，如整条的黄芪、党参，整块的天麻、何首乌等，则需要自行加工成饮片才方便使用。

食疗原料无论是中药还是食物，都有一定的性能。所谓性能，主要是指中医所说的性、味和它们的功能。中药的性能大多比较显著，有的甚至有毒性，而食物的性能大多比较和缓，但有的品种如龙眼肉、枸杞子、山楂、九香虫等，既是食物也是中药，作为食物，它们仍有比较明显的药性。

食物的性能包括以下两个方面。

1. 食物的四性

性即食物和中药的寒、热性质，可分为寒、热、温、凉四种。其中温、热与寒、凉分属两类不同的性质，而温弱于热，凉弱于寒，有程度上的差异。

食物的性质通常并不强烈，故温热之中温性居多，寒凉之中凉性为广。偏性不甚明显的，常以微温、微寒、平性标明，以示区别。食物中极少有大寒、大热的，这也是食物和药物不同的地方。

寒、热、温、凉是从食物或中药进入人体，作用于脏腑经络以后所发生的反应，按中医药理论概括出来的。《黄帝内经》说："寒者热之，热者寒之。"说明食物或中药寒、热、温、凉的性质是与疾病证候的寒、热属性（寒证或热证）相对而言的。如能减轻或消除热证，则为寒性或凉性；相反，若能减轻或消除寒证，则为热性或温性。上述两种功效均不明显，则属于平性。

此外，寒热温凉尚有阴阳属性之分，寒凉的属阴性，温热的为阳性。

一般来说，寒凉性的食物或中药，有清热泻火、解毒、平肝等功能，适用于热证、阳证，如西瓜、梨子、苦瓜、茄子、大叶藻、石花菜、蕹菜、马齿苋、蚌肉、螺蛳、芦根、金银花、夏枯草、石膏等。

温热性的食物或中药，有温中散寒、补阳、益气等功能，适用于寒证、阴证，如生姜、辣椒、胡椒、狗肉、羊肉、麻雀、黄鳝、大枣、糯米、栗子、干姜、附子、高良姜、党参、黄芪等。

2. 食物的五味

味有种种，中医药学概括为辛、甘、酸、苦、咸五味。辛味，实际上包括口舌的麻、辣等刺激性感受或滋味，以及芳香气（常称辛香）；甘味，除表示有甜味外，也指一些平淡无奇、可食而近于甘味者，有的仅用以提示中药有补益作用；酸味，除为酸味外，有时也表示与酸味有密切联系的涩味；苦和咸都比较单一，不含其他味感。除此之外，还有淡而无味的"淡"味。

中医药学对食物和中药所标明的"味"大多与它们的实际味道相符，但也有不尽如此的。因为我们的祖先从多数食物与中药滋味的实际尝试、感受中，发现它们与某些功能有密切的联系，味道可以表明食物或中药具有的某种功能。所以有时不再只用尝试的办法来定味，而用已知食物或中药的功能来推断、确定。

各种味的主要功能分述如下：

（1）辛味。有发汗解表、行气、活血、化湿、通窍等功能。可用于外感表证、风湿痹痛、气滞胀满、瘀血阻滞、湿阻中焦、窍闭不通等。如葱、生姜、芥菜、金橘、玫瑰花、酒、茉莉花、紫苏、薄荷、陈皮、香附子、木香、丹参、红花、桃仁、藿香、砂仁。此外，辛味还有调味、健胃的功效，如花椒、胡椒、辣椒、生姜等。

（2）甘味。有滋养补虚、调和脾胃、缓急止痛等功能。可用于虚证（含营养不良）、脾胃不和、腹部痉挛疼痛等，如红薯、南瓜、栗子、甜杏仁、银耳、大枣、饴糖、人参、黄芪、麦冬、当归、甘草，以及多种动物的肉和内脏等。

此外，甘味还有较好的调味、矫味的功能，如白糖、蜂蜜、甘草。甘淡或淡味，则偏于利尿除湿，可用于小便不利、水肿，如薏苡仁、茭白、冬瓜、茯苓、通草等。

（3）酸味或酸涩味。有收敛、固涩的功能。可用于体虚多汗、久咳气喘、久泻、遗尿、遗精等，如梅子、刺梨、五味子、金樱子。

此外，酸味或酸甘味还有生津止渴、开胃消食的功能。可用于热伤津液或胃阴不足的口渴，饮食不消，如刺梨、柠檬、梅子、山楂、醋等。其中，醋又是菜肴常用的调味品。

（4）苦味。有清热泻火、止咳平喘、泻下通便、祛湿等功能。可用于热证、咳喘、大便干结、湿热或湿浊阻滞。如苦瓜、茶叶、蒲公英、决明子、川贝母、杏仁、草果等。

苦味的食物和中药在食疗原料中较少使用。用于膳食的食物很少有苦味的。也可以说，人们难于接受苦味饮食，苦味的东西一般不宜食用。

（5）咸味。主要有软坚散结的功能。可用于瘰疬、痰核，如石莼、昆布、紫菜等。

由于每种食物或中药都具有性和味。因此，必须综合起来确定它们的功能。如两种食物或中药都具有寒（凉）的性质，一种是苦寒，另一种是辛凉，二者的性虽相似而味不同，它们的功能就有差异：前者能清热泻火，如苦瓜、蒲公英、苦丁茶；后者能疏散风热，如菊花、薄荷。

反过来说，两种食物或中药都具有甘味，一种是甘寒，另一种是甘温，二者味虽相同而性不同，其功能也不一样：前者能清热生津、除烦止渴，如藕、西瓜、芦根；后者能益气血、补阳气，如党参、栗子、大枣、鸡肉、羊肉、九香虫。所以，应把它们结合起来确定食物或中药的功能。

性、味标注在每一食物或中药之下，既能提示某些功能，又能显示出有相似性味的食物或中药的一些共同的功能。

除上述外，由于食物及某些中药（药食两用者居多）含有糖类、蛋白质、脂肪、维生素、纤维素、矿物质与微量元素等多种营养素。它们也分别具有不同的功能，这是不可忽视的。各种营养素具有的功能，在维护人体健康、防治疾病方面有十分重要的意义。

食物或中药所含营养素的功能，在中医药学有关文献记载中不难看出它们之间的联系。如含丰富维生素 A 的动物肝脏，其功能反映在补肝明目、防治肝虚目昏中；富含维生素 B_1 的赤小豆、薏苡仁、鲤鱼、鲫鱼，其功能反映在补脾利湿、退肿、防治脚气、脾虚水肿中；富含糖类、蛋白质的谷物、干果，其功能反映在补脾益气，防治脾虚水肿、消瘦乏力中。

但是，食物或中药所含营养素的功能、应用，尚未也不可能全面而恰如其分地反映在以前的中医药书籍里。因此，在运用食疗时，应适当结合有关营养学等现代研究成果。

食物的五色

根据食物本身的颜色，可分为绿、红、黄、白、黑五大类，而每一种颜色的食物的功效又是各不相同的，所以平时做菜时应根据我们自身的需要来选择，更可以有多种组合。

1. 红色

指偏红色、橙红色的新鲜蔬菜、水果及各种畜类的肉、肝脏。红色的肉类含有优质蛋白质和脂肪，提供给人体充足的能量，维持造血功能，提高兴奋感，促进食欲，其中丰富的矿物质让人体生理系统维持平衡。红色的蔬果富含天然铁质，能帮助造血，富含维生素 A、胡萝卜素和番茄红素等抗氧化物质，可保护细胞膜免遭体内自由基的破坏，维持血管弹性，使血液循环良好、血液通畅。

2. 黄色

多为五谷根茎类、豆类和黄色蔬果。五谷和豆类主要含淀粉和糖，是热量的主要来源，而淀粉类食物在胃肠道中较易分解，不易造成肠胃负担。其

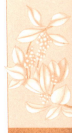

中豆类富含植物性蛋白质和不饱和脂肪酸，可降低血脂。黄色蔬果含丰富的维生素C和胡萝卜素、番茄红素，是很好的抗氧化食物。其中，柠檬是高维生素C食物的代表。

3. 黑色

以黑色的菇菌、海菜食物为主。黑色的香菇和海菜，含有多种维生素，对骨骼及生殖功能都有帮助，其中含丰富的矿物质，如锌、锰、钙、铁、碘、硒等，能平衡体内的电解质，让生理功能正常。例如香菇内的多糖体有抑制肿瘤的作用，可增加细胞免疫和体液免疫的功能，提高免疫力。

4. 白色

指蔬果中的瓜类、果实、笋类及米、豆、奶、蛋、鱼类。白色的瓜果含丰富水分和水溶性纤维素，能调节体内水分，滋润皮肤；笋类含丰富的膳食纤维，对加速大肠蠕动、促进排便有明显帮助。白色食物中的主食，如米类、豆制品，可使人体获得淀粉、蛋白质、维生素等营养，是人体热量的来源；白色的鱼类、蛋类为人体提供优质蛋白质，可用于组织细胞的修补；白色的牛奶含有丰富的钙，可帮助骨骼发育。

5. 绿色

指各种绿色的新鲜蔬菜、水果。绿色入肝，绿色食品具有舒肝强肝功能，是人体的"排毒剂"，能起到调节脾胃消化吸收的作用。绿色蔬菜里丰富的膳食纤维能帮助消化、预防便秘。

食物的功能

1. 滋养机体

中医认为人体最重要的物质基础是精、气、神，统称"三宝"。其中精、气是人体生命活动的原动力，神是精气充盈的外在综合体现，精、气、神都离不开饮食的滋养。中医学从整体观念出发，认为各种不同性能的食物，通过胃的吸收，脾的运化，将水谷精微化生为气血津液，输布全身，滋养脏腑、经脉、四肢、骨骼及皮毛等。

2. 预防疾病

中医历来主张"上工治未病，中工治已病"（《难经》），即高明的医生是很重视预防疾病的。《黄帝内经·素问·四气调神大论》曰："圣人不治已病治未病，夫病已成而后药之，乱已成而后治之，譬犹渴而穿井，斗而铸锥，不亦晚乎？"食物对人体的营养作用，本身就是一项重要的保健预防措施。合理、科学的饮食习惯使五脏六腑功能旺盛，气血充实，正如中医理论所言的"正气存内，邪不可干"。正气是指人体的抗病能力和免疫力，邪气是指一切致病因素。例如姜、葱、豆豉等可预防流行性感冒；绿豆汤可预防中暑；大蒜、薏苡仁可预防癌症；红萝卜粥可预防头晕；山楂可降低血脂等。

3. 治疗疾病

食物的治疗作用是在中医理论指导下进行的，"虚则补之，实则泻之，寒者热之，热者寒之"是中医辨证施治的原则，这一原则也适用于饮食养生保健，因此，食疗的治疗作用主要体现在补益气血、泻实祛邪、平衡阴阳等几个方面。

食物相克的真相

食物相克的说法来源于人们千百年来的食疗保健和养生实践，以及对生活经验的总结。不过，在千百年的传承中，这些经验都难免以讹传讹。例如，在湖南民间流传着这样一种说法："要想死得凶，蜂蜜加香葱。"实际上，同时吃蜂蜜和香葱，并不一定会危及生命，即使真的会有性命之忧，那也是有条件的。假设蜂蜜来自于有毒的花粉，那么蜂蜜本身就是有毒的，不管和什么食物一起吃都会中毒。

关于食物相克，目前最通行的说法是，如果同时吃某两种食物，那么两种食物的营养可能就会相互抵消，这也是许多人讲究食物相克的主要原因。科学实验证明，在人体消化、吸收、代谢的过程中，不同食物中的各种营养素和化学成分，确实能够相互影响，导致某些营养物质不能够被人体吸收和利用。例如，茶叶中含有一种鞣质，它能够干扰人体对食物中铁元素的吸收；菠菜中含有大量草酸，会降低人体对食物中的钙元素的吸收率。不过，这样

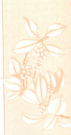

的相克是难免的，也属正常现象。虽然同时吃菠菜和豆腐会影响到人体对钙的吸收，但是，这也要看人体吸收的草酸多还是钙多。也就是说，某人某一餐的钙吸收得少了，但并不意味着他会缺钙。只要他在另一餐中吸收了大量的钙，那么体内的钙元素又会弥补回来。所以，身体最需要的是维持营养平衡。客观地说，食物相克并没有我们想象的那么严重。一般来说，只要体质正常、身体健康，那么在饮食上是没有什么禁忌的。

如果体质不好或者缺乏营养，那么就应该避免选择不合理的食物，注意食物的搭配，这样才有利于身体康复和保持健康状态。例如，贫血者不能够多喝茶，因为茶中的鞣质会影响人体对铁的吸收。

"发物"与忌口

所谓"发物"是指动风生痰、发毒助火、助邪之品，容易诱发旧疾，或加重新病。

"发物"为什么容易诱发旧病、加重新病呢？有关学者将此原因归纳为三种：一是一些刺激性较强的食物，如酒类、辣椒等辛辣刺激性食品作用于炎性感染病灶，极易引起炎症扩散、疔毒走黄。二是某些食物所含的异性蛋白成为过敏原，引起疾病复发，如豆腐乳有时会引起哮喘病复发，海鱼虾蟹往往会令皮肤过敏者出现荨麻疹、湿疹、神经性皮炎、脓疱疮、牛皮癣等顽固性皮肤病。三是一些动物性食品中含有某些激素，会促使人体内的某些机能亢进或代谢紊乱。如糖皮质类固醇超过生理剂量时可以引起旧病复发，诱发感染扩散、溃疡出血、癫痫发作等病症。

一般按其性能可将发物分为六类：一为发热之物，如薤、姜、花椒、羊肉、狗肉等，二为发风之物，如虾、蟹、椿芽等，三为发湿之物，如饴糖、糯米、醪糟、米酒等，四为发冷积之物，如梨、柿及各种生冷之品，五为发动血之物，如辣椒、胡椒等，六为发滞气之品，如土豆、莲子、芡实及各类豆制品。

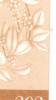

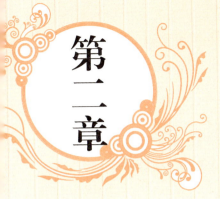

第二章 谷类
——人体马车的"驾辕之马"

大 麦

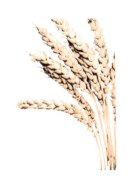

> 大麦宽胸下气，凉血。麦芽消化一切米面诸果食积。
> ——《本草纲目》

大麦起源于青藏高原，是世界第五大耕作谷物，在我国已有几千年的食用历史。如今，大麦的主要用途是酿酒。传统的啤酒和威士忌是用大麦芽为主要原料酿造的。

大麦有"三高二低"的特点，即高蛋白、高膳食纤维、高维生素、低脂肪、低糖，是一种理想的保健食品。

大麦含淀粉、蛋白质、脂肪、糖类、维生素 B_1、维生素 B_2、维生素 B_3、粗纤维、钙、磷、铁等。

本草养生

大麦味甘、咸，性凉，无毒。入脾、胃经。和胃，宽肠，利水。用于脾胃虚弱，食积饱满，胀闷，烦热口渴，小便不利。也可用于胃及十二指肠溃疡、慢性胃炎等。

预防贫血 大麦胚芽富含的维生素 E 能促进血液循环，有效维护全身机能的健康，并能促进血液性状正常化，防治贫血。

本草纲目——中药食物速查全书

降脂减肥 ▷ 大麦含有多种矿物质、维生素和超氧化物歧化酶类，具有非常好的祛脂和降低人体胆固醇含量的功效，对肥胖和胃肠功能障碍有很好的疗效。

健脾益胃 ▷ 大麦能健脾开胃、宽肠利水、回乳、消水肿，可治疗食积不消、脘腹胀满、食欲不振、小便淋痛、水肿等症。

单方验方

消化不良、饱闷腹胀：大麦芽、神曲各15克。水煎服，连续7日。

黄疸：鲜麦苗1把，滑石粉15克。水煎去渣服，每日2次，连续7日。

乳痈：大麦芽10克，山慈姑3克。共研为细末，用浓茶水调敷患处。

回乳：大麦芽60克。水煎服，每日2次，连续7日。

养生药膳

▶ 大麦羊肉粥

原料 大麦粒、羊肉各100克，草果6克，生姜3克，食盐适量。

做法 羊肉切丝，生姜切片，与草果同入锅煎汤。大麦粒浸泡发胀，洗净后同煎取的汤汁煮粥，加食盐调味即成。

功效 可作为脘腹冷痛、腹泻、大便溏软等病症的食疗粥品。

▶ 大麦茶

原料 大麦芽30克，茶叶8克。

做法 将大麦芽、茶叶分别用文火炒焦，混合后用开水冲饮。

功效 可作为小儿伤食、泄泻的食疗饮料。

中医食话

挑选颗粒饱满、色泽匀称、味道清新的大麦，炒制后再煮沸做成大麦茶，闻起来会有一股浓浓的麦香。喝大麦茶可以开胃助消化，是吃寿司时常常搭配的饮品。

妇女在怀孕期间和哺乳期内忌食大麦芽，因大麦芽可回乳或减少乳汁分

泌。用大麦回乳必须注意，用量过小或萌芽过短均可影响疗效。服食未长出芽的大麦，不但没有回乳的效果，反而会增加乳汁的分泌。

小 麦

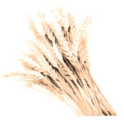

小麦可除热，止烦渴，利小便，补养肝气，止漏血唾血。补养心气，有心病的人适宜食用。
——《本草纲目》

小麦是世界上最早栽培的植物之一，也是世界上种植最广泛的粮食作物之一。小麦磨制成面粉后，可用来做成馒头、面条、面包、包子、饺子等多种不同的食品。小麦是我国北方居民的主食。

小麦含淀粉、蛋白质、脂肪、糖类、B族维生素、钙、磷、铁、卵磷脂、淀粉酶、麦芽糖酶等。麦粒除去麦胚和麸皮，所得到的面粉主要为淀粉和蛋白质。

麦胚的营养价值很高，含有丰富而优质的蛋白质、维生素E等。

本草养生

小麦味甘，性凉，入心、脾、肾经。有生津止汗、益气清热、养心安神的作用，适用于体虚多汗、口干舌燥、心烦失眠等症。

| 降压，保护血管 | 小麦富含的维生素B_1，可促进能量代谢和血液循环，有降压效果；而小麦胚芽里富含的膳食纤维和维生素E，则有助于保护血管健康。 |

| 静心安神 | 面包和点心，尤其是全麦面包是抗忧郁食物，对缓解精神压力、紧张等有一定的功效。进食全麦食品，可以降低血液中的雌激素含量，达到防治乳腺癌的目的。对于更年期妇女，食用未经加工的小麦能够缓解更年期综合征。 |

抗癌作用 ▷ 小麦中的不可溶性膳食纤维可以预防便秘和癌症。小麦胚芽含有一种含硫抗氧化物——谷胱甘肽，在硒元素的参与下生成氧化酶，使体内的化学致癌物质失去毒性，并且可以保护大脑，促进婴幼儿生长发育。

单方验方

失眠、神志不安： 小麦100克（去壳），甘草30克，红枣15枚。将3种材料加水煎服即可。

全身水肿： 将小麦麸30克炒黄，加适量红糖拌和，用红枣煮汤冲服，每日2次。

腹泻： 小麦粉30克炒黑，用红糖水冲服。

贫血： 小麦100克，加适量花生米，煮粥食用。

养生药膳

▶ 补肾强身糕

原料 小麦面粉1000克，淫羊藿、菟丝子、金樱子、狗鞭、苏打粉各10克，女贞子20克，鸡蛋350克，白砂糖500克。

做法 将淫羊藿、菟丝子、金樱子、狗鞭、女贞子去净灰渣加工烘干研成细末。将老发面放入盆中，加入白糖搅和均匀。鸡蛋磕入盆中，搅打起泡，倒入发面盆内，加入中药末，再用力搅匀。蒸时加入苏打粉，再搅均匀。在蒸笼内铺一块干净的湿纱布，放入方形木架，倒入面浆糊，盖上笼盖用旺沸水蒸30分钟至熟。再翻扣于案板上，晾凉即可。

功效 具有补肾强身的功效，适用于骨质疏松症及肾虚所致的腰酸足软、头晕、耳鸣、眼花等症。

▶ 红枣小麦粥

原料 小麦50克，红枣3枚，大米100克。

做法 将小麦洗净，浸泡2小时，沥干；大米洗净、沥干；红枣洗净，去核。将所有材料放入锅中，加适量水煮成粥即可。

功效 此粥可养心血、止虚汗、益气血、健脾胃，适宜于气血两亏、脾胃不足所致的心慌、气短、失眠等症。

中医食话

存放时间适当长些的面粉比新磨的面粉的品质好，故民间有"麦吃陈，米吃新"的说法。小麦分为精面粉和全麦面粉。精面粉由小麦的胚乳精加工而成，颜色洁白，却缺少B族维生素等营养素；全麦面粉由全麦磨制而成，颜色呈浅棕色，营养成分保持较好。小麦面粉食物最好不要油炸。

糯米

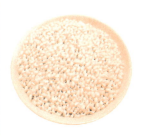

糯米暖脾胃，止虚寒，泻痢，缩小便，收自汗，发痘疮。
——《本草纲目》

糯米又名江米、糯稻米、元米。糯米呈白色，煮后透明，吸水性和膨胀性小，煮熟后黏性大，口感滑腻，是米中黏性最强的，不易于消化吸收。一般不做主食。由于糯米香糯黏滑，常被制成各种风味小吃，深受人们喜爱的传统食品年糕、元宵和粽子都是由糯米或糯米面做成的。

糯米中富含碳水化合物、蛋白质、脂肪、维生素 B_1、维生素 B_2、烟酸等，并含有钙、磷、铁等矿物质，是一种营养价值很高的谷类食品。

本草养生

糯米性平，味甘，归脾、胃、肺经。能温补脾胃，补益中气，对脾胃虚寒、食欲不佳、腹胀腹泻有一定的缓解作用，故古语有"糯米粥为温养胃气妙品"之称。

温胃祛寒 ▷ 糯米是一种温和的滋补品，适用于脾胃虚寒导致的反胃、食欲下降、泄泻、尿频和气虚引起的汗虚、气短无力、妊娠腰腹坠胀等症。

护发明目 ▷ 黑糯米还有明目活血、滑涩补精之效，用天麻、党参配糯米精制而成的"天麻糯米酒"，可补脑益智、护发明目、活血行气、延年益寿。

提神益寿 ▷ 将糯米、杜仲、黄芪、枸杞子、当归等酿成"杜仲糯米酒"，饮之有补气提神、美容益寿、舒筋活血的功效。

单方验方

妊娠恶阻： 糯米250克，姜汁15克。将炒锅放在文火上，倒入糯米、姜汁同炒，炒到糯米爆破，研粉即成。每次8克，每日2次，开水调服。

少食、呕吐： 糯米30克，研为细末，或磨成浆，加蜂蜜30克以及适量水，煮成稀糊即可。

补中益气： 糯米100克，煮为稀粥服食，每日1~2次，喜好甜食者，可加白糖同煮。

乳腺增生： 糯米60克，山药适量，白糖少许。用水煎服。

养生药膳

▶ 桂圆糯米粥

原料 糯米100克，桂圆肉15克，白糖适量。

做法 将糯米淘洗干净，入锅，加水1000毫升，先用旺火烧开，再转用文火熬煮。待粥半熟时加入桂圆肉，搅匀，继续煮至粥成，加白糖调味即可。

功效 具有补益心脾、安神的功效。适用于贫血等症，健康人服用有助于提高记忆力，增强体质。

▶ 红枣莲子糯米粥

原料 莲子15克，糯米80克，红枣8枚，白糖适量。

做法 莲子去皮、去心、洗净；糯米洗净，浸泡30分钟；红枣洗

净，去核。锅中加适量清水烧开，放入糯米、莲子、红枣，小火熬煮成粥，加白糖调匀即成。

功效 益心气，补心血。常服此粥可养心补铁，润肤养颜。

中医食话

煮糯米最好别用自来水，以免水中溶解的大量氯气在蒸煮过程中破坏糯米中的维生素 B_1，因此宜用开水，这样可避免营养的流失。

糯米最适宜在冬天食用，因为吃后会使人周身发热，有御寒、滋补之效。

糯米性黏滞，一次不宜食用过多；老年人、儿童等胃肠消化功能弱者不宜食用；糖尿病、肥胖、高血脂、肾病患者尽量少吃或不吃。

粳米

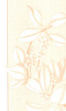

> 粳米主益气，止泻痢。温中，和胃气，长肌肉，健壮筋骨，益肠胃，通血脉，调和五脏，益精强志，聪耳明目。
> ——《本草纲目》

粳米，大米的一种，粳米口感柔和，香气浓郁，是我国南方家庭中必不可少的主食之一。粳米易于消化，是老弱妇孺皆宜的食品。

粳米含淀粉、蛋白质、脂肪、维生素 B_1、维生素 B_2、维生素 B_3、钙、磷、铁等。其含有的必需氨基酸比较完全，营养价值较高，还含有葡萄糖、果糖、麦芽糖等。

本草养生

粳米性平，味甘。中医认为，粳米有补中益气、健脾养胃、益精强志、和五脏、通血脉、聪耳明目、止烦、止渴、止泻的功效，多食用粳米可"强身好颜色"。

和胃助消化 ▷ 粳米汤有益气、养阴、润燥的功能，性平，味甘，有益于婴儿的发育和健康。粳米汤对脂肪的吸收有促进作用，亦能促使奶粉中的酪蛋白形成疏松而又柔软的小凝块，使之容易被人体消化吸收。因此，用粳米汤冲奶粉，或以粳米汤作为婴儿的辅助饮食，都是比较理想的。

调养身体 ▷ 粳米中各种营养素的含量虽不高，但因其食用量大，因此也具有很高的营养功效。是补充营养素的基础食物。病后体虚、年老体弱者食用，可以调养身体。

单方验方

汗出不止： 用一块柔软的布包粳米粉，擦汗数次即止。

风寒感冒： 大米 50 克，葱白、白糖各适量。先煮大米，大米熟时把葱白及白糖放入即可。每日 1 次，温服。

风寒咳嗽： 大米 50 克，姜、葱白各 10 克。大米加水煮粥，粥熟后加入姜和葱白，略煮即可。

祛痰润燥： 大米 50 克，杏仁 20 个。大米快煮熟时加杏仁继续煮，熟后加白糖或食盐调味。

养生药膳

▶ 鲜奶玉液

原料 粳米 100 克，核桃仁 30 克，牛奶 200 毫升，白糖适量。

做法 把粳米洗净，浸泡 1 小时捞出，沥干水分，与核桃仁、牛奶、水搅拌磨细，用漏斗过滤取汁，将汁倒入锅内加水煮沸，加入白糖搅拌，待糖全溶后滤去渣，取滤液倒入锅内烧沸即成。

功效 本品可补脾养肾，润燥益肺。咳嗽、气喘、腰痛、津亏肠燥、便秘者可常饮。

▶ 黑芝麻粳米粥

原料 黑芝麻 25 克，粳米 50 克。

做法 将黑芝麻炒熟后研末备用，粳米洗净与黑芝麻入锅同煮，用旺火煮沸后，改用文火煮成粥状。

功效 补益肝肾，滋养五脏。每日早、晚餐食用，适于中老年体质虚弱者，并能预防早衰。

中医食话

粳米的食用方法一般是蒸成米饭或煮粥。做成米饭能补充营养；熬成米粥能治疗虚证。

做粳米粥时，千万不要放碱，因为粳米是人体维生素 B_1 的重要来源，碱能破坏粳米中的维生素 B_1，导致维生素 B_1 缺乏，人易患脚气病。

用粳米做米饭时一定要"蒸"而不要"捞"，因为捞饭会损失掉大量维生素。不能长期食用粳米，而对糙米不闻不问。因为粳米在加工时会损失一部分营养，长期食用，会导致营养缺乏。粗细结合，才能保持营养均衡。

小 米

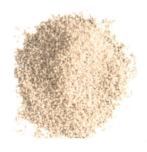

粟：养肾气，去脾胃中热，益气。陈者：苦，寒。治胃热消渴，利小便。
——《本草纲目》

小米又称粟米、粟谷、硬粟、黄粟等，为禾本科植物粟的种仁，其米粒小，呈圆形，色泽乳白或淡黄。小米是我国古代的"五谷"之一，也是我国北方人最喜爱的主要粮食之一。小米的养生功效十分突出，尤其滋阴养血功效显著，多以粥入食。小米粥营养价值很高，滋补作用很强，其粥油有"代参汤"的美誉。

小米含碳水化合物、蛋白质、脂肪、粗纤维、维生素 A、维生素 B_1、维生素 B_2、维生素 B_3、钙、磷、铁等。还含有大量的谷氨酸、脯氨酸、丙氨酸和蛋氨酸，营养较丰富。

本草养生

小米味甘、咸，性凉，入脾、胃、肾经。有清热解渴、健胃除湿、助安眠的作用。可防治反胃、呕吐等。还具有滋阴养血的功能，常用于病后食欲不振和产后虚损的调补。

和胃安眠 小米所含的色氨酸，可转变为血清素，有助于养胃安眠，而其丰富的碳水化合物，可缓解精神紧张、压力过大、疲惫乏力等症状。

调养补血 小米有滋阴补血的作用，可使产妇得到调养，帮助恢复体力，是被用于产后滋补的佳品；小米含有易于消化吸收的淀粉，可帮助人体吸收营养素，也具有防止反胃、呕吐的作用，可以开胃。

健脾消食 焖小米饭的锅巴被称为"黄金粉"，可补气健脾、消积止泻，对脾虚久泻、食积腹痛、小儿消化不良有显著的食疗作用。

单方验方

小儿腹泻：小米100克，山药80克，红枣15枚。3味同煮粥食用，每日2次。

失眠：小米15克，制半夏6克。水煎服，每日1次。

贫血：小米100克，龙眼肉30克。两者煮熟后加入红糖，空腹食用，每日2次即可。

血虚：小米100克，花生适量。两者洗净共同熬浓粥，每天服用2次即可。

养生药膳

▶ 鲜菇二米粥

原料 小米100克，粳米50克，平菇40克，葱末3克，盐2克。

做法 平菇洗净，在开水中氽一下，捞起切片；粳米、小米分别淘洗干净，用冷水浸泡半小时，捞出，沥干水分。锅中加入约1000毫升冷水，将粳米、小米放入，用旺火烧沸，再改用文火熬煮，待再滚起，加入平菇拌匀，下盐调味，再煮5分钟，撒上葱末，盛起食用即可。

功效 具有清热解渴、健胃除湿、和胃安眠的功效，对改善人体新陈代谢、增强体质都有一定的好处。

▶ 龙眼小米板栗粥

原料 小米、玉米、龙眼、板栗、红糖各适量。

做法 把小米、玉米分别淘洗干净，放入清水中浸泡30分钟；龙眼、板栗去壳取肉，洗净备用。将小米、玉米、龙眼、板栗一同放入锅中，加入清水，大火烧开后，转小火熬煮成粥，调入红糖即成。

功效 该粥口感爽滑，有益肝补肾、养心补血的功效。

中医食话

熬大米粥、小米粥，或用剩米饭熬粥，稍不注意便会溢锅，如果在熬粥时往锅里加5～6滴食用油，就可避免粥汁溢锅了。而且用压力锅熬粥，先滴几滴食用油，开锅时就不会往外喷，也比较安全。煮粥时，先淘好米，待锅半开时，再下米，也可防止冒锅外溢。

玉 米

玉米味甘、性平，无毒，调中开胃。
——《本草纲目》

玉米原产于墨西哥和秘鲁，16世纪传入我国。玉米不仅味道鲜美、香气独特、营养丰富，而且具有很好的医疗保健功效。在当今被证实的最有效的

50 多种营养保健物质中，玉米含有 7 种，因此被营养学家称为"黄金谷物"。

玉米含有脂肪、卵磷脂、谷物醇、维生素 E、B 族维生素及胡萝卜素等多种重要的营养保健物质，其中，维生素的含量高于大米、小麦 5～10 倍。在所有主食中，玉米的营养价值和保健作用是最高的。

玉米所含的玉米油、亚油酸、卵磷脂、维生素 A 和维生素 E 等均易为人体所吸收。长期食用玉米，有增强人的体力和耐力、刺激胃肠蠕动、加速粪便排泄的功效，可以预防便秘、肠炎、肠癌等疾病。

本草养生

中医认为，玉米具有健脾利湿、开胃益智、宁心活血的作用，适宜脾胃虚弱、气血不足、营养不良的人食用。

降脂降压 ▶ 玉米中含有不饱和脂肪酸，尤其是亚油酸的含量高达 60% 以上，与玉米胚芽中的维生素 E 有协同作用，可促进血液循环，降低人体血液中胆固醇的含量，预防高血压、冠心病的发生。

防癌抗癌 ▶ 玉米中的营养元素硒和镁，具有防癌抗癌的作用。硒能加速体内过氧化物的分解，使恶性肿瘤得不到氧的供应而生长受到抑制；镁能抑制癌细胞的发展，促使体内代谢废物排出。

防治便秘、肠炎 ▶ 玉米中的膳食纤维含量很高，具有刺激胃肠蠕动、加速粪便排泄的特性，可防治便秘、肠炎等；玉米粥对治疗消化不良也有一定的效果。

单方验方

疮癣：玉米 250 克。水熬汁，再浓缩成膏，涂抹患处。

消肿利尿：玉米 30 克，玉米须 15 克。加水适量，煎汤代茶饮。

降血压：玉米须 30 克洗净，加水 500 克，小火煮 30 分钟，静置片刻，滤取汁液，加白糖适量饮用。

幼儿湿疹：细玉米面 20～30 克。煮成粥，加适量菜泥、冰糖，分数次喂食。

养生药膳

▶ 三丁玉米

原料 玉米粒 200 克，青豆、胡萝卜丁各 40 克，泡开香菇 20 克，盐、高汤、糖、水淀粉、香油、食用油各适量。

做法 将玉米粒、胡萝卜丁、青豆用开水氽烫。锅热加油烧温，将所有材料下锅过油捞起。锅内留 1 汤匙油，倒入材料及调味料翻炒均匀，加入水淀粉勾芡，淋上香油，盛于盘中即可。

功效 此道菜包含有红、黄、绿色食物之多种营养成分，具有益肺宁心、健脾开胃、利水通淋的功效。

▶ 玉米黄豆面粥

原料 玉米面 150 克，黄豆面 100 克，白糖适量。

做法 将玉米面和黄豆面分别用温水调成糊状，然后一起倒入沸水中，同时迅速搅拌。开锅后换文火熬至黏稠，加入适量白糖食用。

功效 营养均衡、全面，有健脾益气、清热解毒、降脂降压的作用。常用于慢性胃炎、动脉硬化、高血压、高脂血症和糖尿病的防治。

中医食话

玉米是粗粮中的保健佳品，对人体健康有利。玉米中所含的营养物质可以增强人体新陈代谢、调整神经功能，使皮肤细嫩光滑，并抑制、延缓皱纹产生，有长寿、美容的作用。玉米的许多营养都集中在胚尖中，食用玉米时不宜弃掉其胚尖。

高 粱

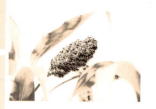

高粱和胃，健脾，止泻。
——《食物本草》

高粱又名蜀黍、芦粟，有"五谷之精""百谷之长"的盛誉，收获面积和总产量仅次于小麦、水稻、玉米，是世界四大谷类作物之一，主要分布在亚洲、非洲和美洲。早在 3000 年前，中国黄河流域等地就有栽培高粱的历史。

高粱有红、白之分，红者又称酒高粱，主要用于酿酒、酿醋；白者性温、味甘、涩，用于食用。高粱含碳水化合物、蛋白质、脂肪、粗纤维、维生素 B_1、维生素 B_2、维生素 B_3、钙、磷、铁等。

本草养生

高粱味甘，性寒，无毒。入脾、胃经。和中益气，凉血解暑。主治热毒，解苦瓠毒，其根主治心气痛和难产。

收敛固脱 高粱米中的单宁含量随着种皮颜色的加深而增多，单宁有收敛固脱的作用，因此，患有慢性腹泻的病人常食高粱米粥，能取得明显的食疗效果。

和胃健脾，充饥养身 高粱米具有消积温中、固涩肠胃、防治霍乱等功效。最好将高粱米和其他谷物混合搭配着吃，这样可以均衡不同种类的氨基酸，增加营养功效。

骨质疏松 经常食用高粱有利于缓解体内钙质的消耗，对中老年人的骨质疏松有一定的帮助。

单方验方

脾虚湿盛： 高粱 30 克，薏米、车前子各 15 克。加水煎服。

消化不良： 高粱米 50 克，冰糖适量。将高粱煮粥，快熟时加入冰糖煮化，温服即可。

小儿腹泻、大便溏稀： 红高粱 50 克，大枣 10 枚。大枣去核炒焦，高粱炒黄共研细末，2 岁小孩每次服 10 克，3~6 岁小孩每次服 15 克，每日服 2 次。

急性细菌性痢疾： 苦参 18 克，高粱根 30 克。水煎，分 3 次服。

养生药膳

▶ 高粱莲子粥

原料 高粱米 90 克，莲子 60 克，红枣、银耳各适量。

做法 将高粱米清洗干净，浸泡 4 小时左右；银耳泡发洗净；莲子洗净；红枣泡发洗净，去核备用。水开后，将泡好的高粱米下锅煮至熟透；将煮熟的高粱米与银耳、红枣、莲子一起煮粥直到熟烂，即可食用。

功效 补中益气，健脾养胃，益血。

▶ 高粱米豇豆水饭

原料 高粱米、豇豆各适量。

做法 将高粱米、豇豆一同放入锅内，加入足量的水，待煮熟后，用凉开水过凉，即可食用。

功效 适宜暑热季节食用，口味清爽，健脾开胃，具有解暑的作用。

中医食话

高粱米可煮粥，也可做高粱米水饭食用。还可做成干饭食之。高粱米磨成米粉，可作蒸年糕用。高粱还可酿酒。

特曲、竹叶青等名酒都是以高粱籽粒为主要原料酿造的，需要注意的是，长期食用高粱对患有慢性腹泻的病人有明显疗效，但大便燥结者应以少食或不食为宜。

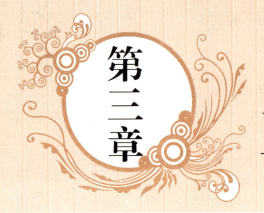

第三章 豆类
——蛋白质的最佳来源

黄豆

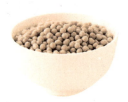

> 黄豆可宽中下气，利大肠，消水胀肿毒。
> ——《本草纲目》

黄豆是豆科植物大豆的黄色种子，为"豆中之王"，是一种营养丰富、用途广泛的农产品。意大利科学家研究发现，黄豆能降低血清胆固醇，在国内，民间多作为单方应用。黄豆中的蛋白质在量和质上均可与动物蛋白媲美，所以黄豆有"植物肉"及"绿色乳牛"之誉。

黄豆含有蛋白质、脂肪、糖类、维生素 B_1、维生素 B_2、烟酸、钙、磷等多种营养成分。其中蛋白质占35%～40%，每500克黄豆的蛋白质含量约相当于1000克猪瘦肉和6000毫升牛奶中的蛋白质含量；脂肪占15%～20%，是重要的植物型油脂来源。

本草养生

黄豆性平，味甘，具有健脾宽中、益气养血、润燥消水、通便解毒的功效，适用于治疗脾气虚弱、消化不良、疳积泻痢、腹胀羸瘦、妊娠中毒、疮痈肿毒、外伤出血等病症。

预防心脑血管疾病 ▶ 黄豆中的大豆蛋白质和豆固醇可以明显改善和降低血脂，含有的卵磷脂可除掉血管壁上的胆固醇，防止血管硬化，降低患心血管病的概率。

防癌补钙 ▶ 黄豆中富含皂角苷、蛋白酶抑制剂、异黄酮、钼等抗癌成分，对几乎所有的癌细胞都有抑制作用。它还富含钙质，可改善更年期骨质疏松症状。

清热通便 ▶ 黄豆中富含膳食纤维，既能及时清除肠道中的有害物质，保持大便通畅，又能调节体内热能，维护血糖平衡，并可增强绝经期妇女阴道细胞的活力。

单方验方

习惯性便秘：黄豆皮120克。用水煎汤，分3次服用。

疖肿疔疮：黄豆适量，在水中浸软，加白矾少许，一同捣烂成泥，外敷患处。

水肿：黄豆250克，甜酒适量。黄豆加水1000毫升，煮至250毫升，加入甜酒适量。每日分3次服。

中风：黄豆500克，独活40克，黄酒1500毫升。独活以黄酒煎取1000毫升；黄豆另炒，趁热放入药酒中，浸1～3日，去渣温服。

养生药膳

▶ 黄豆炖排骨

原料 黄豆150克，排骨350克，葱段、姜片、酱油、盐各适量。

做法 排骨洗净，切成小段，用沸水汆烫，去掉血沫；黄豆用水浸泡4小时。把排骨、盐、葱段、姜片、酱油、黄豆放入锅中，加适量清水大火煮沸，转小火炖至排骨肉熟烂入味即可。

功效 黄豆与排骨相配可以提高蛋白质的营养价值，对补铁也有益。

▶ 猪蹄焖黄豆

原料 猪脚500克，黄豆50克，姜1块，葱花、盐各适量。

做法 姜切片；猪脚在开水中氽一下洗净；黄豆提前在水中泡一会儿。高压锅内放入黄豆、猪脚、姜片，加入适量水，煮20分钟。打开锅盖，放入葱花、盐，调味可食。

功效 具有美容的功效，富含胶原蛋白，可增加皮肤弹性。

中医食话

黄豆作为主食可以磨成豆面，与面粉、玉米等混合食用，其生物学价值几乎与肉类相媲美。黄豆作为菜食，可以发豆芽炒食，或泡开以后煮食。黄豆主要的用途是其衍生制品，如豆腐、豆浆、豆豉、豆瓣酱及豆油等。

绿豆

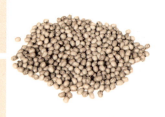

绿豆可补益元气，调和五脏，安精神，行十二经脉，去浮风，润皮肤，止消渴，利肿胀，解一切草药、牛马、金石诸毒。——《本草纲目》

绿豆，又名青小豆，因其颜色青绿而得名，在我国已有两千余年的栽培史。由于它营养丰富，用途较多，被称为"济世之良谷"。绿豆是夏令饮食中的佳品，其营养、药用价值都很高。

绿豆含蛋白质、脂肪、糖类、钙、磷、铁、胡萝卜素、硫胺素、核黄素、尼克酸。蛋白质主要为球蛋白类，其组成中蛋氨酸、色氨酸和酪氨酸较少。绿豆的磷脂成分中有磷脂酰胆碱、磷脂酰乙醇胺、磷脂酰肌醇、磷脂酰甘油、磷脂酰丝氨酸、磷脂酸等。

本草养生

绿豆味甘，性寒，入心、胃经。清热解毒，消暑利水。用于暑热烦渴、感冒发热、霍乱吐泻、痰热哮喘、头痛目赤、口舌生疮、水肿尿少、疮疡痈肿、风疹丹毒、药物及食物中毒等病症。

消暑解毒 ▷ 绿豆能清热解毒、活血化瘀，可治暑天发热或自觉内热及伤于暑气的各种疾病。夏季饮上 1 碗绿豆汤，可清凉解暑、和中解毒。

降低胆固醇 ▷ 绿豆中钾的含量高，这对降血压有很好的作用。还富含多糖成分，能增强血清脂蛋白酶的活性，将脂蛋白质中的三酰甘油水解，起到降血压的作用。

利尿退肿 ▷ 绿豆性凉、味甘，能清暑热、利水湿，可辅助治疗各种水肿，并有抗过敏功效，可预防荨麻疹等过敏性疾病。

单方验方

高脂血症：绿豆、海带、红糖各 150 克。海带发好、洗净、切条，与绿豆同入锅内，加水炖，至豆烂为止。用红糖调服，每日 2 次，连续服用一段时间。

高血压：绿豆适量，猪胆 1 个。将绿豆粒装入猪胆内，装满，挂在阳台或屋檐下风干，置 3 个月后取出绿豆食用。每日 1 次，服 7 粒。

中暑、小儿疮疖：绿豆 100 克，红糖适量。将绿豆淘洗干净，加适量清水，旺火煮沸，再用小火煮至软烂，加红糖调味食用。

热病烦渴：绿豆、芦根各 100 克，生姜 10 克，紫苏叶 15 克。将芦根、生姜、紫苏叶水煎煮后，去渣取汁，和淘洗干净的绿豆一同入锅，先用旺火煮沸，再改用小火煮至豆烂汤稠如粥，任意食之。

养生药膳

▶ 绿豆猪肝粥

原料 新鲜猪肝 100 克，绿豆 60 克，大米 100 克，盐适量。

做法 将绿豆、大米洗净，同放锅中大火煮沸后改用小火慢熬；煮至六成熟时，将切成片或条状的猪肝放入锅中同煮，熟后再加盐调味即成。

功效 此粥补肝养血、清热明目、美容润肤，可使人容光焕发，特

下篇 科学饮食，延年益寿

别适合那些面色蜡黄、视力减退、视物模糊的体弱者。

▶ 绿豆南瓜汤

原料 绿豆 80 克，南瓜 100 克，精盐少许。

做法 绿豆洗净，用盐腌 3 分钟后，洗净；南瓜去皮去瓤，洗净，切块。锅内放水烧沸，先下绿豆煮沸 5 分钟；将南瓜块下锅，用小火煮沸，至绿豆开花即可。

功效 这款汤不仅能解毒清热，还能延缓糖尿病患者餐后血糖上升。

中医食话

绿豆含有丰富的蛋白质以及多种氨基酸、维生素和钙、铁、磷等矿物质，其所含的 B 族维生素能够补充出汗时的营养损失。注意煮绿豆粥的时候不要加碱，因为碱会破坏多种 B 族维生素，使绿豆的营养功效大大降低。

豌豆

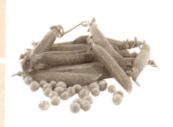

> 豌豆属土，故其所主病多系脾胃。
> ——《本草纲目》

豌豆又名青豆、麦豆、小寒豆。豌豆可分为粒用豌豆、荚用豌豆、粒荚兼用豌豆。粒用豌豆豆粒圆润翠绿，相当美观，常被用来配菜，以增加菜肴的色彩，增进食欲；荚用豌豆即荷兰豆，炒熟后颜色鲜绿，清爽可口。此外，豌豆苗鲜嫩清香，可用作羹的原料。

干豌豆中富含蛋白质和糖类。据测定，每 100 克干豌豆中含蛋白质 24.6 克，糖类 57 克。此外，干豌豆还含有少量脂肪、多种维生素以及钙、磷、镁、钠等多种矿物质。豌豆苗中维生素 C 的含量极高，在所有鲜豆中位列第一。

本草养生

豌豆味甘,性平,入脾、胃经。有调理肠胃、补气强身、抗菌消炎、解毒除湿、利尿通便、通乳消胀及增强人体新陈代谢的功效,能加速体内毒素的排泄。对于糖尿病、脚气病、产后乳少、霍乱吐泻有一定的辅助治疗作用,还可以预防心脏病和多种癌症。

防癌治癌 食用豌豆后可防止人体致癌物质的合成,从而减少癌细胞的形成,降低癌症的发病率。

抗菌消炎 豌豆所含的止杈素、赤霉素A20和植物凝集素等物质,具有抗菌消炎、增强新陈代谢的功效。

润泽皮肤 豌豆含有丰富的维生素A原,可在体内转化为维生素A,而后者具有润泽皮肤的作用。

润肠通便 豌豆所富含的膳食纤维,能促进大肠蠕动,保持大肠通畅,起到清洁大肠、防治便秘的作用。

单方验方

高血压、心脏病:豌豆苗1把,洗净捣烂榨汁,每次饮半杯,每日2次。

产后少乳:豌豆50克。以水煮豌豆,空腹食用,每日2次。

便秘:鲜豌豆、核桃仁各200克。煮烂,捣成泥,加水煮沸,每次食用50毫升,温服,每日2次。

脾胃不和:豌豆150克,陈皮10克,香菜60克。加水煎汤,分2~3次温服。

养生药膳

▶ 玫瑰豌豆糕

原料 豌豆250克,熟面粉、白糖、植物油、玫瑰花各适量。

做法 将豌豆洗净加水入锅,用武火煮开;换文火煮烂后去皮压成泥;在豌豆泥中加入熟面粉、

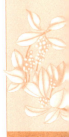

植物油、白糖、玫瑰花充分混合，入模具成形，放入笼屉中以武火蒸熟即可。

功效 滋阴补虚，健脾利尿。是高血压、高血脂患者的滋补佳品。

▶ 糖醋酥豌豆

原料 豌豆粒 500 克，红辣椒末、葱花、蒜蓉各 5 克，醋、麻油、植物油、精盐、白糖各适量。

做法 首先将豌豆泡发 2 小时后洗净，将其放入碗中，加入适量葱花、蒜蓉，浇上麻油用开水拌匀。然后上油锅，将油烧至六成熟，放入豌豆煎炸；熟后放入盘中，用备好的葱花、蒜蓉、辣椒末、精盐、白糖、醋兑成汁，淋在豌豆上，拌匀即可。

功效 健脾开胃，祛瘀解毒。适用于脂肪肝、高脂血症、胃下垂、更年期综合征等。

中医食话

将富含氨基酸的食物与豌豆一起烹调，可以明显提高豌豆的营养价值。

许多优质粉丝都是用豌豆等豆类淀粉制成的，在加工的过程中往往会加入明矾，经常大量食用会影响身体健康。

豇 豆

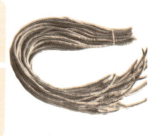

豇豆可理中益气，补肾健胃，和五脏，调养颜身，生精髓，止消渴，治呕吐，痢疾，止尿频，解鼠蛇之毒。
——《本草纲目》

豇豆分为长豇豆和饭豇豆两种。长豇豆一般作为蔬菜食用，既可热炒，又可汆烫后凉拌；饭豇豆一般作为粮食煮粥、制作豆沙馅等食用。李时珍称此豆"可菜、可果、可谷，备用最好，乃豆中之上品"。阿拉伯人常把豇豆当作爱情的象征，小伙子向姑娘求婚，总要带上一把豇豆，新娘子到男家，嫁妆里也少不了豇豆。

豇豆的籽粒含大量淀粉、脂肪油、蛋白质、烟酸、维生素 B_1、维生素 B_2、维生素 C 等，含磷脂较丰富。鲜嫩豇豆含抗坏血酸。

本草养生

豇豆味甘，性平，入脾、胃、肾经。有调理胃肠、补益身体、补肾益精、消暑止渴的功效，可用于脾胃虚弱、呃逆呕吐、消渴、遗精、妇女白带过多、尿中滴白、小便频频等病症。

促消化，防便秘　豇豆所含的膳食纤维和维生素 B_1 能维持正常的消化腺分泌和胃肠道蠕动，促消化、增食欲，适合于辅助治疗老年性便秘。

防治糖尿病　豇豆的磷脂有促进胰岛素分泌、参加糖代谢的作用，且豇豆热量和含糖量都不高，饱腹感强，特别适合肥胖、高血压、冠心病和糖尿病患者食用。

抗衰老　豇豆含胱氨酸较多。胱氨酸是一种对人体有用的氨基酸，不仅是一种抗衰老的营养素，还可保护人体免受有害重金属以及有害自由基的不良影响，在医疗上常用于保护人体免受射线和核辐射的危害。

单方验方

盗汗：豇豆 20 克，冰糖 10 克。水煎服。

小便不通：豇豆 40 克。水煎服。

妇女白带、白浊：豇豆、蕹菜各 100 克。加水炖煮服用。

食积腹胀：饭豇豆适量。细嚼咽下或捣蓉泡凉开水服。

养生药膳

▶ 金钩嫩豇豆

原料 嫩豇豆500克，小海米20克，香油、料酒、精盐、味精、葱末、花生油、鸡汤各适量。

做法 豇豆洗净，切成5厘米长的段；小海米洗净，加温水泡软，捞出沥干，剁碎。炒锅上火，放入花生油，烧至六成熟，下豇豆炸至面皱，捞出沥油。原锅内留油少许，置旺火上，下葱末、小海米略煸，倒入豇豆炒拌，加料酒、精盐、味精、鸡汤，用武火将卤汁收干，翻炒几下，淋入香油即可。

功效 色泽翠绿，味道鲜美，营养丰富。有理中益气、补肾健脾消渴、利尿除湿等功效。

▶ 豇豆焖鲫鱼

原料 鲫鱼1000克，豇豆50克，酸菜25克，香菜15克，色拉油50克，精盐8克，味精2克，葱花10克，辣椒段、花椒、料酒各适量。

做法 鲫鱼粗加工后切片；将豇豆切成粒；把码制后的鱼片放入八成热的油锅中炸至金黄色。把辣椒段、花椒、豇豆下油锅炒香；再加入鲫鱼、酸菜、精盐、味精、料酒、葱花、香菜，炒至入味起锅装盘即可。

功效 具有温中健胃、滋阴补肾、除核消肿、行水消肿、清热解毒、通脉下乳等功效。

中医食话

糖尿病、肾虚患者宜多吃。

豇豆可素炒，也可荤炒。素炒前拍上两瓣蒜放进锅里，味道更香。

豇豆还可凉拌，将豇豆洗净焯好后摊开晾凉，调入醋、蒜以及少量糖、香油。豇豆还可以制成四川泡菜，喝粥时当咸菜，切碎与肉末同炒，俗称酸豆角炒肉。

豇豆多食则性滞，故肠胃不和、大便干结者应慎食豇豆。

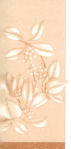

蚕豆

蚕豆可补中益气、健脾祛湿、止血降压、涩精止带。
——《本草拾遗》

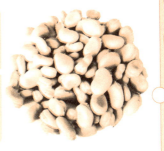

蚕豆又叫胡豆、倭豆、佛豆、罗汉豆等。蚕豆荚果大而肥厚，种子椭圆扁平。人们吃蚕豆主要是吃青蚕豆，有时也将其煮熟后作为零食。

市面上的青蚕豆有两类：一类是客豆，又叫皂荚豆，皮色深，荚果狭长，每荚3~4粒豆；另一类是本地豆，常熟、启东等地有种植，荚果皮色淡，入口香糯。

蚕豆营养较为丰富，其蛋白质含量仅次于大豆，糖类含量仅次于绿豆、豇豆，膳食纤维含量也很高，脂肪含量较少。此外，蚕豆还含有磷脂、胆碱、维生素 B_1、维生素 B_2、维生素 B_3、钙、磷、铁、钾、钠、镁等多种营养成分。

本草养生

蚕豆具有补中益气、健脾益胃、清热利湿、止血降压、涩精止带等功效，可用于中气不足、倦怠少食、高血压、咯血、鼻出血、妇女带下等病症。

增脑益智	蚕豆含有大脑和神经组织的重要组成成分——磷脂，并含有丰富的胆碱，有增强记忆力和健脑的作用。
促进胃肠蠕动	蚕豆中的蛋白质可以延缓动脉硬化的发生，蚕豆中的膳食纤维有降低胆固醇、促进肠蠕动的作用。
补钙强骨	蚕豆中含有丰富的钙，有利于骨骼对钙的吸收与钙化，能促进人体骨骼的生长发育。

下篇 科学饮食，延年益寿

单方验方

便秘：蚕豆 50 克。煎煮或者空腹吃。

慢性肾炎：蚕豆 200 克，红糖 100 克。用适量的水煮成膏状服用。

秃疮：鲜蚕豆 50 克。捣烂涂于患处即可。

水肿水胀：蚕豆、牛肉各 100 克。两者炖煮熟透即可食用。

养生药膳

▶ 蚕豆鲫鱼粥

原料 蚕豆 90 克，鲫鱼 150 克，茯苓、大米、大蒜（白皮）各 30 克，姜、精盐各 3 克，植物油 20 克。

做法 将鲫鱼去鳞、鳃及内脏，洗净；起油锅，放入鲫鱼，煎香铲起；蚕豆、茯苓、生姜、大米洗净。把全部用料一起放入瓦锅内，以武火煮沸后，再以文火煮 1 小时，放入大蒜，煮 10 分钟，调味即可。

功效 具有健脾和胃、利水消肿的功效。

▶ 蚕豆炒鸡蛋

原料 蚕豆 300 克，鸡蛋 4 个，盐 4 克，白糖 1 克，花生油 40 克。

做法 将鸡蛋打入碗内，放少许盐打散，备用；蚕豆洗净，焯水备用。花生油入锅烧热，倒入鸡蛋液炒散，加入蚕豆，边炒边加盐、白糖调味，炒好装盘即可。

功效 具有补中益气、健脾益胃、清热利湿、止血降压、涩精止带的功效。

中医食话

蚕豆含有导致过敏的物质，过敏体质的人吃了会产生不同程度的过敏、急性溶血等中毒症状。一般会在几天内恢复正常，但也约有十分之一的病例会在急性期死亡，这就是俗称的"蚕豆病"。"蚕豆病"是因为体内缺乏某种酶类所致，是一种遗传缺陷，发生过蚕豆过敏者一定不要再吃蚕豆。一旦发生这种病时，应尽快就医，以防意外。父母或祖父母有过这种病的人，不宜进食蚕豆及其制品，且不宜沾染蚕豆花粉。

蚕豆不可生吃，应将生蚕豆多次浸泡后再进行烹制。

扁 豆

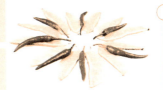

扁豆白而微黄，其气腥香，其性温平，得乎中和，脾之谷也。
——《本草纲目》

扁豆别名眉豆、蛾眉豆、羊眼豆、茶豆等，我国南北各地均有栽培，其嫩荚长椭圆形，阔而肥厚，像月牙一样，扁平微弯。扁豆开暗紫色花，豆粒和豆荚均可供食用，花、种皮可入药。

扁豆的种子主要有红、白、黑三种。白扁豆肉厚，形如半月，豆为白色，煮则绵软微甜，干炒则有韧性，可入药；黑扁豆周边红，未红处是青色，肉薄，极有韧性，且有白道如喜鹊的羽毛，故又名"鹊豆"；红扁豆又称"红雪豆"，用作清肝、消炎药，治眼生翳膜。

扁豆营养丰富，含有蛋白质、脂肪、糖类、膳食纤维、维生素 A、维生素 B_1、维生素 B_2、钙、磷、锌等多种营养成分，其中蛋白质含量是青椒、西红柿、黄瓜的 1~4 倍。

本草养生

扁豆是甘淡温和的健脾化湿药，能健脾和中、消暑清热、解毒消肿，适用于脾胃虚弱、便溏腹泻、体倦乏力、水肿、白带异常以及夏季暑湿引起的呕吐、腹泻、胸闷等病症。

消暑止泄 ▶ 夏日暑湿伤中、脾胃不和，易致吐泻。白扁豆能健脾化湿以和中，性虽偏温，但不会温燥助热伤津，因此可用于暑湿吐泻。

抗癌 ▷ 扁豆中含有血球凝集素，这是一种蛋白质类物质，能激活肿瘤病人的淋巴细胞，产生淋巴毒素，有显著的消退肿瘤的作用。肿瘤患者宜常吃扁豆，有一定的辅助疗效。

保护心脑血管 ▷ 扁豆高钾低钠，经常食用有利于保护心脑血管，调节血压。

单方验方

消化不良：扁豆、淮山药、粳米各 100 克。煮粥食用。

百日咳：生扁豆 10 克，红枣 10 枚。将扁豆、红枣洗净后用水煎服。

小便不利：扁豆 30 克，香薷 15 克。加水煎汤，分 2 次服用。

呕吐：生扁豆 50 克。晒干研细末，每次 10 克，米饭或汤送服；若呕吐严重者，配用黄连粉 1 克，饭前开水送服。

养生药膳

▶ 扁豆山楂糕

原料 扁豆、山楂糕、白糖、葡萄干、糖桂花各适量。

做法 先将扁豆用水浸泡去皮，加水煮酥，再加白糖煮化，撒上山楂糕、葡萄干、糖桂花即成。

功效 该糕健脾化湿、消暑和中，适用于脾胃虚弱导致的腹泻、呕吐、食欲不振、妇女白带过多等症。

▶ 扁豆山药粥

原料 白扁豆 15 克，山药、白米各 30 克。

做法 先将鲜山药洗净，去皮切片，备用。再煮白米、白扁豆至半熟，加入山药片，煮粥，加糖调味即成。

功效 适用于脾胃气虚引起的便秘、消瘦。

中医食话

扁豆含有血球凝集素，倘若半生半熟吃，往往引起头昏、恶心、呕吐等。炒食时务必大火煨焖，烧熟煮透，使血球凝集素在高温下变性失活，方可放心食用。

扁豆不可一次食用过多，否则会发生腹胀，易产气，使人不快。

尿路结石者忌食扁豆。

烹调前应将豆筋抽除，否则既影响口感，又不易消化。

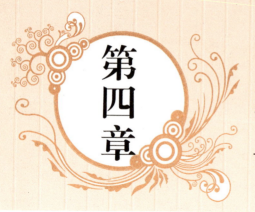

第四章 蔬菜类

——通向健康的"七色光"

芹菜

> 除胸腹烦闷、发热及寒热，聚焦精气，除下瘀血，止霍乱腹泻。——《本草纲目》

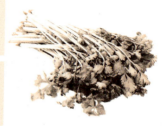

芹菜又名旱芹、药芹、香芹、川芎菜、毛驴菜，为伞形科2年生草本植物旱芹的全株。旱芹是否起源于西亚、北非或南欧还不能肯定，现代的芹菜是从地中海沼泽地区的野生种驯化而来。2000多年前古希腊人最早栽培芹菜，开始作药用，后作辛香蔬菜食用，并驯化成肥大叶柄类型。

芹菜含有蛋白质、脂肪、糖类、维生素A、维生素B_1、维生素B_2、维生素B_3、维生素C、钙、磷、铁及膳食纤维等营养成分。其中，B族维生素、维生素P的含量较多，矿物质元素钙、磷、铁的含量更是高于一般绿色蔬菜。

本草养生

芹菜性凉，味甘，无毒。归肺、胃、肝经。芹菜的茎、叶中均含有挥发性物质甘露醇，具芳香味，能增强人们的食欲，其根、茎、叶和种子都可以当药用，故有"厨房里的药物"，"药芹"之称。中医学认为，芹菜能平肝定惊，利湿通淋，养血调经，理胃和中，祛湿浊，除心下烦热。

现代药理研究表明，芹菜具有降血压、降血脂、促进男女性兴奋、降低精子生成、减轻胃溃疡、镇静安神等作用。常吃芹菜能防治肝阳上亢、头晕目眩、失眠健忘、淋浊、尿路感染、前列腺炎、妇女月经不调等病症，芹菜还可以刺激肠胃蠕动，促进排便，有清肠的作用，是减肥、美容的佳品。

| 平肝降压 | 芹菜中含有丰富的钾，有明显的降压作用，是治疗高血压及其并发症的首选之品，临床对于原发性、妊娠性及更年期高血压均有效。常吃芹菜，尤其是吃芹菜叶，对预防高血压、动脉硬化等都十分有益，并有辅助治疗作用。血压偏低者应少吃芹菜。 |

| 利尿消肿 | 芹菜含有利尿成分，可促进人体组织内过量水分和尿酸的排泄。经常吃些芹菜，可以中和尿酸及体内的酸性物质，对预防痛风有较好效果。 |

| 养血补虚 | 芹菜含铁量高，对缺铁性贫血患者久服有益。常食芹菜能使人皮肤红润，目光有神，头发黑亮，还能补充妇女经血中铁的损失。 |

| 防癌抗癌 | 芹菜是高纤维食物，它经肠内消化产生一种木质素或肠内脂的物质，这类物质是一种抗氧化剂，高浓度时可抑制肠内细菌产生的致癌物质。大量的粗纤维还可刺激胃肠蠕动，加快粪便在肠内的运转时间，减少致癌物与结肠黏膜的接触，达到预防结肠癌的目的。 |

| 助阳避孕 | 芹菜还是一种壮阳食品，能促进人的性兴奋，西方称之为"夫妻菜"，曾被古希腊的僧侣列为禁食。泰国的一项研究发现，常吃芹菜能减少男性精子的数量，可能对避孕有所帮助。 |

| 降血糖 | 芹菜汁还有降血糖作用。可取鲜芹菜适量，洗净捣汁，早、晚分服。 |

单方验方

眩晕： 取芹菜 100 克，龙胆草 12.5 克。两者加水煎服，早、晚各服 1 次。

失眠： 取芹菜根 125 克，酸枣仁 15 克。将两者加入适量的水煎煮，睡前服用。

脾胃虚弱： 取芹菜根 75 克，大枣 40 克。两者加水煎服。

养生药膳

▶ 凉拌芹菜

原料 芹菜 400 克，水发腐竹 100 克，生姜 50 克，精盐、酱油、米醋、味精、香油各适量。

做法 将芹菜择洗干净，切成 2 厘米长的小段，沸水焯过，加适量盐腌 5 分钟，将水溢出，取出备用。把发好的腐竹切丝，将姜切成碎末。将芹菜、腐竹、姜放在一起加入适量调料，拌匀即可食用。

功效 清热解毒，降脂降压。适用于高血压、高血脂、动脉硬化患者。

▶ 虾仁烧芹菜

原料 芹菜 200 克，虾仁 40 克，猪油、料酒、盐、味精各适量，汤少许。

做法 将芹菜洗净，去掉菜叶，将叶柄切成 2 厘米长的段，放入开水锅内焯一下，捞出沥去水分。锅放火上，放入猪油，用热油炸一下虾仁，变色即可，随后放入芹菜煸炒，接着放入料酒、味精、盐，炒匀，出锅盛盘食用。

功效 清热益肺。

▶ 花生米拌芹菜

原料 芹菜 500 克，花生米 200 克，精盐、醋、味精各适量。

做法 芹菜切成 2 厘米长的小段，在沸水中焯一下，取出备用。花生米炸酥，堆放在盘中央，将过水的芹菜围在盘四周，再加入精盐、醋、味精，搅拌均匀即可。

功效 适用于高血压、高血脂、慢性肾炎、尿血等。

中医食话

芹菜味清香、质甜脆,是凉拌、热炒的美味佳肴。选购芹菜应挑选梗短而粗壮、菜叶翠绿而稀少者。芹菜叶中所含的胡萝卜素和维生素C比茎多,因此吃时不要把能吃的嫩叶扔掉。将西芹先放进沸水中焯烫(焯水后要马上过凉),除了可以使成菜颜色翠绿,还可以减少炒菜时油脂对蔬菜"入侵"的时间。

黄 瓜

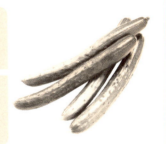

气味甘寒、清热解渴、利小便。
——《本草纲目》

黄瓜又名胡瓜、刺瓜、王瓜,为葫芦科属1年生攀援性草本植物黄瓜的果实。黄瓜最初叫做"胡瓜",这是因为它是西汉时从西域引进的,李时珍说:"张骞使西域得种,故名胡瓜。"

宋朝苏轼曾写《卖黄瓜》一诗:"簇簇衣中落枣花,村南村北响缫车。牛庆古柳卖黄瓜,酒困路长惟欲睡。"黄瓜原产于喜马拉雅山南麓的印度北部地区,栽培历史悠久。印度于3000年前开始栽培黄瓜。西汉张骞出使西域时把它引入我国,并随着南亚民族的迁移和往来,黄瓜由原产地向东传播到我国南部、东南亚各国及日本等。目前,我国各地都有栽培,尤以河北、山东、广东、广西等地较多。

黄瓜的含水量为96%~98%,它不但脆嫩清香,而且营养丰富,是消暑、美容、减肥的佳蔬。口感上,黄瓜肉质脆嫩、汁多味甘、芳香可口;营养上,它含有蛋白质、脂肪、糖类,多种维生素、纤维素以及钙、磷、铁、钾、钠、镁等丰富的营养成分。人们常把它当水果来食用。黄瓜是一味可以美容的瓜菜,被称为"厨房里的美容剂"。它含有人体生长发育和生命活动所必需的多种糖类和氨基酸，含有丰富的维生素，经常食用或贴在皮肤上，可有效地对抗皮肤老化，减少皱纹的产生。

本草养生

中医学认为，黄瓜性凉，味甘，入肺、胃、大肠经。具有清热利水、解毒消肿、生津止渴之功效。主治身热烦渴、咽喉肿痛、风热眼疾、湿热黄疸、小便不利等症。

利尿作用 黄瓜汁具有利尿和稀释尿酸的作用，所以，有治疗尿毒症和预防因体内尿酸引起痛风病的功效。

降血糖作用 黄瓜中所含的葡萄糖苷、果糖等不参与通常的糖代谢，故糖尿病患者以黄瓜代淀粉类食物充饥，血糖非但不会升高，甚至会降低。

抗癌作用 黄瓜含有维生素C，这种物质由一种葡萄糖甙所形成，能提高人体免疫力，还有抗菌、解毒、抵御肿瘤的功效，特别是防治食道癌。也可用来治疗慢性肝炎和迁延性肝炎，对原发性肝癌有消除疼痛、延长生存期的效用。

美容作用 用黄瓜汁来清洁和保护皮肤，具有消除痱子、舒展皱纹、润肤除斑，使皮肤细嫩、柔韧的美容功效。

降脂减肥 黄瓜含有一种叫丙醇二酸的物质，有抑制糖类物质转为脂肪的功能，并有减肥健美的作用。黄瓜所含的纤维素，对降低胆固醇、促进肠道中腐败食物的排泄都有一定效果。

单方验方

痱子：取鲜黄瓜1条。将黄瓜切片擦患处，每日2~3次。

肥胖：取黄瓜皮20克，茶叶、蒜各适量。用水煎汤。

烫伤、烧伤： 取五月嫩黄瓜 1 根。将黄瓜放入瓶内，封口，挂于屋檐下。烫伤后，取黄瓜敷在伤口处即可。

养生药膳

▶ 黄瓜炒虾肉

原料 黄瓜 250 克，大虾 100 克，淀粉 5 克，料酒、葱花、姜片、盐、酱油、食用油各适量。

做法 将虾去壳，剔去虾线，除去泥沙，洗净，切成薄片，用料酒、酱油、葱花、姜片加水适量，浸泡 1 小时。将淀粉加水调好；黄瓜洗净，切成片。炒锅放入食用油上火烧热，将虾片蘸匀湿淀粉，下油锅炒熟，拨在锅边，用余油快炒黄瓜片，然后将虾片拨下来与黄瓜同炒，加入盐，再用大火略炒，即成。

功效 清热除湿，生津祛痰。

▶ 糖醋黄瓜片

原料 黄瓜 500 克，精盐、白糖、白醋各适量。

做法 先将黄瓜去子，洗净，切成薄片，用精盐腌渍 30 分钟，然后用清水洗去黄瓜的部分咸味，等水控干后，加精盐、白糖、白醋腌 1 小时即可。

功效 清热开胃，生津止渴。适用于烦渴、口腻、脘痞等病症。

▶ 党参薏米煮黄瓜

原料 党参 25 克，薏米 30 克，黄瓜 300 克，料酒、姜片、葱段、盐、鸡精、鸡油各适量。

做法 薏米淘净；党参洗净，切段；黄瓜洗净，去瓤，切片。炖锅内放入薏米、党参、黄瓜、料酒、姜片、葱段，加适量清水，大火烧沸后改用小火煮 35 分钟，再加入盐、鸡精、鸡油，搅匀即成。

功效 清热解湿，滋补气血。适用于四肢水肿、小便不畅、面黄肌瘦、高血压等症。

中医食话

黄瓜是糖尿病患者首选的食品之一。每天1根，可以生吃也可以煮熟了吃，或者做汤。由于黄瓜含有维生素C氧化酶，熟吃时会把维生素C破坏掉，最好是生吃，或者在两餐之间生吃，以免造成其他蔬菜、水果等食物中的维生素C被破坏。另外，生吃前一定要将黄瓜洗净，以免引起肠道疾病。

黄瓜性凉，胃寒者多食易腹痛；老年慢性支气管炎患者发作期忌食。高血压患者、肥胖者，有肝病、心血管病、肠胃病的人，都不要吃腌黄瓜。因为黄瓜一旦经过腌制，含有单宁酸，常吃腌黄瓜，可以升高血压。

南 瓜

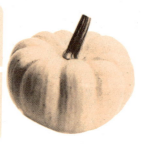

平肝和胃，通经络，利血脉，滋阴水，治肝风，和血养血，调经理气，兼去诸风。——《本草再新》

南瓜属葫芦科，1年生蔓生草本植物（藤本）。秋季结果。南瓜含有丰富的维生素A、维生素B、维生素C，必需的8种氨基酸和儿童必需的组氨酸，可溶性纤维、叶黄素和磷、钾、钙、镁、锌、硅等成分。

南瓜具有补中益气、消痰止咳的功效，可用于气虚乏力、肋间神经痛、疟疾、痢疾等症，还可驱蛔虫、缓解烫伤。现代研究证明，南瓜富含钴，能促进新陈代谢，有效降低血糖；南瓜中的锌，是人体生长发育所需的重要物质；南瓜中含有甘露醇，能有效通便，预防便秘。南瓜中的果胶能延缓肠道对单糖类物质的消化和吸收；南瓜还含有一定量的硒，能清除体内脂质过氧化物，预防糖尿病并发心脑血管疾病。

煮南瓜时，因外皮营养丰富，不宜削皮，这样做还可避免煮得过烂，可以保持口感。如发现南瓜表皮有溃烂或切开后有酒精味，则不可食用。不宜将南瓜切碎弃汁做馅用，因为切碎弃汁做馅会损失大量水溶性维生素，导致营养价值降低。

南瓜同豆类、鱼类、乳制品等搭配食用有很好的防癌作用。糖尿病患者可把南瓜制成南瓜粉，以便长期少量食用。

本草养生

南瓜性温、味甘，归脾、胃经。据《滇南本草》载："南瓜性温，味甘无毒，入脾、胃二经，能补中益气，润肺化痰，和血养血，驱虫解毒。"可治咳止喘，疗肺痈与便秘，并有利尿、治疗营养不良等作用。适用于久病气虚、脾胃虚弱、气短倦怠、便溏和糖尿病等症。

解毒
南瓜内含有维生素和果胶，果胶有很好的吸附性，能黏附和消除体内细菌毒素和其他有害物质，如重金属中的铅、汞和放射性元素，起到解毒作用。

保护胃黏膜，帮助消化
南瓜所含果胶还可以保护胃肠道黏膜免受粗糙食品刺激，促进溃疡面愈合，更适宜于胃病患者。南瓜所含成分能促进胆汁分泌，加强胃肠蠕动，帮助食物消化。

防治糖尿病，降低血糖
南瓜含有丰富的钴，在各类蔬菜中含钴量居首位。钴能活跃人体的新陈代谢，促进造血功能，并参与人体内维生素 B_{12} 的合成，是人体胰岛细胞所必需的微量元素，对防治糖尿病、降低血糖有特殊的疗效。南瓜中的果胶能调节胃内食物的吸收速率，使糖类吸收减慢。可溶性纤维素能推迟胃内食物的排空，控制饭后血糖上升。果胶还能和体内多余的胆固醇结合在一起，使胆固醇吸收减少，血胆固醇浓度下降，因而南瓜有"降糖降脂佳品"之誉。

消除致癌物质
南瓜能消除致癌物质亚硝胺的突变作用，有防癌功效，并能帮助肝、肾功能恢复，增强肝、肾细胞的再生能力。

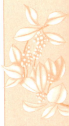

🌸 单方验方

轻度烫伤： 取南瓜瓤适量，捣烂，外敷伤处，1日数次。

腹泻： 用南瓜叶煎汤饮。

止痛： 南瓜肉煮熟敷贴患处，可消炎止痛。

🌸 养生药膳

▶ 南瓜红枣排骨汤

原料 南瓜700克，猪排骨（大排）500克，红枣（干）100克，干贝25克，姜、盐各适量。

做法 南瓜去皮、去瓤，洗净，切厚块；排骨放入滚水中煮5分钟，捞起洗净；红枣洗净，去核；干贝洗净，用清水浸软，约需1小时。加适量水放入煲内煲滚，放入排骨、干贝、南瓜、红枣、姜煲滚，慢火煲3小时，下盐调味即可。

功效 补中益气，健筋强骨。

▶ 红枣炖南瓜

原料 南瓜300克，红枣（干）25克，红糖20克。

做法 将南瓜洗净切小块；红枣洗净去核，与南瓜共放入砂锅。加适量清水，放入红糖，炖至南瓜熟透即可。

功效 健脾和胃，祛风散寒，补中益气，止咳平喘。适于脾气亏虚型哮喘者食用。

▶ 水晶南瓜

原料 南瓜1500克，鸡肉200克，甜面酱、豆瓣酱、酱油、白糖、香油、米酒、葱末、姜末、米粉、猪油、花椒粉、料酒各适量。

做法 南瓜洗净，雕上花纹，去顶、瓤；鸡肉洗净，切片。锅内加适量水烧沸，放入南瓜焯7分钟，使瓜内水分余去而有光彩。取盆放入鸡肉、米粉，加入甜面酱、豆瓣酱、酱油、白糖、香油、米酒、葱末、姜末、猪油、花椒粉、料酒共拌匀。南瓜内放入拌好的米粉和鸡肉，上笼蒸20分钟，取出放在圆盘内即可。

功效 益气养肺，通便润肤。

🌿 中医食话

南瓜的食用方法很多，嫩瓜可切片，荤、素炒食，还可做汤、做馅料；老南瓜也可炒食，但多作煮食、蒸食，或煮熟捣烂拌面粉制成糕饼、面条等。南瓜要妥善保存，且存放时间不宜过长，否则瓜瓤就会通过无氧酵解产生酒精，食后易引起中毒。

凡有脚气、黄疸、下痢、湿阻等病症者皆不宜食用；南瓜性偏雍滞，气滞中满者慎食；南瓜性温，素体胃热炽盛者少食；南瓜最好不与羊肉同食。

冬瓜

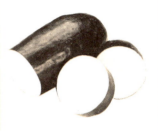

主治小腹水胀，利小便，止渴，利大小肠，压丹石毒。
——《本草纲目》

冬瓜原产于中国和印度，在我国的栽培历史已有2000多年。冬瓜含大量的水和其他营养素，肉质细嫩，滋味鲜美，是广受欢迎的蔬菜之一。除了食用价值外，中医很早就对冬瓜的药用价值进行了研究，一直将其视为食疗圣品，更因其能辅助瘦身而称之为"减肥瓜"。

冬瓜含腺嘌呤、葫芦巴碱、组氨酸、B族维生素、维生素C、维生素E、蛋白质、糖类、粗纤维、钙、磷、铁、胡萝卜素、尼克酸等营养素。

🌿 本草养生

冬瓜味甘、淡，性微寒，入肺、大肠、小肠、膀胱经。清热解毒，利水消痰，除烦止渴，祛湿解暑，利水消肿。用于心胸烦热、小便不利、肺痈咳喘、肝硬化腹水、高血压等症。

利尿消肿 ▷ 冬瓜含维生素C较多，且钾盐含量高，钠盐含量较低，高血压、肾脏病、水肿病等患者食之，可达到消肿而不伤正气的作用。

减肥 ▸ 冬瓜含有减肥物质葫芦巴碱、丙醇二酸,前者对人体新陈代谢有独特作用,后者可有效阻止糖类转化为脂肪;而且含维生素 B_1、维生素 B_2,也可以阻止食物中淀粉和其他糖类转化为脂肪。因此,冬瓜是理想的减肥食品,可防止人体发胖,增进体形健美。

美容 ▸ 冬瓜内含蛋白质、大量维生素与矿物质,对护肤美白有不可忽视的作用。常用冬瓜瓤煎汤洗脸、洗澡,可使人皮肤白皙有光泽。民间常把冬瓜仁捣烂,掺着蜂蜜调匀,涂搽面部,用以滋润皮肤。这种方法也可用于治疗雀斑。冬瓜含有多种维生素和人体必需的微量元素,可调节人体的代谢平衡。冬瓜有抗衰老的作用,久食可使皮肤洁白如玉、润泽光滑。

单方验方

糖尿病:冬瓜皮、西瓜皮各15克,天花粉10克。同入砂锅,加水适量,用小火煎煮。去渣取汁,饮服,每日2~3次。

支气管炎:冬瓜子15克,红糖适量。冬瓜子加红糖捣烂研细,开水冲服,每日2次。

水肿腹胀、尿闭:把鲜冬瓜捣烂绞汁大量饮用,或用鲜冬瓜皮300克加少许食盐,水煎当茶饮,可预防中暑。每日用冬瓜250克煎汤,或用1000克冬瓜皮浓煎,每日服3次。

肺热咳嗽:取鲜冬瓜约500克,鲜荷叶1张。加适量水炖汤,放入盐等调味料后即可饮汤吃冬瓜。

养生药膳

▶ 冬瓜菠菜汤

原料 冬瓜300克,菠菜200克,羊肉30克,姜、葱、鲜汤、精盐、酱油、味精、水淀粉各适量。

做法 冬瓜去皮、瓤，洗净切成方块；菠菜择好洗净，切成4厘米长的段；羊肉切薄片，姜切薄片，葱切段。将炒锅加油烧热，投入葱花，放羊肉片煸炒，接着加入葱段、姜片、菠菜、冬瓜块，翻炒。加鲜汤，煮沸约10分钟，加入精盐、酱油、味精，最后倒入水淀粉汁调匀即可。

功效 补虚消肿，减肥健体。适于妇女妊娠水肿、形体肥胖者食之。

▶ 冬瓜海带汤

原料 冬瓜100克，海带50克，蜂蜜适量。

做法 将冬瓜去皮洗净，切成小块备用；海带洗净沥水后切段备用。将冬瓜块和海带段放入锅内加水煮沸，然后改小火熬煮至清水剩余一半时，取出滤渣，待完全凉透后，加入蜂蜜调匀即可。

功效 美肌养生。

▶ 核桃仁拌冬瓜

原料 冬瓜100克，核桃仁10克，大蒜（白皮）15克，香油、醋、盐各适量。

做法 将冬瓜去皮，洗净，切丝；核桃仁洗净。核桃仁、冬瓜丝一起用开水煮几分钟，捞出，沥干水备用；将大蒜洗净，捣成蒜泥；将蒜泥、香油、醋、盐适量，与冬瓜丝、核桃仁拌匀即可。

功效 行气，利小便。适于前列腺肥大患者食用，症见排尿无力、失禁或遗尿、尿滴不尽等。

🍂 中医食话

冬瓜的食用方法很多，常用于烧、扒、熬汤等，还可用于制作蜜饯，无论清煮还是红烧，都可做成美味佳肴。

冬瓜是一种比较理想的日常食物，连皮煮汤，解热利尿的效果更明显。一般人都可以食用冬瓜，患有肾脏病、糖尿病、高血压、冠心病者尤为适用。

因冬瓜性寒，故久病的患者或阴虚火旺者应少食。

韭 菜

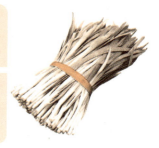

安抚五脏六腑，除胃中烦热，对患者有益。
——《本草纲目》

韭菜又名山韭、扁菜、起阳草、草钟乳，为百合科多年生宿根草本植物韭菜的茎叶。含有挥发油、硫化物、蛋白质、脂肪、糖类、B族维生素、维生素C等。韭菜颜色碧绿、味道浓郁，无论用于制作荤菜还是素菜，都十分提味，在北方是过年包饺子的主要菜品，深受人们的喜爱。

民间自古有"春初早韭"与"秋末晚菘"之说。按照中医"四季侧重"的养生原则，春季补五脏应以养肝为先，而韭菜正是温补肝肾之物。韭菜性温，最宜助人体之阳气，而且春季常吃韭菜，可增强人体脾胃之气。

本草养生

韭菜性温、味辛，归肝、胃、肾经。中医学认为，韭菜具有温中开胃、行气活血、补肾助阳、调和脏腑之功效。韭菜广泛用于阳痿、遗尿、噎膈、反胃、吐血、衄血、痢疾等症的治疗。韭菜是卫生部确定的"食药同源"的食品之一。

壮阳作用　韭菜富含维生素E，对成人生殖功能失调、性功能障碍、习惯性流产和不孕症等有特殊疗效。韭菜还是公认的延缓衰老、益寿延年的佳蔬。据报道，韭菜对离体子宫有兴奋作用。民间亦常以韭黄炒虾肉食用，治男士性功能减退症。

通便作用 韭菜含有较多的膳食纤维，能增进胃肠蠕动，可有效预防习惯性便秘和肠癌。这些膳食纤维还可以把消化道中的头发、沙砾甚至是金属包裹起来，随大便排出体外，故有"洗肠草"之称。

降血脂作用 韭菜中的含硫化合物具有降血脂及扩张血脉的作用，适用于治疗心脑血管疾病和高血压。此外，这种化合物还能使黑色素细胞内酪氨酸系统功能增强，从而调节皮肤毛囊的黑色素，消除皮肤白斑，并使头发乌黑发亮。

抑菌作用 韭菜所含的苷类、硫化物、苦味质和挥发油，对金黄色葡萄球菌、痢疾杆菌、伤寒杆菌、大肠杆菌、铜绿假单胞菌（绿脓杆菌）等均有抑制作用。韭汁对痢疾杆菌、大肠杆菌、葡萄球菌均有抑制作用。

单方验方

贫血：取韭菜75克，桑葚子40克，生姜3片。3者加水一同煎煮，分2次服用。

骨质疏松：取韭菜200克，虾米75克，食用油适量。按家常做法将其炒熟食用。

中暑昏迷：取韭菜适量，捣汁滴鼻。

跌打损伤：取鲜韭菜3份，面粉1份。共捣成糊状，敷于患处，每日2次。

养生药膳

▶ 韭菜炒鸡蛋

原料 韭菜160克，鸡蛋3个，生油3汤匙，生粉2茶匙，鸡粉1/4茶匙，麻油1茶匙，胡椒粉、植物油各适量。

做法 将韭菜洗净切小段；生粉用水

拌匀制成生粉水，待用；将调料、韭菜、生粉水一起拌匀；在碗内搅散鸡蛋。炒锅烧热，放入3汤匙生油，待油热后，倒入韭菜、蛋液，快炒至凝固，即可装盘食用。

功效 温中行气，温肾助阳。

▶ 韭菜炒猪腰

原料 猪腰1对，韭菜100克，花生油、食盐、味精、酱油各适量。

做法 将韭菜洗净，切成小段；猪腰洗净，入开水去腰臊，切成薄片。炒锅烧热，倒入花生油，油烧至八成熟时，放入腰片煸炒，炒至断生后放入韭菜再炒片刻，加入食盐、酱油，再炒几下，待熟时撒入味精即可。

功效 温肾助阳。适用于肾虚腰痛、带下清稀、胃寒肢冷等症。

▶ 韭菜炒虾仁

原料 韭菜300克，虾肉150克，葱、姜、蒜、盐、味精、料酒、高汤、香油、植物油各适量。

做法 将虾肉洗净，去肠线，沥干水分；韭菜择洗干净，切成小段；葱姜切丝；大蒜去皮洗净。将油锅烧热，下葱丝、姜丝、蒜瓣炝锅，炒出香味后，放入虾仁煸炒2~3分钟，然后放入料酒、盐、高汤稍炒，放入韭菜，大火炒4~5分钟，淋入香油，加少许味精炒匀即成。

功效 温中健脾，增强食欲，助消化。

中医食话

俗话说，春食韭菜则香，夏食韭菜则臭。《本草纲目》载："正月葱，二月韭。"2月生长的韭菜对人体健康最佳。患低血压、贫血者，可以多吃二月韭。

韭菜的薹，质地脆嫩，单炒、凉拌或与其他原料搭配烹制均可。

韭菜花可腌制。韭黄可作主料，也可作配料，或作水饺、春卷的馅料。

胡萝卜

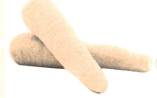

> 胡萝卜下气补中，利胸膈肠胃，安五脏，令人健食，有益无损。
> ——《本草纲目》

胡萝卜又名黄萝卜、葫芦菔、丁香萝卜，为伞形科胡萝卜属2年生草本植物胡萝卜的肉质根。在我国民间，广泛流传着"十月萝卜小人参"的谚语。日本人把吃胡萝卜看作与长寿有关，其被誉为"东方小人参"。胡萝卜在西方亦有很高的声誉，被视为菜中上品。荷兰人把它列为"国菜"之一。

胡萝卜中含有丰富的胡萝卜素、维生素 B_1、维生素 B_2、维生素 C、维生素 D、维生素 E、维生素 K 等，几乎可与多种维生素药丸相媲美。此外，胡萝卜还含有蛋白质、脂肪、糖类、钙、铜等营养成分。

本草养生

胡萝卜性微温，味甘、辛，入肺、脾经。健脾消食，补肝明目，润肠通便，清热解毒，降气止咳。用于小儿营养不良、麻疹、夜盲症、便秘、高血压、肠胃不适等症的辅助食疗。

美容健肤 ▷ 胡萝卜富含维生素，并有轻微而持续发汗的作用，可刺激皮肤的新陈代谢，增进血液循环，从而使皮肤细嫩光滑、肤色红润，对美容健肤有独到的作用。同时，胡萝卜也适宜于皮肤干燥、粗糙或患毛发苔藓、黑头粉刺、角化型湿疹者食用。

促进发育，增强免疫力 ▷ 胡萝卜中含有的胡萝卜素可在体内转化成维生素 A，是骨骼正常生长发育的必需物质，对促进婴幼儿发育有重要意义；维生素 A 还有助于增强机体的免疫力。

益肝明目 ▷ 胡萝卜含有大量胡萝卜素，进入机体后，在肝脏及小肠黏膜内经过酶的作用，其中50%变成维生素A，有益肝明目的作用，可治疗夜盲症。

单方验方

百日咳：胡萝卜500克，挤汁，加适量冰糖煮开，温服，每日2次。

小儿营养不良：胡萝卜1根，每日饭后吃，连服数日。

食积不消：胡萝卜200克，香菜150克，荸荠100克。将3料分别洗净，切碎，同入锅加水煎煮即成。

发热：胡萝卜200克，冰糖适量，加水煎汤。每日2次。

养生药膳

▶ 胡萝卜炖牛肉

原料 牛肉500克，胡萝卜1根，葱段、姜末、料酒、盐、味精、植物油各适量。

做法 牛肉洗净，切块，氽烫；胡萝卜洗净，去皮，切块。油锅烧热，放入姜末炒香，下牛肉，烹料酒，加适量清水，炖煮至八成熟，加入胡萝卜同炖至熟，加盐、味精调味，撒上葱段即可。

功效 健脾益胃，养血润肌。

▶ 胡萝卜黄豆煲排骨

原料 胡萝卜25克，干黄豆15克，排骨100克，生姜、葱、料酒、精盐、味精、白糖、鸡精粉、胡椒粉各适量。

做法 干黄豆泡透；胡萝卜切块；排骨切成块；生姜去皮切块；葱切花。烧锅加水，待水开后放入排骨块，煮去血水，捞出冲洗干净。把砂锅置火上，放入排骨、黄豆、生姜，用小火煲30分钟至排骨熟透时放入胡萝卜，调入精盐、味精、白糖、料酒、鸡精粉、胡椒粉，再煲1分钟，撒上葱花即成。

功效 消食化积，行气消肿。

▶ 胡萝卜粥

原料 胡萝卜100克，大米50克，香油少许。

做法 将胡萝卜洗净切碎。将切好的胡萝卜与洗净的大米一起下锅，加适量的水大火煮开，换小火炖烂。加入香油少许，即可。

功效 养胃，降压，利尿。适用于高血压、消化不良、夜盲症、贫血和营养不良。

中医食话

胡萝卜的营养精华就在胡萝卜表皮中，所以，洗胡萝卜、吃胡萝卜时不必削皮，只要清洗干净即可。

胡萝卜含有作用力极强的维生素C分解酶，在烹制过程中，会使其他蔬菜的维生素C丧失殆尽。为了防止这种影响，应当添加适量的醋和酱油，但加醋不宜太多。

胡萝卜中的胡萝卜素和维生素A是脂溶性物质，应用油炒熟或和肉类一起炖煮后再食用，以利吸收。

茄 子

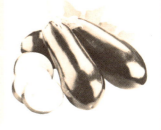

茄子治寒热，五脏劳。治温疾传尸劳气。醋摩，傅肿毒。老裂者烧灰，治乳裂。散血止痛，消肿宽肠。
——《本草纲目》

茄子又名落苏、矮瓜、吊菜子、茄瓜。原产于印度。形状有球圆、扁圆、长圆、卵圆或长条形。颜色有紫红色、红色、绿色和乳白色。是为数不多的紫色蔬菜之一，也是餐桌上十分常见的家常蔬菜。

茄子营养丰富，含有蛋白质、脂肪、糖类、钙、磷、铁、胡萝卜素、维生素 B_1、维生素 B_2、维生素 B_3、维生素P、维生素E，并含生物碱等营养成分。特别是维生素P的含量很高，被称为维生素P宝库。每100克茄子中含维生素P 750毫克，这是许多蔬菜、水果都望尘莫及的，尤其是紫色茄子中含量更高。油炸茄子会造成维生素P大量损失，挂糊上浆后炸制能减少这种损失。

本草养生

中医学认为，茄子性寒，味甘，入脾、胃、大肠经。具有活血化瘀、清热消肿、宽肠之功效。适用于肠风下血、热毒疮痈、皮肤溃疡等症。茄子对内痔便血有很好的疗效。

保护血管 茄子含有丰富的维生素P，可以降低毛细血管的脆性和通透性，增强机体细胞之间的黏附力，提高微血管的抵抗力，使毛细血管保持弹性和正常状态的生理功能，有防止血管破裂的作用。常吃茄子对高血压、脑中风、动脉硬化、眼底出血及咯血均有一定疗效。

减少老年斑 老年人血管老化或硬化，皮肤会出现老年斑。茄子含丰富的维生素A、B族维生素、维生素C及蛋白质和钙，能使人体血管变得柔软，多吃有助于减少老年斑。茄子所含的维生素E能加强细胞膜的抗氧化作用，对抗有害自由基对细胞的破坏，使人体内的氧化作用得到抑制，使衰老过程减缓。

防治胃癌 茄子的抗癌性能是其他抗癌蔬菜的好几倍，茄子含有龙葵碱，能抑制消化系统肿瘤的增殖，对于防治胃癌有一定效果。

单方验方

风蛀牙痛： 取茄蒂适量（或加细辛末等份）。将茄蒂烧灰掺之。日用之。

冻疮： 取茄子根50克，葱白30克，花椒10克。水煎洗患处，每次洗20分钟。

跌打损伤： 取老黄茄1个，米酒适量。茄子洗净，切厚片，焙干，研细末，每服 3~5 克，温米酒送服。

养生药膳

▶ 蒸茄子

原料 茄子 200 克，大蒜 30 克，葱花、盐、香油、酱油各适量。

做法 将大蒜去皮，捣成蒜蓉；将茄子洗净，一切两半，上笼用大火大气蒸 25 分钟，出笼；将茄子置于盘内，加入蒜蓉、香油、盐、酱油，拌匀，撒上葱花即成。

功效 行气解毒，降脂降压。适于肝肾阴虚型高血压患者食用，相关症状为头晕耳鸣、两目干涩、视物模糊、腰膝酸软、肢体麻木等。

▶ 鱼香茄煲

原料 茄子 500 克，猪肉丝 50 克，泡红椒末、酱油和辣油各 25 克，葱末、蒜末、料酒、豆瓣酱、水淀粉、姜末、白糖、干红椒末、醋、味精、食用油各适量。

做法 将茄子去蒂后切成长段，再顺长一剖为二或一剖为四，切成条状。锅置火上，放食用油烧至四成热，投入茄条炸约 20 秒钟，捞出茄条并沥干油，用手勺撤一下茄条压出余油。锅中留油少许，置火上烧热，放入猪肉丝及豆瓣酱、泡红椒末、干红椒末、葱末、姜末和蒜末煸出香味，加入料酒、清水、酱油、白糖及茄条，用微火烧至汤汁将干，加入醋与味精，用水淀粉勾芡，起锅盛在煲中，淋入辣油，炖沸上桌。

功效 和中养胃，增进食欲。

▶ 炸茄饼

原料 茄子、肉末、料酒、盐、葱、姜、味精、鸡蛋、淀粉、食用油、椒盐末各适量。

做法 先将茄子洗净去皮，切成夹刀片（第一刀切断，第二刀相连）。肉末内加料酒、盐、葱、姜与味精，搅拌均匀。鸡蛋去壳打碎，投入淀粉调成糊，茄夹内撒少许淀粉后，将肉末放入做成茄饼。锅内放食用油烧至六成热时，茄饼挂糊，逐个下锅炸至八成熟时捞出，待油

科学饮食，延年益寿

温升到八成热时，再将茄饼放入复炸，至表皮酥脆出锅，撒上椒盐末即成。

功效 和中养胃。胃纳欠佳、食欲不振者尤宜食用。

中医食话

茄子切开后，由于氧化作用切面会很快由白变褐。如果在烹调前趁着茄子还没变色，立刻放入热油锅中稍炸，再与其他的材料同炒，便不容易变色。或将切开的茄子立即放入水中浸泡，待做菜时再捞起滤干，也可避免茄子变色。吃茄子不要去皮，茄子皮里面含有B族维生素。B族维生素和维生素C是一对很好的搭档，摄入的维生素C在代谢过程中是需要B族维生素的支持的。

大白菜

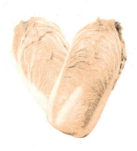

白菜可解热除烦，通利肠胃，补中消食，利尿通便，清肺止咳，解渴除瘴。——《本草纲目》

白菜具有适应性广、产量高、品质好、耐贮运等特点，有"菜中之王"的美誉。因白菜的口感好，营养价值高，故有"百菜不如白菜"的说法。

白菜含有丰富的蛋白质和糖类，同时，它还富含维生素B_1、维生素B_2、维生素B_3、维生素C、膳食纤维、脂肪、钙、钠、锌等多种营养成分。

本草养生

白菜味苦，性平、偏寒凉，入胃、肠经。有养胃生津、解渴除烦、清热解毒、止咳化痰、利尿通便的功能。对肺热咳嗽、咽喉肿痛、丹毒痈疮、腹胀便秘都有一定的疗效。

润肠通便 ▷ 白菜中的膳食纤维，不但能起到润肠、促进排毒的作用，还有刺激肠胃蠕动、促进大便排泄、帮助消化（消化食品）的功能，对预防肠癌有良好作用。

预防癌症 ▷ 白菜中有一种特殊的化合物，它能够帮助分解同乳腺癌相联系的雌激素，其含量约占白菜重量的1%。同时，白菜含有的微量元素钼，能阻断亚硝酸盐等致癌物质在人体内生成，从而有效预防癌症。

美容瘦身 ▷ 白菜含有丰富的维生素，可防止皮下脂肪氧化，增强组织细胞的活力，使皮肤光滑而有弹性，还可以促进消化，加速脂肪分解，而且所含热量很低，是很好的瘦身食品。

单方验方

胃溃疡：白菜捣烂绞汁200毫升，饭前加热，温服，每天2次。

消化不良、便秘：白菜200克。用开水煮食。

感冒：白菜根3个。洗净切片，与红糖、姜各适量，水煎服。每日2次。

小儿百日咳：白菜根2个，冰糖30克。2料以水煎服，每日3次。

养生药膳

▶ 栗子扒白菜

原料 白菜心400克，栗子100克，葱花、姜末、水淀粉、精盐、蘑菇精、糖、料酒、酱油、香油、高汤、植物油各适量。

做法 栗子切口煮熟去皮；大白菜芯抽筋，顺切成条，洗净，用蒸锅蒸软，捞出冲凉，整齐地放在盘子内。锅放油烧五成热，放葱花、姜末爆香，烹入料酒、酱油、精盐、高汤、糖、蘑菇精，放栗子、蒸白菜，转微火稍煮，用水淀粉勾芡，翻匀，淋香油即成。

功效 白菜含有丰富的膳食纤维，不但能起到润肠、促进排毒的作用，还可刺激肠胃蠕动，缓解便秘。

▶ 奶油白菜

原料 白菜 250 克，牛奶 50 毫升，盐、鸡精、玉米粉各适量。

做法 将白菜洗净，切段；将玉米粉用水调匀，加牛奶混匀。油锅烧热，将白菜倒入，再加些高汤或清水，烧至七八成熟，放入盐及鸡精；将调好的牛奶汁倒入锅中，烧开即成。

功效 牛奶和大白菜都含有丰富的钙和磷，搭配食用形成的磷酸钙，可预防骨质疏松、肌肉抽筋等症状。

中医食话

　　炒白菜时适当加醋，既可防止维生素 C 流失，又增添了白菜的味道。生拌白菜时须先用开水焯一下，然后再放些醋，这样不但能保护营养素，而且还能杀死菜中的病菌。

　　一般地说，白菜要现炒现吃，不要食用隔夜的熟白菜；腌的白菜要腌透。这是因为，隔夜的熟白菜或未腌透的白菜在细菌的作用下，使硝酸盐还原成亚硝酸盐，有害健康。

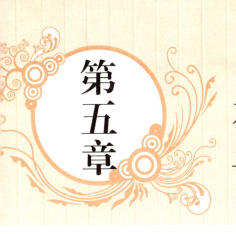

第五章 水果类
——构建健康"防火墙"

苹　果

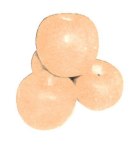

水痢不止,柰半熟者10枚,水2升,煎1升并食之。
——《本草纲目》

苹果又名柰、滔婆、林檎、超凡子、天然子,为蔷薇科乔木植物苹果的果实。苹果酸甜可口,营养丰富,是日常生活中最常吃的水果之一。它的营养价值和医疗价值都很高,被越来越多的人称为"大夫第一药"。许多美国人把苹果作为瘦身必备佳品,每周节食一天,这一天吃苹果,号称"苹果日"。

苹果营养丰富,含有糖类(蔗糖、还原糖)、有机酸、果胶、蛋白质、钙、铬、磷、铁、钾、锌和维生素A、B族维生素、维生素C及纤维素。另含苹果酸、酒石酸、胡萝卜素等营养素,苹果皮含三十蜡烷,被医学界誉为"天然健康圣品"。

苹果含有维生素C,不含饱和脂肪、胆固醇和钠,所以是心血管的保护神,心脏病患者的健康食品。同时苹果还有改善呼吸系统和肺的功能,保护肺部免受污染和烟尘的影响。

本草养生

中医学认为,苹果性平,味甘酸,入脾、肺经。具有生津止渴、润肺除烦、健脾益胃、养心益气、润肠止泻、解暑醒酒等功效。主治津伤口渴、脾虚中气不足、精神疲倦、记忆力减退、不思饮食、脘闷纳呆、暑热心烦、咳嗽、盗汗等病症。

排毒养颜 首先，常食苹果，可清除体内毒素。其次，苹果能中和残留在皮肤上的碱性物质，能增加皮肤的红色素，使皮肤细嫩红润，能预防皮肤老化。

防治心脑血管病 苹果含有丰富的类黄酮，类黄酮是一种天然抗氧化剂，可抑制低密度脂蛋白，发挥抗动脉硬化和抗冠心病的作用；类黄酮还能抑制血小板聚集，降低血液黏稠度，减少血管栓塞的倾向，从而防止心脑血管病的发生。

增强记忆 苹果不仅含有丰富的糖、维生素和矿物质等大脑必需的营养素，而且更重要的是富含增强记忆力的锌元素。

养生药膳

▶ 苹果蜂蜜饮

原料 苹果500克，枸杞叶100克，胡萝卜300克，蜂蜜适量。

做法 将苹果、枸杞叶、胡萝卜洗净，一同放入果汁机内绞取汁液，再加冷开水与蜂蜜适量调味即成。

功效 具有补肺滋阴、清热止咳的功效。

▶ 苹果甜椒拼盘

原料 苹果3个，甜椒（颜色不同）6个，橄榄油、苹果醋、原味低脂酸奶、优酪乳各200毫升。

做法 苹果去皮切块，在盐水中浸泡（也可用柠檬水防止苹果氧化）；各色甜椒洗净去子，切成滚刀块，再用冰水浸泡以增加脆度。将所有材料依不同颜色交叉拼盘。把橄榄油、苹果醋拌匀成为油醋酱汁，原味低脂酸奶、优酪乳拌匀成为酸奶酱汁，分别盛入两个器皿中。

功效 此蔬果拼盘具有润肠通便的功

效，使皮肤白皙、有弹性，能祛斑除痘，特别适合爱美女士食用。

▶ 苹果泥（汁）

原料 苹果1000克（成熟质好者）。

做法 将苹果洗净，去皮、核，捣烂成泥。每日4次，每次食100克。若为1岁内婴儿，则将苹果绞取汁，每次服半匙。

功效 此食品具有止泻的功效，适用于治疗婴幼儿的轻度腹泻。

🍃 中医食话

吃苹果时，最好先用水洗干净，削去果皮后食用。特别在当前主要以化学农药防治果树害虫的情况下，果皮中常常积累较多的农药残留毒物。吃苹果时要细嚼慢咽，这样不仅有利于消化，更重要的是对减少人体疾病大有好处。

苹果不宜多吃，多吃会伤脾胃。吃饭前后不宜立即吃苹果，以免影响正常的进食及消化；苹果富含糖类和钾盐，冠心病、肾病、糖尿病患者不宜多吃；心肌梗死患者不宜食用。

梨

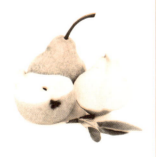

治咳热，中风不语，伤寒发热，利大小便。润肺凉心，消痰降火。　　——《本草纲目》

梨又名甘棠、快果、玉乳、玉露、蜜父，为蔷薇科属多年生落叶乔木植物梨的果实。梨又称"百果之宗"，即宗主的意思，在水果的大家族里，梨的产量仅次于苹果，居第二位。在世界果品市场上，苹果、梨和橙被称为"三大果霸"。梵文中称梨为"秦地王子"。因其鲜嫩多汁，酸甜适口，所以又有"天然矿泉水"之称。

梨的果肉脆而多汁，酸甜可口，含有蛋白质、脂肪、糖类、烟酸、苹果酸、柠檬酸、果糖、蔗糖、葡萄糖、维生素 B_1、维生素 B_2、维生素 C 等有机成分；还含有钾、钠、钙、镁、硒、铁、锰等无机成分及膳食纤维。梨有降压、养阴、清热的功效，经常食用，对高血压、心脏病、肝炎、肝硬化患者的症状有一定的缓解作用。

本草养生

梨味甘、酸，性凉，归肺、脾、心经。有清热生津、润肺化痰、滋阴止渴、解酒除烦的功效，适用于发热、口渴、心烦、肺热咳喘、咽喉干痛、沙哑失音、目赤肿痛、儿童风热感冒等症的调理和高血压、心脏病、肝硬化疾病的辅助治疗。

祛痰止咳 ▷ 梨所含的配糖体及鞣酸等成分，能祛痰止咳，对咽喉有养护作用。在秋季气候干燥时，人们常感到皮肤瘙痒、口鼻干燥，有时干咳少痰，每天吃 1～2 个梨可解秋燥，有益健康。

降压 ▷ 药理研究证明，梨具有增加血管弹性、降低血压的作用。其性凉并能清热镇静，对于肝阳上亢或肝火上炎型高血压患者，常食梨能使血压恢复正常，改善头晕目眩等症状。

清心润肺 ▷ 常吃梨，对肺结核、气管炎和上呼吸道感染的患者皆有疗效。梨还可降压、清热，患有高血压、心脏病、肝炎、肝硬化的病人，经常吃些梨大有益处。

养生药膳

▶ **水梨番茄汁**

原料 水梨、番茄各 2 个。

做法 将水梨洗干净，去皮与核，切成小块状；将番茄洗干净，去皮与蒂，切成小块。将水梨与番茄放入果汁机中，打成果汁即可食用。

功效 此汁具有生津止渴、健胃消食、凉血退热、清热解毒的功效。主治热病伤津口渴、食欲不振、胃热口苦、烦热等病症。

▶ 冰糖萝卜梨

原料 梨2个，白萝卜250克，百合、冰糖各适量。

做法 将梨、白萝卜洗净切块，百合掰成瓣，与冰糖共放锅中加水煮烂，吃百合、梨、萝卜，饮汤。每日2次。

功效 有清肺润喉、消痰降火、清咽美音的食疗效果。经常饮用有助于防治声音沙哑及保护嗓子。

▶ 梨汁粥

原料 梨3~5个，粳米50克，冰糖适量。

做法 将梨洗净，连皮切碎，捣取其汁去渣，与粳米、冰糖一同放入砂锅内，加水400毫升，煮为稀粥，稍温服食。1天内分2~3次食完。

功效 此粥具有生津润燥、调养脾胃之功效。

中医食话

梨主要用于生食，亦可加工成梨膏、梨糖、梨酒和罐头等，亦可用来酿酒、酿醋。作为药用，梨与冰糖共炖，有祛热痰、疗哮喘、滋阴润肺的作用。

梨性偏寒助湿，多吃会伤脾胃，故脾胃虚寒、畏冷食、呕吐便溏者应少吃，可把梨切块煮水吃；梨含果酸较多，胃酸多者，不可多食；梨有利尿作用，夜尿频者，睡前不要吃梨；血虚、畏寒、腹泻、手脚发凉的患者不宜吃生梨，最好煮熟再吃，以防湿寒症状加重；梨含糖量高，糖尿病患者当慎食；梨含果酸多，不宜与碱性药同用，如氨茶碱、小苏打等；梨不应与螃蟹同吃，以防引起腹泻；用以止咳化痰者，不宜选择含糖量太高的甜梨。

香 蕉

清脾滑肠，脾火盛者食，反能止泻、止痢。
——《本草纲目》

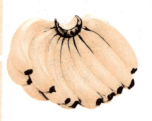

香蕉又名甘蕉、蕉果、蕉子，为芭蕉科多年生常绿大型草本植物甘蕉的果实。香蕉一年四季都能开花结果，故被人们称为"快速水果"，有"百果之冠"之称。

香蕉营养高、热量低，营养成分有蛋白质、糖类、色氨酸、脂肪、维生素、胡萝卜素、膳食纤维、生物碱及钙、磷、铁、钾等成分。更难得的是，香蕉几乎不含胆固醇，并且含钾量是水果中最高的。

荷兰科学家研究证明，最符合营养标准又能为人们增添笑容的水果是香蕉。它含有泛酸等成分，是人体的"开心激素"，可以有效地减轻心理压力，解除忧郁，令人快乐开心。睡前吃香蕉，有镇静的作用。

本草养生

香蕉味甘，性寒，归肺、脾、胃、肝、肾经。有清热生津、止渴除烦、养阴清肺、帮助消化、润肠通便的功效，还有保护胃壁、防治胃溃疡的作用，常用于心烦口渴、肺燥咳嗽、大便秘结等症的调治。

调节肠胃功能 香蕉能缓和胃酸的刺激，保护胃黏膜。香蕉中含丰富的水溶性纤维，搭配足够蔬菜并保证水分摄取，可增加粪便体积，刺激便意，通便效果好。其中果胶还可以调节肠胃的菌群生态，帮助有益菌生长和抑制有害菌生长，从而达到调节肠胃功能的效果。

降压降脂 ▸ 香蕉是药食俱佳的水果，富含多种维生素，且含钠、胆固醇较低，常食能有效防治动脉硬化，降低胆固醇，防治高血压和高脂血症。

养生药膳

▸ 冰糖炖香蕉

原料 香蕉2根，冰糖适量。

做法 将香蕉去皮放入盘中，加冰糖适量，隔水蒸透。每日2次，连食7日即可。

功效 可清热润燥，润肠通便。适用于因虚弱引起的便秘。

▸ 油炸香蕉夹

原料 香蕉3根，京糕200克，鸡蛋1个，豆沙馅60克，花生油、冰糖碎各适量。

做法 先将香蕉去皮，切成长方形片；京糕碾成泥备用。香蕉片铺平，用京糕泥抹匀香蕉片的三分之一，并在上面盖一片香蕉片，抹上一层豆沙馅，再盖上一层香蕉片，然后用手将其轻轻压实，即成香蕉夹。鸡蛋清放入碗内，用筷子沿一个方向不断搅动成泡沫状，再加入淀粉拌成蛋清糊。锅置火上，加入花生油，烧至六成热后，把香蕉夹放入蛋清糊中挂糊，投入锅中，炸成金黄色捞出，摆入盘内，撒上冰糖碎即成。

功效 本品具有健脾胃、润肠燥的功效，适宜于脾胃虚弱、饮食减少、肠燥便秘、痔疮出血等症患者食用，高血压、动脉硬化患者食用也有较好的辅助治疗作用。

▸ 炖香蕉

原料 香蕉2根。

做法 香蕉不去皮，炖熟，连皮进食。

功效 用于痔疮及便后见血。

中医食话

香蕉研碎加入茶中，再加适量蜂蜜饮用，对治疗高血压、动脉硬化及冠心病极为有益。若嫌香蕉偏寒，可将香蕉蒸熟后食用。

空腹不宜大量食用香蕉。香蕉性寒，体质偏于虚寒者不宜食用。例如，胃寒（口淡胃胀）、虚寒（泄泻、易晕）、肾炎（也属虚寒）等症者不宜食用；有明显水肿和需要禁盐的患者不宜多吃；怀孕期脚肿者，最好不要生吃香蕉；寒咳者，应蒸熟再吃，不应吃生香蕉。香蕉不宜和番薯同食。

草　莓

补脾气，固元气，制伏亢阳，扶持衰土，壮精神，益气，宽膈，消痰，解酒毒，止酒后发渴，利头目，开心益志。
——《本草纲目》

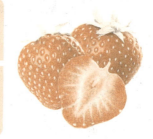

草莓又名洋莓、红莓、地莓，为蔷薇科草莓属多年生常绿草本植物草莓的成熟果实。我国台湾、香港等地区大多将草莓称为"士多啤梨"。草莓果呈圆形或心脏形，果皮为深红色，肉质纯白多汁，味甘甜鲜美，香味浓郁，或带有特殊的麝香味，是水果中难得的色、香、味俱佳者，是世界七大水果之一。它繁殖快，生长周期短，不仅适宜果园间作，还适宜庭院及盆栽作园艺观赏用。

草莓外形呈心形，不仅颜色鲜艳，而且还有一般水果所没有的宜人芳香，是水果中难得的色、香、味俱佳者，所以被人们誉为"果中皇后"。

草莓果肉中主要含有果糖、蔗糖、蛋白质、果胶、胡萝卜素，还有天冬氨酸、草酸钙、鞣酸、柠檬酸、苹果酸及多种维生素，维生素C含量非常高。4个草莓即可提供人体1日所需维生素C的摄取量。

本草养生

草莓入药亦堪称上品。中医学认为，草莓性凉、味甘，入脾、胃、肺经。具有润肺生津、健脾和胃、利尿消肿、凉血解酒之功效，适用于风热咳嗽、咽喉肿痛、口舌糜烂、食欲不振、小便短赤、体虚贫血及疮疖、酒醉不醒等病症。草莓有去火、解暑、清热的作用，春季人的肝火往往比较旺盛，吃点草莓可以起到抑制作用。

通便消食 ▷ 草莓中含有的果胶及纤维素，可促进胃肠蠕动，能预防便秘、痔疮、肠癌的发生。草莓在饭前食用，可刺激胃液的分泌，帮助消化，可用于食欲不振、餐后腹胀等病症，并具有生津养胃之效。

防癌抗癌 ▷ 草莓含有丰富的鞣酸，可吸附体内致癌物质，有防癌和抗癌的作用。意大利的医学家指出：新鲜草莓里含有一种叫波里芬诺的化学物质，它可以阻止癌细胞的形成。

疗疮排脓 ▷ 服饮鲜草莓汁可治咽喉肿痛、声音嘶哑症。草莓还可以疗疮排脓，在广州一带有一种野生的锦草莓，当地人将其茎叶捣碎用来外敷疗疮有特效，对于被蛇咬、烫伤、烧伤等也很奏效。

预防心脑血管疾病 ▷ 草莓中含有丰富的维生素C，对动脉硬化、高血压、高血脂、脑出血、冠心病等，都有积极的预防作用。

增强体质 ▷ 草莓含有丰富的营养物质和微量元素，有助于增强机体的免疫力，提高身体素质。每日可取鲜草莓1000克，煎浓汤，加入白糖，搅匀，每日3次，可治久病体虚。

养生药膳

▷ 草莓橘瓣饮

原料 草莓300克，橘子1个，白糖100克。

做法 草莓洗净，橘子剥去外皮，分成橘瓣。两者共同放入砂锅内，加白糖100克，清水500毫升，大火煮沸3分钟停火，待温饮用。

功效 本饮具有生津和胃的功效，适合脾胃不和、食欲不振者饮用。

下篇　科学饮食，延年益寿

▶ 奶油草莓

原料 草莓500克，白糖、奶油、香草各适量。

做法 将草莓洗净，再用0.1%的高锰酸钾溶液浸泡10分钟，以清水漂洗干净，加入白糖拌匀，装盘内。把奶油、香草放在一起搅匀，淋在草莓上即成。

功效 本品具有滋补养血、生津润燥、养心安神的功效。适合气血亏虚、身体削瘦、口干消渴、大便燥结、神经衰弱者食用。健康者食之，可滋补强壮、润泽肌肤、抗衰延年，是美容及老年保健的佳品。

▶ 冰糖草莓

原料 新鲜草莓100克，冰糖30克。

做法 先将草莓洗净捣烂，加凉开水100毫升并过滤取汁；冰糖捣碎，果汁中加入冰糖，不断搅拌，使冰糖完全溶化，分2次饮用。

功效 润肺止咳，适用于咽干舌燥、干咳无痰等日久不愈的病症。痰湿内盛患者不宜食用。

中医食话

要把草莓洗干净，最好用自来水不断冲洗，可以用淡盐水或淘米水浸泡5分钟。淡盐水可以杀灭草莓表面残留的有害微生物；淘米水呈碱性，可促进呈酸性的农药降解。洗草莓时，注意千万不要把草莓蒂摘掉，去蒂的草莓若放在水中浸泡，残留的农药会随水进入果实内部，造成更严重的污染。草莓表面粗糙，不易洗净，用淡盐水浸泡10分钟，既能杀菌，又较易清洗。

桃

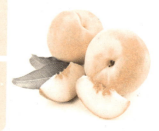

生桃多食，令人膨胀及生痈疖，有损无益。五果列桃为下以此。
——《本草纲目》

桃又名桃实、毛桃、蜜桃、白桃、红桃，为蔷薇科多年生落叶乔木植物桃的成熟果实。桃子作为果实，在我国文化中是与"仙""寿"相联系的，自古人们就把桃作为祝寿祥瑞的象征，在民间素有"寿桃"和"仙桃"的美称。在果品资源中，桃以其果形美观、肉质甜美被称为"天下第一果"。

桃汁多味美，口感良好，通体能散发出一股令人心情愉悦的香味。桃子中除了含有多种维生素和果酸以及钙、磷等矿物质外，它的含铁量为苹果和梨的4~6倍。桃子含钾多，含钠少，适合水肿患者食用，对治疗肺病也有独特功效。由于桃子的含铁量较高，能防治贫血，可用于缓解大病之后的气血亏虚、面黄肌瘦、心悸气短等症状。

本草养生

桃子具有较高的药用价值。唐代药学家孙思邈称其为"肺之果"，还说"肺病宜食之"。中医学认为，桃子性温，味甘、酸。具有生津润肠、活血消积、丰肌美肤等作用，可用于强身健体、益肤悦色及治疗体瘦肤干、月经不调、虚寒喘咳、肠燥便秘及体内瘀血肿块等病症。桃子还善走皮表，《大明本草》中说，将桃晒成干（桃脯），经常服用，能起到美容养颜的作用。只是桃干的含糖量过高，用开水与少量绿茶或花草茶冲服就好得多，还能改善口味。

止咳平喘	桃仁中所含苦杏仁酶等物质，水解后对呼吸器官有镇静作用，能止咳平喘。对慢性支气管炎、支气管扩张、肺纤维化、肺不张、矽肺、肺结核等引起的干咳、咯血、慢性发热、盗汗等症，可起到养阴生津、补气润肺的保健作用。
利尿通淋，退黄消肿	桃花中所含的条酚具有利尿作用，能除水气，消肿满，用于治黄疸、淋症等。桃子含钾多，含钠少，适合水肿患者食用。
抗血凝	药理研究表明，桃仁的醇提取物能提高血小板中的AMP水平，抑制血小板聚集，具有一定的抗血凝作用及较弱的溶血作用。

下篇 科学饮食，延年益寿

抗肝纤维化，利胆 ▷ 桃仁提取物可扩张肝内门静脉，促进肝血循环及提高肝组织胶原酶活性，并可促进肝内胶原酶的分解代谢，对肝硬化、肝纤维化有良好的治疗作用；还能使肝微循环内红细胞流速增加，促使胆汁分泌。

养生药膳

▷ 桃仁芝麻蜜糖

原料 桃仁200克，芝麻50克，白糖、蜂蜜各少许。

做法 将桃仁去皮打碎，芝麻磨碎，加入白糖和蜂蜜混合调匀。早、晚各食1汤匙。

功效 此糖具有去瘀生新、改善肝功能的功效，是慢性肝炎患者的辅助食疗佳品。

▷ 鲜桃葡萄羹

原料 桃6个，葡萄干80克，冰糖适量。

做法 将新鲜桃子洗干净。以开水烫过去皮，再去核。将桃子捣成泥状，加葡萄干与冰糖，放适量清水煮稠，即可食用。

功效 此羹具有活血祛瘀、消肿止痛的功效。适用于因瘀血停滞引起的女性瘀血痛经，闭经及体内瘀血肿块、胸胁刺痛、肝脾肿大、四肢水肿、小便不利、慢性肾炎、高血压、冠心病等病症的辅助治疗。

▷ 蜜桃酱

原料 新鲜桃子30个，蜂蜜80毫升，白糖10克。

做法 桃子洗净，剖成两半，去核后晒干；将晒好的桃干放入瓷盆，拌上蜂蜜、白糖，再将瓷盆盖好放入锅内，隔水用中火蒸2小时；蒸好后冷却，装瓶备用。每次饭后食桃干片1~2块，桃蜜半匙，温开水冲淡服食。

功效 此桃干具有益肺养心、生津活血、助消化的作用。肺病、心血管病患者食之大有裨益。

中医食话

桃子食用前要将桃毛洗净，以免刺入皮肤，引起皮疹；或吸入呼吸道，引起咳嗽、咽喉刺痒等症。桃子既可以鲜食，也可以制成桃脯、桃酱、罐头食品等。适量常食，可以补身体、益颜色。

盐水去桃毛：在清水中放入食用盐，将桃子浸泡3分钟，搅动几下，桃毛就会自动脱下。然后再用清水将桃子冲洗干净即可；碱水去桃毛：在清水中放入少许食用碱，将鲜桃放入浸泡3分钟，搅动几下，桃毛便会自动上浮，略清即可。

葡 萄

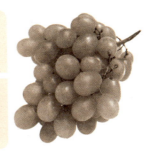

> 主筋骨湿痹，益气增加强志，令人肥健，耐饥饿风寒，轻身不老延年。　　——《本草纲目》

葡萄又名草龙珠、蒲桃、山葫芦、水晶明珠，为葡萄科多年生落叶藤本植物葡萄的成熟果实。葡萄皮薄而汁多，酸甜味美，营养丰富，有"晶明珠"之称。"葡萄"原是外来语的译音，并无语意。在果品中，葡萄的资历最老，据古生物学家考证，在新生代第三地层内就发现了葡萄叶和种子的化石，证明距今650多万年前就已经有了葡萄。

葡萄是一种营养丰富的水果，含糖量占15%～25%，而且主要为葡萄糖，此外还有果糖、蔗糖；含有少量蛋白质和脂肪，还含有人体不可缺少的谷氨酸、精氨酸、色氨酸等10多种氨基酸；含有大量的有机酸，如酒石酸、柠檬酸、苹果酸、草酸等；含有果胶、卵磷脂和多种维生素，如维生素C、维生素E、胡萝卜素、维生素B_1、维生素B_2、维生素B_3；还含有钾、钠、钙、磷、镁、铁以及少量的锌、锰、铜、硒等。

本草养生

我国历代医药典籍对葡萄的药用均有论述。中医学认为，葡萄性平，味甘、微酸，具有补气益血、滋阴生津、强筋健骨、通利小便之功效。主治气血虚弱、肺虚咳嗽、心悸盗汗、风湿痹痛、淋症、水肿等症，也可用于脾虚气弱、气短乏力、筋骨无力、小便不利等病症的辅助治疗。

抗病毒 ▷ 葡萄中含有天然的聚合苯酚，能与病毒或细菌中的蛋白质化合，使之失去传染疾病的能力，尤其对肝炎病毒、脊髓灰质炎病毒等有很好的杀灭作用。

防癌抗癌 ▷ 葡萄中含有一种叫白藜芦醇的化合物，可以防止正常细胞癌变，并能抑制已恶变细胞扩散，有较强的防癌抗癌功能。

抗贫血 ▷ 葡萄中含有具抗恶性贫血作用的维生素 B_{12}，尤其是带皮的葡萄发酵制成的红葡萄酒，每升中含维生素 B_{12} 12～15毫克。因此，常饮红葡萄酒，有益于治疗恶性贫血。

抗动脉粥样硬化 ▷ 研究发现，葡萄酒在增加血浆中高密度脂蛋白的同时，能减少低密度脂蛋白含量。低密度脂蛋白可引起动脉粥样硬化，而高密度脂蛋白有抗动脉粥样硬化的作用。因此，常食葡萄（葡萄酒），可减少冠心病引起的死亡。因此葡萄可称之为"养心果"。

保护心血管 ▷ 最新研究表明，葡萄汁能比阿司匹林更好地阻止血栓形成。实验显示，紫葡萄汁中的黄酮类化合物能减少血小板凝聚的活动，阻止血栓形成。实验表明，每天喝1杯葡萄汁能使血小板黏度下降约40％，而且证实葡萄汁与阿司匹林不同的是黄酮类化合物不会使肾上腺素含量增加。

养生药膳

山莲葡萄粥

原料 粳米60克，葡萄干30克，山药、莲子各15克，高汤、白糖各适量。

做法 将生山药洗净后切成薄片，莲子浸泡至软去心，葡萄干洗净，同放入锅内，待用。将粳米用清水反复淘洗干净，除去泥沙杂质，放入锅中，可加高汤适量。将锅置大火上烧沸，再用小火熬煮至熟，加入白糖拌匀即成。

功效 此粥具有补气益血、健脑增智、强心安神、延年益寿之效。可作为神经衰弱、疲劳、气血虚弱、夜寐多梦、失眠、健忘、口渴、耳目不聪、倦怠无力等病症的辅助治疗。

葡萄藕地蜜汁

原料 鲜葡萄、鲜藕、鲜生地各适量，白沙蜜500毫升。

做法 将"三鲜"分别捣烂取汁，各取汁1000毫升，加入白沙蜜调匀即成。每份200毫升，1日服3次。

功效 该汁具有利尿、消肿、通淋的作用，尤其适宜于热淋伴尿路涩痛者饮用。

人参葡萄酒

原料 葡萄100克，人参15克。

做法 用白酒500克浸泡。每次饮1~2杯。

功效 人参为补气强壮的要药，与葡萄配伍应用，可补肝肾、强腰脊、和益气血。

中医食话

葡萄汁被科学家誉为"植物奶"。葡萄中钾元素含量较高，葡萄汁是肾炎患者最好的食品。葡萄汁可以帮助器官移植手术患者减少排异反应，促进早日康复；声音嘶哑的患者，可取葡萄汁与甘蔗汁各1杯混匀，慢慢咽下，1日数次，也有一定的辅助治疗作用。对于高血压患者，则可取葡萄汁与芹菜汁各1杯混匀，用开水送服，每日2~3次，15日为1个疗程。民间用野葡萄根30克煎水服，用于治疗妊娠呕吐和水肿，有止吐利尿消肿的功效。

橘 子

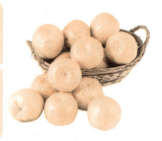

> 下气快膈，止渴解醒，辟臭。皮尤佳。
> ——《本草纲目》

橘子别名大红袍、蜜橘、朱砂橘，为芸香科植物福橘或朱橘等多种橘类的成熟果实。橘子果质优良、色光泽、肉厚、肉色金黄、甜度适宜、爽口滑腻，略带桂花香味，含有丰富的维生素。常吃橘子可延年益寿，健体强身，是日常生活中最常见的水果之一。

橘子原产地中国，已有4000多年的栽培历史。后经阿拉伯人传遍欧亚大陆，橘子至今在荷兰和德国还被称为"中国苹果"。据考证，直到公元1471年，橘、柑、橙等柑橘类果树才从我国传入葡萄牙的里斯本，公元1665年才传入美国的佛罗里达。

橘子色彩鲜艳、酸甜可口，是秋冬季常见的美味佳果。与梨相比，橘子的钙含量是梨的5倍，磷的含量是梨的55倍，维生素B_1的含量是梨的8倍，维生素B_2的含量是梨的3倍，维生素B_3的含量是梨的1.5倍，维生素C的含量是梨的10倍，可谓营养丰富。

橘子还含有苹果酸、柠檬酸、琥珀酸、胡萝卜素、果胶、葡萄糖等。

本草养生

中医学认为，橘子性凉，味甘、酸，归肺、胃经。具有开胃理气、止渴润肺的功效。适用于胸膈结气、呕逆、消渴、伤食、肺热咳嗽、痰多等症。特别对慢性肝炎和高血压患者，多吃橘子可以提高肝脏解毒作用，加速胆固醇转化，防止动脉硬化。

降低胆固醇 ▷ 橘子对冠心病、高血压、糖尿病、动脉硬化、痛风有预防的功效。食用橘子，可以降低沉积在动脉血管中的胆固醇含量，有助于使动脉粥样硬化发生逆转。鲜橘还能健脾和胃，温肺止咳。

预防心脑血管疾病 ▷ 橘皮苷可以加强毛细血管的韧性，扩张冠状动脉，是预防冠心病和动脉硬化的食品。橘皮苷可降低血液的黏滞度，减少血栓的形成，故而对脑血管疾病，如脑血栓、中风等也有较好的预防作用。研究发现，每天吃1个橘类水果可以使发生脑卒中的危险降低19%。

降血糖作用 ▷ 橘子肉由于含有类似胰岛素的成分，是糖尿病患者的理想食品。

养生药膳

▶ 柑橘山楂饮

原料 生山楂30克，陈皮20克，大红橘1个（用其橘核和鲜橘络）。

做法 山楂、陈皮、橘核和橘络用水共煮40分钟，得液体500毫升，分2次饮用。

功效 适用于妇女乳房胀痛初起。

▶ 橘饼银耳羹

原料 鲜橘2个，银耳10~15克，冰糖少许。

做法 先将鲜橘用冰糖渍制后，压成饼状，烘干备用；取银耳用水发开，洗净。将橘饼、银耳放置锅内，加入清水，先用大火烧开后，改用小火炖煮3~5小时，待银耳烂酥汁稠，加冰糖适量即可。

功效 此羹具有润肺止咳、补虚化痰的功效，适合肺燥干咳、虚劳咳嗽患者经常食用。

下篇 科学饮食，延年益寿

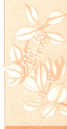

中医食话

橘子肉、皮、络、核、叶都是药。橘子皮，炮制后又称陈皮，是重要药物之一。《本草纲目》中说陈皮是"同补药则补；同泻药则泻；同升药则升；同降药则降"。橘皮是一味理气、除燥、利湿、化痰、止咳、健脾、和胃的要药；橘红具有理肺气、祛痰、止咳的作用；橘络具有通经络、消痰积的作用，可治疗胸闷肋痛、肋间神经痛等症；橘子核可治疗腰痛、疝气痛等症。

西瓜

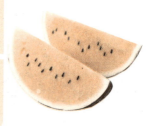

（瓜瓤）甘、淡、寒，无毒。消烦止渴，解暑热。（皮）凉，无毒。口、舌、唇内生疮，烧研噀之。
——《本草纲目》

西瓜又名寒瓜、水瓜、夏瓜、青门绿玉房，为葫芦科西瓜属1年生蔓生草本植物西瓜的果实。西瓜堪称"瓜中之王"，因在汉代从西域引入中原，故称"西瓜"。西瓜味道甘甜多汁，清爽解渴，是盛夏佳果。

西瓜果肉含有多种人体所需的营养成分和有益物质，如蛋白质、葡萄糖、蔗糖、果糖、苹果酸、氨基酸、磷酸、乙二醇、甜菜碱、腺嘌呤、萝卜素、胡萝卜素、番茄烃、六氢番茄烃、维生素A、B族维生素、维生素C以及钙、磷、铁等矿物质成分，挥发性成分中含有多种醛类。

西瓜子含脂肪油、蛋白质、维生素B_2、淀粉、戊聚糖、丙酸、尿素、蔗糖等。它的营养价值很高，几乎包括了人体所需的各种营养成分。

本草养生

"热天吃西瓜，有病不用把药抓。"中医学认为，西瓜性寒，味甘，归心、胃、膀胱经。能清热解暑，生津止渴，利尿除烦，用于暑热、温热病，热盛津伤，心烦口渴，或饮酒过度；心火上炎，舌赤、口疮；湿热蕴结下焦，小便黄赤不利。如《松漠记闻》云："有人苦于目病，令以西瓜切片曝干，日日服之，遂愈，由其性冷降火故也。"

降压作用 在降低血压方面，西瓜是果蔬之中的"好医生"，它具有降低血压的作用，对心脑血管亦具有保护作用。

利尿作用 西瓜果肉所含瓜氨酸、精氨酸成分，能增加大鼠肝中的尿素形成，而导致利尿作用。西瓜所含的糖和盐能利尿并消除肾脏炎症。蛋白酶能把不溶性蛋白质转化为可溶的蛋白质，增加肾炎患者的营养。

清肠胃 西瓜汁可以清理胃肠积热或内热困聚，大便秘结、口渴思饮者，可饮西瓜汁以消积热。

养生药膳

▶冰糖西瓜

原料 新鲜西瓜1个，冰糖50克。

做法 新鲜西瓜1个，以小尖刀开一小口，取出部分瓜瓤，放入冰糖，以瓜皮封口，隔水蒸90分钟，待凉后，吃瓜饮汁，每日1个，连食7日。

功效 可清热润肺，作为咳嗽少痰、痰黏稠不爽等病症的辅助食疗。

▶西瓜蜜汁

原料 西瓜1个，蜂蜜、白糖各适量。

做法 将西瓜瓤全部挖出，或刮取汁液，倒入碗中，加适量蜂蜜或白糖拌和，置冰箱中半小时，待糖溶化后食用。

功效 清凉可口，具祛暑解渴之效。

▶西瓜粥

原料 西瓜瓤800克（去子），米、冰糖各50克，橘饼30克。

做法 煮粥食。

功效 用于热病烦渴，小便短赤，咽喉肿痛。

中医食话

西瓜的清热功能主要在瓜皮。只要稍加烹制，它就可以为餐桌增加几道清鲜爽口的美食，它可以制作成小菜、汤水、甜品等丰富的菜肴，味道非常特别。选用西瓜皮做菜时，最好用厚点的瓜皮，这样的瓜皮水分大，容易入味，另外口感也好。

吃西瓜必须洗净瓜皮。因为西瓜在生产、运输和销售过程中，会受到不同程度的污染，如果瓜皮不洗就切，这些微生物就可能顺刀口污染瓜瓤，而且接触瓜皮的手、案板等均可能造成污染，易造成消化道传染病的传播和寄生虫的感染。

第六章 肉蛋类
——人体主要的能量来源

猪 肉

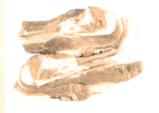

主狂病经久不愈，可压丹石，解热毒，补肾气虚竭。
——《本草纲目》

猪别名豕、豨、豚。猪是哺乳类家畜，头大，鼻、嘴长，眼小，耳大，脚短，身肥，大约在8000年前由野猪驯化而成。猪肉是目前我国绝大多数人餐桌上重要动物性食品之一。因为猪肉纤维较为细软，结缔组织较少，肌肉组织较少，肌肉组织中含有较多的肌间脂肪，因此，经过烹调加工后肉味特别鲜美，同时也是动物类脂肪和蛋白质的主要来源。对于人来说，猪几乎全身是宝，它的各个部位，包括猪血，都极富营养，可以制成各种各样的美味食品。我国大部分地区都有饲养。北方的满族先民，古称通古斯人，被称为"善于养猪的民族"，他们不仅吃猪肉，冬天还把猪油涂在身上保暖，时至今日，满族的杀猪菜仍然是一大特色。

在我国南方，大理、洱源等地的白族人也喜欢吃猪肉，逢年过节或红白喜事，都要杀猪吃肉。他们杀猪的方式很独特：把肥猪宰杀后，在水井边用稻草烧烤肥猪，一人用簸箕煽风，一人用两根棍子不时地拨动稻草，让火将整个肥猪烧成焦黑，然后用井水冲洗猪体，并用杀猪刀将焦黑的毛皮刮去，经过刮洗的肥猪呈金黄色，散发出一股股清香味。最后进行开膛破肚，将肥猪分割成若干块，待烹调食用或腌制成腊肉食用，这就是白族著名的"火烧猪肉"，清香爽口。

在畜肉中，猪肉的蛋白质含量最低，脂肪含量最高。猪瘦肉含蛋白质较高，每100克可高达29克，含脂肪6克。经煮炖后，猪肉的脂肪含量还会降低。猪肉还含有丰富的维生素B_1，还能提供人体必需的脂肪酸。

本草养生

猪肉性微寒，味甘、咸，无毒。入脾、肾经。具有健脾益气、和胃补中、滋阴润燥、滑润肌肤的作用。

猪肉含有蛋白质、脂肪、矿物质及动物胶和多种氨基酸等。食后有滋阴润燥、益气生津的功效。猪肉甘、咸入肾，可补肝血、益肾精，使精充血旺、筋强骨健，常用于治疗肝肾阴虚所致的腰膝酸软，脾胃两虚所致的倦怠乏力、令人不振、门下少津等病症。

益气补血 ▷ 猪肉性味甘咸，滋阴润燥，可提供血红素（有机铁）和促进铁吸收的半胱氨酸，能改善缺铁性贫血。猪排滋阴，猪肚补虚损、健脾胃。

润肤美容 ▷ 猪肉中含有丰富的营养成分，具有长肌肉、润皮肤的作用，并能使毛发光泽。近年来人们研究发现，有的人皮肤细腻是因为其皮肤中含有多量的"透明质酸酶"，这种酶可保留水分，吸存微量元素及各种营养物质，使皮肤细嫩润滑。而肥肉中所特有的一种胆固醇则与此种酶的形成有关，所以适当地吃些肥肉对皮肤是有好处的。

助长肌肉 ▷ 猪肉对瘦弱的人来说最为相宜，常吃之后，使人肌肤丰满，俗语所谓的"以肌养肌"，是有意义的。儿童在发育期间，膳食中常吃适当分量的猪肉，对发育很有帮助。

养生药膳

酸笋滑肉咸蛋汤

原料 猪肉150克，酸笋50克，丝瓜1条，咸蛋2个，枸杞子少许，色拉油、姜片、淀粉、酱油各适量。

做法 猪肉切薄片，加酱油、淀粉、色拉油拌匀；酸笋洗净，切片；丝瓜刮皮，洗净切块；咸蛋，每个切8瓣。油锅烧热，放入姜片和肉片煸炒，加适量水煮沸，再放入酸笋片、咸蛋煮约5分钟，放入丝瓜块同煮片刻，盛入盘内，撒上枸杞子即可。

功效 本菜具有补气养血、通经活络的作用，适合月经不调、身体疲乏、气血两亏者食用。

阿胶炖肉

原料 猪肉500克，阿胶150克，调料适量。

做法 先加水炖猪肉，熟后加阿胶炖化，加调料即成。

功效 每天食用1次，具有补血、活血、滋阴润肺的作用。适合于出血日久、身体虚弱、有贫血等症的食道癌患者食用。

中医食话

猪肥肉一般用于红烧，亦可煮熟后粉蒸、清蒸，作为配料制馅包饺子和肉包子。腌制后的猪肥肉煮熟后还可直接食用或凉拌，肥肉多用于与其他素菜配炒或炼成猪油食用。里脊肉是猪身上最嫩的瘦肉，可炸、炒、爆、熘等，如炒肉片、炒姜肉丝、炸糖醋里脊。臀尖上的瘦肉可代替里脊肉使用。坐臀上的瘦肉因质较老，丝缕较长，可用于干炒、卤等。蹄上的瘦肉也较老，可清炖或红烧。

食用猪肉后不宜大量饮茶，否则易造成便秘，增加有毒物质和致癌物质的吸收。肥胖和血脂较高者不宜多食。

羊 肉

主暖中，治乳余疾及头脑大风出汗、虚劳寒冷，补中益气，镇静止惊。——《本草纲目》

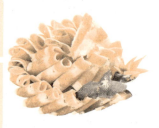

羊是人们熟悉的家畜之一，在我国已有5000余年的饲养历史。羊天性耐寒，在我国主要产于较寒冷的高原地区，如青海、西藏、内蒙古等地，其中又以内蒙古地区的羊为最佳。

羊肉内含有丰富的蛋白质（优质完全蛋白）、脂肪、钙、磷、铁、维生素B_3等物质，对人体非常有益，有增强机体抗病能力的作用。山羊或绵羊肉，疗疾自古有之，如当归生姜羊肉汤，入药以青羖羊（雄性山羊）为佳。治带通乳，有益产妇。《罗氏会约医镜》曰："人参补气，羊肉补形。"《名医别录》曰：羊肉能"安心止惊"。因此羊肉对肾虚阳痿、遗精、产后腹中冷痛及腹中虚寒反胃、腰膝冷痛均有治疗作用。羊肉的热量比牛肉高，冬天食用可促进血液循环，抵御寒气。

本草养生

羊肉性温、味甘，归脾、肾经。具有补虚祛寒、温补气血、益肾补衰、通乳治带、助元益精、开胃健力的作用。羊肉历来被当做冬季进补的重要食品之一。寒冬常吃羊肉可益气补虚，促使体内血液循环加快，增强抗寒、防寒能力。

抗癌作用 瑞士科学家研究发现，在牛和羊的体内存在着一种抗癌物质——CLA，此物质对治疗癌症有一定效果。羊肉肉质细嫩，容易消化，多吃羊肉可以增强体质，提高抗病能力。

消食健胃 ▷ 羊肉还可增强消化酶功能，保护胃壁，帮助消化。

益妇女 ▷ 妇女气分不足，可以用羊肉补中益气，这对形容消瘦的妇女更为合宜。可把羊肉、羊肝作为食料和冬令补身佳品。妇女产后身体虚弱、汗出不止，也应多吃羊肉，吃时最好掺和药品同煮。一部分妇女生产之后乳水缺乏，可用羊肉与木通煲汤饮服，有补充乳水的功效。

养生药膳

▷ 羊方藏鱼

原料 羊肉 750 克，活鲫鱼 500 克，葱 20 克，姜 15 克，花椒 3 克，盐 7.5 克，料酒 20 克，味精 2 克，芝麻油 15 克，香菜叶少许。

做法 羊肉用花椒、盐、料酒、葱末、姜末搓抹匀，腌制 6 小时，然后放入滚水中焯烫，捞出洗净。鲫鱼剖杀洗净，在鱼面两侧划上花刀，下入滚水中焯烫过，洗净，然后抹上盐和料酒。用刀从羊肉侧面剖开，将鱼藏入。锅置火上，注入适量水，加入盐、料酒、葱段、姜片、花椒，烧沸后用小火炖至羊肉酥烂，加入味精，淋芝麻油，撒上香菜叶即可。

功效 此菜益气补虚、温中暖下，对虚劳羸瘦、脾胃虚弱、产后虚冷有很好的食疗功效。

▷ 枸杞子炖羊肉

原料 羊肉 1000 克，枸杞子 20 克，清汤 1000 克，生姜片、料酒、香葱、盐、味精各适量。

做法 羊肉先放入沸水中煮透，捞出切块，与生姜片一起倒入热油锅内煸炒，烹入料酒炝锅，然后倒入砂锅内，放入枸杞子、清汤、香葱、盐，用小火炖烂。加味精调味食用。

功效 此菜有固精明目、强筋补肾的作用，适合于男子阳痿、早泄，女子月经不调、肾虚导致性欲减退、年老体弱、视力减退、头晕眼花者食用。

中医食话

羊肉一般以现购现烹为宜,如暂时吃不了的,可用少许盐腌制2天,即可保存10天左右。羊肉性温热,常吃容易上火。因此,吃羊肉时,可以搭配一些凉性蔬菜,如冬瓜、丝瓜、油菜、菠菜、白菜、金针菇、菜心等,能起到清凉、解毒、去火的作用,既能达到羊肉的补益功效,又能消除羊肉的燥热之性。

吃羊肉时不宜同时吃醋和黄瓜,以防发生黄疸和脚气病;不宜马上饮茶,否则会导致排便不畅或大便秘结。

羊肉属大热之品,凡有发热、牙痛、口舌生疮、咳吐黄痰等上火症状者都不宜食用。患有肝病、高血压、急性肠炎或其他感染性疾病患者,过多食用会促使病情加重。

牛 肉

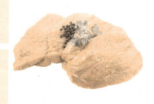

主安中益气,养脾胃。补虚壮健,强筋骨,消水肿,除湿气。 ——《本草纲目》

牛有黄牛、水牛、牦牛等种类,平时食用的牛肉主要是黄牛肉。牛肉是人类的第二大肉类食品,仅次于猪肉,蛋白质含量高,而脂肪含量低,所以味道鲜美,受人青睐,享有"肉中骄子"的美称。

牛肉中瘦肉多、脂肪少,是高蛋白、低脂肪的优质肉类食品。牛肉中蛋白质含量因牛的品种、产地、饲养方式而略有差别,但都占20%以上,高于猪肉和羊肉。牛肉的蛋白质不只含量高,质量也好,它由人体所必需的8种氨基酸组成,且组成比例均衡,因此,人摄食后几乎能被100%吸收利用。牛肉的脂肪含量还比猪肉、羊肉低,在10%左右。它还含有丰富的钾、锌、镁、铁等矿物质和B族维生素。进行训练的运动员,特别是健美运动员以及从事强体力劳动的人，宜吃牛肉。牛肉中的肌氨酸还能提供脑细胞活动所需要的能量，有利于大脑发挥功能，所以，学生在考试前吃牛肉，有可能取得"临时提高智力"的效果。

本草养生

牛肉蛋白质中所含人体必需的氨基酸甚多，故其营养价值甚高。《本草纲目》载："牛肉补气与黄芪同功。"牛肉性温、味甘，归脾、胃经。具有补中益气、滋养脾胃、强健筋骨、化痰息风、止渴止涎的功效。

牛肉营养丰富，味美宜人，所含蛋白质比猪肉高1倍，且脂肪、胆固醇含量较低，而维生素含量较高，并含有人体所需的12种氨基酸，因此，牛肉很适宜肥胖、高血压、冠心病、血管硬化和糖尿病患者食用，是滋养强壮的补品。身体虚弱者食之最好，有温补脾胃之功效。

提高免疫力 牛肉中的氨基酸组成比猪肉更接近人体需要，能提高机体抗病能力，对生长发育及术后、病后调养的人在补充失血、修复组织等方面特别适宜。寒冬食牛肉，有暖胃作用，为寒冬补益佳品。

补中益气 中医学认为，牛肉具补中益气、滋养脾胃、强健筋骨、化痰息风、止渴止涎之功效，适用于中气下陷、气短体虚、筋骨酸软、贫血久病及面黄目眩之人食用。加红枣炖服，则有助于肌肉生长和促进伤口愈合之功效。

养生药膳

▶ 马铃薯炖牛肉

原料 牛肉150克，马铃薯、萝卜、洋葱各100克，牛奶、干辣椒、盐各适量。

做法 将牛肉洗净，切成丁；马铃薯和萝卜洗净切成比牛肉大点的丁；洋葱洗净切丝。油锅置火上，烧热后将牛肉丁炸至外表变色时起锅。洋葱用油炒熟，放入马铃薯和萝卜同炒至洋葱表面变透明起锅，与牛肉一同放入锅内,加水适量,大火煮开后改小火煮5分钟,放入牛奶、干辣椒、盐继续煮。至汤汁呈黏稠状就可以了。

功效 本菜可通便、降低胆固醇,是理想的减肥食品。也可作为糖尿病患者的食疗佳品。

▶ 陈皮牛肉

原料 牛肉500克,陈皮、花椒粉各10克,辣椒面50克,葱花、姜末、蒜泥、干辣椒等调料各适量。

做法 牛肉洗净、切成小方丁。锅置火上,放花生油,烧至八成热,投入牛肉丁,炸干水分捞出,放入另一锅中,加适量清水(水量要完全淹没肉丁),大火烧开,转小火煮约三四个小时,直至牛肉丁酥透为止。陈皮用水泡软切末待用。锅内放油烧热,投入干辣椒再下葱花、姜末、蒜泥、辣椒面、花椒粉、酒酿炒匀,倒入牛肉丁,再放入湿淀粉勾芡,用大火收汁,浇淋芝麻油、红油,拌匀即可出锅。

功效 此菜具有良好的行气健脾的功效。

中医食话

在食用牛肉时,要选择色淡而发红,手触不黏的新鲜牛肉或冷冻牛肉。

烹调牛肉,要使用热水直接加热,不要加冷水。如果发现水少,应加入开水。炖肉前一天,用芥末在肉表面抹一下,炖肉前,用冷水洗掉芥末,这样不仅熟得快,而且肉质鲜嫩。加些酒或醋(1千克牛肉放2~3汤匙酒或1~2汤匙醋)炖牛肉,也可使肉软烂。在肉锅中放山楂、萝卜、橘皮、茶叶,都可使牛肉易烂。马铃薯配牛肉营养价值高,并有健脾胃的作用。牛肉粗糙,有时会刺激胃黏膜,马铃薯与牛肉同煮,不但味道好,且马铃薯含有丰富的叶酸,能起到保护胃黏膜的作用。

内热盛者和服氨茶碱时禁忌食用。皮肤病、肝病、肾病患者慎食。不宜食用反复剩热或冷藏加温的牛肉食品,不宜食用熏、烤、腌制品,不宜食用未摘除甲状腺的牛肉,对于来自疯牛病疫区或来路不明的牛肉千万别吃。不宜使用炒其他肉食后未清洗的炒菜锅炒食牛肉。牛肉与猪肉、白酒、韭菜、薤（小蒜）、生姜同食易致牙龈炎症。牛肉不宜与栗子、牛膝、仙茅同用。吃牛肝时，忌鲍鱼、鲇鱼，且不宜与富含维生素 C 的食物同食。牛肉不宜常吃，每周 1 次为宜。现代医学研究认为，牛肉属于红肉，含有一种恶臭乙醛，过多摄入不利健康。

鸡　肉

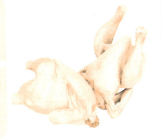

主下气消积，安五脏，调中祛邪，止消渴，利小便，治丹毒。　　　——《本草纲目》

鸡肉自古就是人们盘中的美味，更是现代人的健康食品。中国人爱吃鸡，就像西方人爱吃牛肉一样。清代的袁枚说："鸡功最巨，诸菜融之。"鸡肉之所以受到人们的喜爱，不仅因为它是人们佐膳的美味佳肴，而且还是丰富的营养来源，是滋补身体最理想的"济世良药"。它肉质细嫩，味道鲜美，并富有营养，有滋补养身的作用。它适合多种烹调方法，不但适于热炒、炖汤，而且是比较适合冷食凉拌的肉类之一。

鸡肉所含的蛋白质，比猪、羊、鸭、鹅肉高 1/3，比牛肉高 33%；所含脂肪比上述肉类低得多，而且所含的不饱和脂肪酸为动物性脂肪之冠，对人体健康非常有益。鸡汤含胶质蛋白、肌肽、肌苷和多种其他营养成分，不但其味鲜美，易于消化吸收，而且可增强体质和免疫力，是预防疾病的良药。

乌鸡含有 10 种氨基酸，其中蛋白质、维生素 B_2、维生素 B_3、维生素 E 的含量都很高，而胆固醇和脂肪含量则很少，人们称乌鸡是"黑了心的宝贝"。

乌鸡肉中的铁、磷、钙、镁、锌的含量较高，铁和锌的含量更是远远超过其他食品。乌鸡中的铁比菠菜中的铁含量高约 10 倍，锌约是大豆的 3.3

倍，甚至比含锌较多的牛肝高1.2倍。乌鸡中的DHA、EPA含量是普通鸡的2倍以上。

本草养生

鸡肉性平，味甘、酸、咸；归脾、胃、肝经。具有温中益气、补虚填精、健脾胃、活血脉、强筋骨的功效。对营养不良、贫血、虚弱、畏寒怕冷、乏力疲劳及月经不调等都有很好的食疗作用。鸡肉含有对人体生长发育有重要作用的磷脂类，是中国人膳食结构中热量和磷脂的重要来源之一。鸡肉蛋白质的含量比例较高，种类多，而且消化率高，很容易被人体吸收利用，有增强体力、强壮身体的作用。

温中安神 ▷ 鸡肉富含维持神经系统健康、消除烦躁不安情绪的维生素B_{12}。所以，晚上睡不好、白天总感觉疲惫的人可多吃点鸡肉。

提高免疫力 ▷ 冬季是感冒流行的季节，对健康人而言，多喝些鸡汤可提高自身免疫力，将流感病毒拒之门外。对于那些已被流感病毒感染的患者而言，多喝点鸡汤有助于缓解感冒引起的鼻塞、咳嗽等症状。美国的最新研究表明，鸡汤能帮助人赶走流感，因为它可以将病毒排出体外。

强筋健骨 ▷ 食用乌鸡可以提高生理机能，延缓衰老，强筋健骨，对防治骨质疏松、佝偻病、女性缺铁性贫血症等有明显功效。

养生药膳

▷ 归参炖母鸡

原料 母鸡1只，当归、党参各15克，葱、生姜、盐、料酒各适量。

做法 将母鸡宰杀，清洗干净。将当归、党参洗净，装入纱布袋内，扎紧袋口，塞入鸡腹内，一同放入砂锅内，加入清水，水量没过鸡身，酌加适量葱、姜、盐和料酒。先用大火煮沸15分钟，再用小火炖约3小时，注意经常添开水。待鸡肉熟烂后停火，捞去药袋，即可食用。

功效 此菜可用于辅助治疗肝脾血虚、头晕目暗、肢体麻木、饮食减少、大便稀薄、疲乏无力等症。

▶ 桂圆童子鸡

原料 童子鸡1只，桂圆肉30克，葱、生姜、盐、料酒各适量。

做法 将童子鸡宰杀，剖洗干净，鸡腿别在鸡翅下面，放入沸水中氽烫，捞出洗净。将桂圆肉与童子鸡一并放入汤锅内，加清水、葱、姜、盐、料酒，上笼蒸1小时左右，以鸡肉熟烂为度。

功效 此菜当菜或点心食用，适合于心脾两虚、面色萎黄、失眠心悸、头昏、健忘、饮食减少者食用。

▶ 黄芪乌鸡

原料 乌鸡1只，黄芪60克，生姜、料酒、盐各适量。

做法 将乌鸡宰杀，剖洗干净；黄芪洗净，切片，装入纱布袋内，扎紧袋口，塞入鸡腹中，用白线缝合。将鸡放入砂锅内，加入清水，水量没过鸡身，酌加生姜和料酒。先用大火煮沸15分钟，再用小火炖熬约3小时，注意经常加开水，待鸡肉熟烂后停火，加入适量盐。分五六次食用，吃鸡肉喝汤。

功效 此菜适合气血不足、心悸气短、头晕目花、食少、腹泻、消瘦的患者食用。

🌿 中医食话

吃鸡肉时一定要多煮一会儿。禽流感病毒主要由飞沫传染，不论是鸡肉或鸡蛋，只要煮的时间长就可以杀死病毒。鸡肉进补时须注意雌雄两性作用有别：雄性鸡肉，其性属阳，温补作用较强，比较适合阳虚气弱患者食用；雌性鸡肉属阴，比较适合产妇、年老体弱及久病体虚者食用。传统上讲究男用雌鸡，女用雄鸡，以清炖为宜。炖煮时最好不用高压锅，使用砂锅文火慢炖最好。

鸡肉性温,为了避免助热,高热患者及胃热患者禁食;鸡肉中磷的含量较高,为了避免它影响铁剂的吸收,服用铁剂时暂不要食用鸡肉。鸡屁股是细菌、病毒及致癌物质的"仓库",也是淋巴最为集中的地方,不能食用。禁忌食用多龄鸡头。鸡肉不宜与兔肉同时食用;不宜与鲤鱼同时食用;不宜与大蒜同时食用。乌鸡虽是补益佳品,但多食能生痰助火,生热动风,故感冒发热或湿热内蕴而见食少、腹胀者不宜食用;体胖、患严重皮肤疾病者宜少食或忌食;痛风、动脉硬化、冠心病和高脂血症患者忌饮鸡汤。老年人不宜常喝鸡汤。

鸭肉

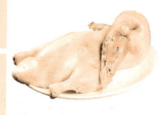

补虚,除热,调和脏腑,通利水道,治小儿抽风,解丹毒,止热痢,生肌敛疮。和葱、豆豉同煮,除心中烦热。 ——《本草纲目》

鸭又名家凫,别称"扁嘴娘",是我国农村普遍饲养的主要家禽之一。鸭喜合群,胆怯。母鸭好叫,公鸭则叫声嘶哑,无飞翔能力,善游泳,主食谷类、蔬菜、鱼、虫等。

人们常说"鸡鸭鱼肉"四大荤。可见鸭肉在人们生活中的地位不低。北京烤鸭、南京板鸭、江南香酥鸭等,均为国宴中不可缺少的名菜。

鸭肉的营养价值比较高,其中蛋白质含量为16%～25%,比畜肉含量高得多。其脂肪含量适中,较均匀地分布于全身组织中,而且脂肪酸主要是不饱和脂肪酸和低碳饱和脂肪酸,因此熔点低,非常易于消化吸收。鸭肉中B族维生素和维生素E含量也比较多。B族维生素对人体新陈代谢、神经、心脏、消化和视觉的维护都有良好的作用,维生素E则有助于人体多余自由基的清除,有抗衰老的作用。鸭肉中丰富的维生素B_3是构成人体内两种重要辅酶的成分之一,对心肌梗死等心脏疾病患者有保护作用。同时鸭肉还含有

0.8%～1.5%的无机物和较高的钾、铁、铜、锌等微量元素。

鸭蛋含有较多的维生素B_2，是补充B族维生素的理想食品之一。同时它也是有护肤、美肤作用的食品。

本草养生

鸭肉性微寒，味甘、咸，归脾、肺、肾经。具有养胃滋阴、利水消肿、清除虚热的功效。用于治疗咳嗽咳痰，咽喉干燥，阴虚阳亢之头晕头痛、水肿、小便不利。适宜于体内上火的人食用，特别是低热、虚弱、食少、大便干燥者。

养护心脏 鸭肉能保护心脏。有报道称，居住在法国西南部的加斯科尼人，习惯于用鸭的脂肪代替牛油烹饪菜肴，当地人很少患有心脏病。究其原因，是鸭脂肪是类似于橄榄油的食用油，几乎不增加身体内的胆固醇含量。

消炎抗衰 老鸭肉含B族维生素和维生素E比较多，B族维生素是抗脚气病、抗神经炎和抗多种炎症的维生素，在生长期、妊娠期及哺乳期的人比一般人需求量更大。维生素E是人体多余自由基的清除剂，在抗衰老过程中起着重要的作用。

养生药膳

▶ 白果全鸭

原料 鸭1只，白果200克，猪油500克，胡椒粉、料酒、鸡油、清汤、葱、姜、食盐、味精、花椒各适量。

做法 将白果去壳，以沸水煮熟，捞出，去皮膜，切去两头，去心，入猪油锅内炸一下，捞出待用。将鸭宰杀，去头去爪，整洗干净，以盐、胡椒粉、料酒将鸭身内外抹匀，放盘内，加姜、葱、花椒，上笼蒸约1小时取出，去骨取肉，与白果和原汁，上笼蒸30分钟至鸭肉烂即可。炒锅内加清汤、料酒、盐、味精、胡椒粉，以湿淀粉勾芡，放猪油少许，用鸭肉蘸白汁食。

功效 此鸭肉滋阴养胃，利水消肿，定喘止咳。适合咳嗽水肿、哮喘痰多者食用。

▶ 虫草全鸭

原料 冬虫夏草10克，老公鸭1只，料酒、姜、葱、胡椒粉、盐、味精各适量。

做法 将鸭宰杀，去内脏，洗净，剁去脚爪，在开水中焯烫后捞出晾凉；冬虫夏草以温水洗净；葱、姜切片。将鸭头顺颈劈开，取冬虫夏草8～10枚，装入鸭头内，再用棉线缠紧，将余下的冬虫夏草与生姜、葱同装入鸭腹内，放盆里，注入清汤，用盐、胡椒粉、料酒调好味，以湿棉纸密封盘口，上笼蒸约2小时出锅，加味精即成。

功效 常食可补肺肾、益精髓，适合虚劳咳喘、自汗盗汗、阳痿遗精、腰膝软弱、久虚不复者食用。

▶ 莲子鲜鸭

原料 莲子100克，鸭1只，盐、味精、葱、姜、米酒各适量。

做法 将莲子洗净，鸭斩成块。鸭块入水锅中烧沸、捞出、洗净，放入碗中。加莲子、清水、盐、味精、葱、姜、米酒适量，用保鲜膜封口，上笼蒸酥即可。

功效 该菜尤适宜中老年人食用，可改善睡眠、增强心脑血管功能。

中医食话

鸭子适合体热、上火的人食用。特别适合虚弱、食少、便秘和有水肿的人食用。心脏病患者、癌症患者和放疗、化疗后的患者也适合食用。

鸭肉多食滞气，滑肠，凡为阳虚脾弱、外感未清、痞胀脚气、便泻肠风者皆忌之。鸭肉不宜与鳖肉同食，同食会令人阴盛阳虚、水肿泄泻。鸭肉忌与核桃、木耳和荞麦同食。

平素身体虚寒，或因着凉引起食欲减退、胃腹疼痛、腹泻、腹痛及痛经等症患者，以暂不食用鸭肉为宜。

鹅　肉

滋润五脏，除五脏邪热，疗消渴症。
　　　　　　　——《本草纲目》

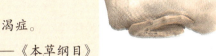

鹅是家禽之一，是天上飞雁的变种，形如鸭但比鸭大，头颈极长，头顶有瘤，全身有丰厚美观的羽毛，颜色分黑白两色，白色较多黑色较少。它的叫声如"哦……哦"之音，所以称为"鹅"。乡间养鹅，用以守夜防贼。旧时婚礼纳彩时用鹅相赠，意思是守望相助，信实可靠。鹅的祖先就是天雁，俗名天鹅，书上名鹄，体格极其充实，有十多斤重，飞行起来极速极高，所以古人有"鸿鹄之志，一举千里"之喻。天雁经养驯后，一代一代传下来，身体变胖，不但不能离飞，而且行动不便，便被人俗称"憨憨鹅"。

鹅肉是理想的高蛋白、低脂肪、低胆固醇的营养健康食品。鹅肉含有丰富的蛋白质、脂肪、矿物质和维生素等，脂肪含量高，吃起来美味可口且易于消化，因为其脂肪熔点较低，所含的一种对人体重要的必需脂肪酸——亚油酸，可与植物油相媲美；鹅肉属完全蛋白质，其中含有 10 多种氨基酸，是人体生长发育所必需的；鹅肉中富含维生素 E，由于维生素 E 具有抗氧化作用，所以鹅肉不易酸败。常食鹅肉汤，对于老年糖尿病患者还有控制病情发展和补充营养的作用。

本草养生

鹅肉性平、味甘，归脾、肺经。中医学认为，鹅肉具有解五脏之热、补阴益气、暖胃开津和缓解铅毒之功效。其脂肪含量较低，而且品质好，多为有益健康的不饱和脂肪酸，特别是亚麻酸含量均超过其他肉类，对人体健康有利；而其脂肪的熔点亦很低，质地柔软，容易被人体消化吸收。

本草纲目——中药食物速查全书

清热止咳
鹅胆汁有清热、止咳、消痔疮之功效，天气寒冷时吃鹅肉，对防治感冒和急（慢）性气管炎有良效。鹅肉有补阴益气之功，暖胃开津之效，是中医食疗中的好原料。

治噎呃
噎呃是常见情况，并不是一种严重的病患。旧法用鹅毛煅灰治噎呃，在唐代《新修本草》及明代《本草纲目》中都有记载。方法是将鹅毛十数枝，用火燃烧，即成灰质，将灰研细，用开水吞服。如是病久而体格虚寒的人，可改用高粱酒送服，有相当好的效果。

增气力
李时珍说："鹅气味俱厚，腌炙食之，益气力，利五脏。"常见潮州人喜吃卤鹅，广府人喜吃烧鹅，所谓"三杯酒，一盘鹅，吃后精神抖擞"。足见鹅肉营养丰富，有益气力。凡是病后体力虚弱、形瘦神疲、正气不能恢复者，可以用鲜鹅肉或烤鹅肉，加黄芪6克、红枣4枚，煲汤进食，作为病后调养食品，颇为适宜。

养生药膳

▶ 人参炖老鹅

原料 老鹅1只，人参10克，红枣、枸杞子、盐、味精各适量。

做法 老鹅去内脏，洗净，切小块，入沸水中余烫，漂净血水、浮沫。将鹅块放入锅中，加清水烧开，转小火慢慢炖三四个小时。人参10克洗净，泡发后切片，与红枣、枸杞子一同放入锅中，与鹅肉同炖至烂熟，出锅前加盐、味精调味即可。

功效 本菜品有滋阴补气、养血健脾之效，适合气虚体弱者食用。

▶ 补血汤

原料 鹅肉100克，当归、枸杞子各15克，党参、黄芪、山药各30克。

做法 水煎，去渣，饮汤食鹅肉。

功效 此汤适合气血不足、头晕目眩、手足麻木者常饮。

双仁煲鹅肉

原料 鹅肉500克，薏仁60克，桃仁30克，胡萝卜1根，调料适量。

做法 薏仁洗净，除去杂质；桃仁洗净；鹅肉洗净，用沸水汆烫去血水，切成方块；胡萝卜洗净，也切方块；葱切段，姜切片。薏仁放入碗内，加水50毫升置蒸笼内蒸熟待用。锅置大火上烧热，加入素油烧六成热时，下入姜、葱爆香，随即加入鹅肉、盐、酱油、胡萝卜、桃仁、熟薏仁（连同薏仁汁液）、盐炒匀，注入清水300毫升，用小火煲约45分钟即成。

功效 此菜有健脾利湿、除痹缓急的效果。适于气短、乏力、虚羸者食用。

中医食话

鹅肉以煨汤为多见，也可熏、烤、酱、糟、蒸、烧等。如江南以糟鹅为贵，潮洲人则重视盐水鹅，福建人喜欢蒸鹅，广东人看重的是脆皮烧鹅。用鹅肉炖萝卜可大利肺气，止咳化痰平喘。挑选鹅肝时，最好选肥大一些的。烹制鹅肉前，一定要用沸水焯去血水和污物。

鹅肉不宜与鸡蛋同食，否则易伤元气，也不宜与鸭梨同吃。皮肤生疮毒者忌食鹅肉。

鸡 蛋

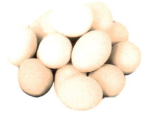

鸡蛋可祛热镇心安神，安胎止痒，止痢。
——《本草纲目》

完全受精的鸡蛋在合适的条件下，不需要从外界补充任何养料，就能诞生一个小生命，这说明鸡蛋的营养是非常完美的。鸡蛋最突出的特点是含有自然界中最优良的蛋白质。

鸡蛋营养极为丰富，含蛋白质 10%～15%，含脂肪 11%～15%，含维生素 B_2 约 15%，此外，还含有糖类、维生素 A、维生素 B_6、钙、磷、钾等多种成分。

本草养生

中医认为，鸡蛋具有补中益气、润肺利咽、清热解毒、养阴健体及美肤等功效，可用于心烦不眠、燥咳声哑、目赤咽痛、胎动不安、产后口渴、下痢、烫伤等症。

增强记忆力 蛋黄中富含的三酰甘油、胆固醇和卵黄素等营养物质具有改善神经系统的功能，经常食用蛋黄，可增强记忆力，防止老年人记忆力衰退。

促进肝细胞再生 鸡蛋中的蛋白质可以修复受损的肝脏组织。蛋黄中的卵磷脂可促进肝细胞的再生，提高人体血浆蛋白量，从而增强肝脏的代谢功能和免疫功能。

促进生长发育 鸡蛋所含的脂肪，呈乳化状态存在于蛋黄中，而且一半以上为卵磷脂、胆固醇和卵黄素，因此对神经系统及身体发育有着不可低估的作用，尤其对婴幼儿和青少年的成长发育更为重要。

养生药膳

▶ 黄花蛋汤

原料 黄花菜（干）150 克，鸡蛋 100 克，精盐、姜各 3 克，味精 2 克，料酒、葱各 5 克，植物油 10 克，高汤少许。

做法 将干黄花菜用清水先洗 2 遍，再用温水泡 2 小时左右，发开后择洗干净，挤干水分，码整齐，从中间切断；葱、姜洗净，分别切成丝；将鸡蛋打入碗内，加少许精盐、味精、料酒，用筷子搅打均匀。坐锅点火倒油，烧至六成热时将鸡蛋炒熟，倒入黄花菜，加少许料酒、精盐、味精及高汤，烧开撇去浮沫，倒入汤盆中即可。

功效 具有健脑抗衰的功效。

▶ 鸡蛋木耳粥

原料 水发木耳30克，粳米100克，鸡蛋2个，菠菜20克，黄豆芽15克，海米10克，姜末、盐、味精、高汤、植物油各适量。

做法 粳米淘净；木耳、菠菜、黄豆芽分别洗净；鸡蛋磕入碗中打散。锅内放入植物油烧热，倒入鸡蛋液，煎成蛋皮后，盛出切丝。锅内放入粳米、适量清水，大火烧沸后改用小火慢煮成稀粥，盛出。锅中加入高汤，大火烧沸，下入盐、味精、姜末、稀粥、蛋皮丝、木耳、黄豆芽、海米、菠菜，煮沸即可。

功效 保护肝脏，补脑益智，滋阴润燥，养血安神。

中医食话

鸡蛋最好是煮熟再吃。经常吃生鸡蛋会抑制人体对生物素的吸收，可能会发生湿疹、疲劳、食欲不佳、脱发等症状。同时，生鸡蛋中也会潜伏大量细菌，从而对身体产生危害。

鸡蛋不宜多食，每天吃1~2个就够了。多吃不仅不会被吸收，反而会使胆固醇的摄入量大大增加，使血清胆固醇急剧上升，从而造成血清胆固醇含量过高，引起动脉粥样硬化和心脑血管疾病的发生。

鸭 蛋

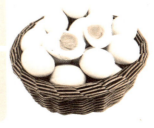

补心清肺，止热嗽，治喉痛。百沸汤冲食，清肺火，解阳明结热。　　——《医林纂要》

除咸鸭蛋和松花蛋以外，鸭蛋是不太受人们欢迎的。有的人是因为鸭蛋有腥味，有的人认为鸭蛋的营养不如鸡蛋丰富。其实，据科学分析，鸭蛋同样富有营养，完全可以和鸡蛋媲美。松花蛋又叫皮蛋，是用石灰等原料腌制后的蛋类食品。因剥开蛋壳后胶冻状的蛋白中常有松针状的结晶或花纹而得名。

鸭蛋中主要含有蛋白质、脂肪、维生素 A、维生素 B_1、维生素 B_2 等，且所含的脂肪中不饱和脂肪酸的含量较高，约占 61%，且易被人体消化吸收。此外，鸭蛋中的蛋氨酸和苏氨酸含量在蛋类中是最高的，各种矿物质的含量也高于鸡蛋。

本草养生

鸭蛋味甘、咸，性微寒，有滋阴、清肺、强身、润肤的功效，对于咳嗽、咽喉痛、牙痛、腹泻等症有辅助治疗作用。

鸭蛋腌制成的松花蛋，性寒，有清凉、明目、平肝的功效，并可促进消化，增加食欲。但不宜多食，食时可用姜末和醋解毒。

滋阴去火 ▸ 鸭蛋具有滋阴补虚、清热去火之功，可清肺火，止热咳、喉痛，适用于高血压、肺阴虚所致的干咳、咽痛、心烦、失眠等疾病。

补血补钙 ▸ 鸭蛋中各种矿物质的总量比鸡蛋多，特别是身体中迫切需要的铁和钙在咸鸭蛋中更是丰富，对人体骨骼发育有益，并能预防贫血。

中和胃酸 ▸ 松花蛋中蛋白质分解的最终产物——氨和硫化氢使其具有独特风味，能刺激消化器官，增进食欲，使营养易于消化吸收，并有中和胃酸、清凉、降压的作用。

养生药膳

▸ 咸蛋黄炒山药

原料 山药350克，咸鸭蛋150克，大葱、姜各25克，料酒5克，味精2克，植物油50克。

做法 山药去皮，切成0.5厘米的条，放植物油中炸透，呈金黄色时捞出；咸鸭蛋煮熟去壳、去蛋白，蛋黄留用。滑勺内加植物油烧热，加葱、姜末烹出香味，烹入料酒，放咸蛋黄炒散炒透，炒至翻油，即加入山药条翻炒，使山药条周身蘸满蛋黄后加味精调味即可。

功效 具有补阴滋肺、消热止咳的功效。

▶ 蒸鸭蛋

原料 咸鸭蛋3个，新鲜鸭蛋2个，猪油1匙，碎葱适量。

做法 将咸鸭蛋蛋白和新鲜鸭蛋混合打匀后，加入大半碗开水，用筷子搅打均匀，再放入咸蛋黄，注意保持蛋黄完整。在打好的蛋液中加入猪油、碎葱，立即上锅蒸20分钟即可蒸熟（若用凉水冲蛋液，需30分钟以上才能蒸熟，同时要注意蒸时火候不要过大，否则蒸老了不好消化）。

功效 具有清热解毒的功效。

中医食话

鸭蛋可像鸡蛋一样炒、煎、蒸等，但这样味道比鸡蛋要差一些。

儿童多食咸鸭蛋黄油可治疳积，外抹可治湿疹、烫伤。松花蛋具有养阴、止痢、清肺以及治喉疼、牙痛、热咳、胸闷、赤白痢等功效。

松花蛋有一种碱涩味，在食用时可加入适量姜醋汁，既能除掉碱涩味，又能解毒、杀菌、帮助消化。

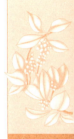

第七章 水产类

——活色生香的水下世界

鲤鱼

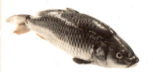

温补，去冷气，胸闷腹胀等症，治咳嗽气喘，能发汗、催乳汁和消肿。——《本草纲目》

鲤鱼又称拐子、鲤子，因鳞上有十字纹理，故称鲤鱼。鲤鱼体态肥壮艳丽，肉质细嫩鲜美，是人们日常喜爱食用的水产品。2000多年来，鲤鱼一直被视为鱼中上品，黄淮一带有"没有老鲤鱼不成席"的说法。

鲤鱼的营养成分非常丰富，富含蛋白质、脂肪、灰分、钙、磷、铁以及多种维生素和大量的水分，其蛋白质中多种人体必需氨基酸含量都比较高，这大大提高了其营养价值。

此外，鲤鱼还含有挥发性含氮物质、挥发性还原性物质、组胺以及多种维生素等成分。

本草养生

鲤鱼性平、味甘，归脾、肾经。具有滋补健胃、利水消肿、通乳、清热解毒、止嗽下气的功效。鲤鱼含蛋白质、脂肪，还有钙、磷、铁以及多种维生素，蛋白质中的多种人体必需氨基酸含量都比较高。对各种水肿、腹胀、少尿、黄疸、乳汁不通皆有辅助治疗效果。

降血氨 鲤鱼肉在三磷酸腺苷（ATP）的帮助下，能使体内的氨态氮（NH_3）与谷氨酸合成无毒的谷氨酰胺，使血氨下降，从而减轻肝昏迷症状，因此有降血氨的作用。鲤鱼还能增加机体的抗病能力，用于汞、铅、苯慢性中毒的解毒，有抗过敏、促进伤口愈合的作用，也有改善心肌及血管代谢的功效。

治虚肿 一部分人发热病或多吃化学药品后，常能引起虚肿病症。可用鲤鱼与黄芪6克，党参6克，粉草薢9克煲汤，极为有效，小便中有少量蛋白质者也能痊愈。但古法饮此汤必须淡饮，绝不加盐，此项禁忌，恰与近世医学对肾脏病蛋白尿不能吃盐理论相同。

治水肿 著名的医书《外治秘要》说："用鲤鱼和赤小豆煲汤，治水肿，兼利小便。"其他验方书也说，用鲤鱼与葱白、蒜头煲汤，饮后小便即能大畅，水肿也可以逐渐消退。还有用赤小豆、黄豆、花生和鲤鱼同煲，也能使水肿消散，这种方子用的人很多。河南人则将鲤鱼剖开，鱼肚中加矾末阴干，名叫"矾鲤"，也是专治水肿的古法，据说见效虽缓，而功能确实很好。

养生药膳

▶ 当归鲤鱼汤

原料 鲤鱼1条，当归、白芷、北芪、枸杞子、大枣各10克，盐、味精等调料适量。

做法 将当归、白芷、北芪、枸杞子洗净，大枣去核，鲤鱼杀后去肠杂。将药材和鲤鱼放锅内，加清水适量，煮至鲤鱼熟，入盐、味精调味，饮汤吃鲤鱼肉。隔天1次。

功效 能调养气血、丰满乳房，适于少女乳房发育不全，或想促进乳房健美者食用。

▶ 催乳鲤鱼汤

原料 猪蹄1个，鲤鱼1条，通草15克，葱白、盐各适量。

做法 将鲤鱼去鳞、鳃、内脏，洗净，粗切。猪蹄去毛，洗净剖开。将鲤鱼、猪蹄、通草、葱白、盐一起放入锅内，加适量水，上火煮至肉熟汤浓即可。汤鲜味浓，蹄烂熟。每日2次，每次喝汤1碗，连吃两三天即可见效。

功效 此汤有通窍催乳作用。适于产后乳汁不下或过少者食用。

▶ 黑豆鲤鱼汤

原料 鲤鱼1条，黑豆100克，葱、姜各适量。

做法 将活鲤鱼宰杀、清理干净，黑豆用温水泡软洗净。再将黑豆放入鱼腹内，然后将鱼放入锅中。加适量清水炖至鱼、豆熟烂，汤成浓汁即可。不需要放盐、酱油，可加少量葱、姜。

功效 此汤具有健脾补肾的作用，用于孕妇胎动不安、妊娠性水肿。

中医食话

去掉鲤鱼土腥味的最好办法是在烹制前用80℃的热水烫洗一下，即可去除此味。鲤鱼鱼腹两侧各有一条同细线一样的白筋，去掉它们可以除去腥味。

鱼脊上两筋及黑血不可食用。服用中药天门冬时不宜食用。不宜食用反复加热或反复冻藏加温之品。不宜食用烧焦鱼肉。男性以吃雄性鲤鱼为宜。应用鲤鱼食疗通乳时应少放盐。

鲤鱼忌与狗肉、鸡肉、绿豆、牛羊油、猪肝、咸菜、麦冬、紫苏、龙骨、朱砂同食。

鲤鱼为发物，素体阳亢及疮疡患者慎食，有慢性病者不宜食用；鱼胆有毒，不可轻易吞食，必须遵从医嘱；当咸菜与鲤鱼一起煮食时，鱼肉蛋白质中的胺与咸菜中的亚硝酸盐化合为亚硝胺，可引起消化道肿瘤，所以鱼不宜与咸菜同食或配食。

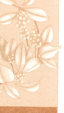

草 鱼

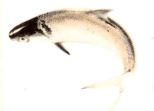

> 温暖中焦脾胃。不可多食，否则会引发多种疮疡。
> ——《本草纲目》

草鱼又称鲩鱼、油鲩、白鲩、混子等，它与青鱼、鳙鱼（胖头鱼）、鲢鱼并称为我国四大家鱼。体形较长，略呈圆筒形，腹部无鳞；头部扁平，尾部侧扁；口呈弧形，口边无须。

草鱼含有丰富的蛋白质、脂肪、钙、磷、铁、维生素 B_1、维生素 B_2、烟酸等营养成分，这使其更具食用价值。草鱼含有丰富的不饱和脂肪酸，对血液循环有利，对心血管患者很有益处。

本草养生

中医学认为，草鱼性温、味甘。具有平肝、祛风、活痹、截疟、暖胃的作用，是温中补虚的养生佳品。对脾虚纳差、胃脘冷痛、风寒头痛等症有较好的食疗功效。它含有丰富的不饱和脂肪酸，对血液循环有利，是心血管患者的良好食物。对于身体瘦弱、食欲不振的人来说，草鱼肉嫩而不腻，可做开胃、滋补用。它还含有丰富的硒元素，经常食用有抗衰老、养颜的功效，而且也有一定的防治肿瘤的作用。

抗衰防癌 ▷ 草鱼除含有丰富的蛋白质、脂肪外，还含有核酸和锌，有增强体质、延缓衰老的作用。研究表明，多吃草鱼还可以预防乳腺癌。草鱼含有丰富的硒元素，经常食用有抗衰老、养颜的功效，而且对肿瘤也有一定的防治作用。若肝阳上亢，头痛眼花，可取草鱼200～250克，油煎至金黄色，再放入冬瓜250～500克，加水炖3～4小时，加食盐调味服食。

本草纲目——中药食物速查全书

降压祛痰
草鱼胆性寒味苦，无毒。动物实验表明，草鱼胆有降压、祛痰及轻度镇咳的作用。草鱼胆虽可治病，但胆汁有毒，必须根据医嘱服用。对于高血压患者，可取草鱼胆若干，晒干，研末，水送服。

脚气
草鱼250克加大蒜头1～2枚，蒜要先拍烂再与鱼同煮，另加姜末少许。一向爱吃鱼汤的，不妨淡饮，不爱呷淡汤的，也可加些食盐。如果能常饮亦无妨。此法在脚气初起时使用，极易使病势减退，甚至可以退尽。不过患病日久，那么鱼汤的能力则不足，应另行就医诊治。

目赤
草鱼的胆汁极苦，通常人剖鱼后即抛弃不用。其实鱼胆苦寒无毒，可治疗目疾、眼角发炎，若眼白含有血丝、充血成为赤眼，临睡前可把草鱼的胆汁涂在眼皮上下，涂时要紧闭眼皮，免得胆汁流入眼内。这样经历一宵，便能消炎解热。不过目赤严重的人应该就医诊治。

养生药膳

▶ 紫菜鱼卷

原料 草鱼肉200克，猪肉150克，鸡蛋1个，湿淀粉、料酒、盐、味精各适量。

做法 将草鱼肉和猪肉分别洗净，剁成肉泥，放入盛有鸡蛋清、水、湿淀粉、料酒、盐、味精的大碗中，搅拌成馅。在方片紫菜上均匀抹上馅，卷成卷，放在盘子内上笼蒸熟，食时切片即成。

功效 有降低血压、降低血脂、调顺肠胃的功效。适合精力不足、气血不足、神经衰弱者食用。

▶ 核桃草鱼火锅

原料 草鱼1条，豌豆苗、金针菇、黄豆芽、水发冬菇各100克，核桃50克，首乌、天麻各适量。

做法 核桃仁用开水泡胀，剥去皮，洗净；首乌、天麻洗净，用纱布包好，放入砂罐中煎汁，过滤待用；鱼去鳞、鳃及内脏，洗净切块；水发冬笋洗净切条；豌豆苗、金针菇、黄豆芽择洗干净，装盘。以上各料除鱼块外，均装盘围于火锅四周。净锅置火上，下猪油烧热，加入生姜、葱炒香，倒入汤及药汁、鱼块、核桃仁，用大火烧开，加入调料，撇去浮沫，倒入火锅中，用小火保持微开，即可烫食各种原料及喝汤。

功效 能补肾平肝、祛风补气。可作为因肝肾虚损引起的腰痛、头晕、足膝酸软等症的辅助食疗。

中医食话

草鱼可清蒸、清炖、红烧、油炸及糖醋。购买时选鲜活的鱼，烹调时不用放味精就很鲜美。将草鱼切成厚片浸入豉油中加糖和八角粉，在滚油中炸透，这就是熏鱼，是送酒下饭的佳肴；将草鱼一条切成数段，油煎后与雪里蕻同煮，也是助餐名菜；草鱼切段，加冬菜或大头菜清蒸，更别有风味；把肥大的草鱼切成数块，用油糟浸一星期，即成糟鱼，此鱼味极香。

草鱼肉不宜吃得过多，否则可能诱发各种疮疥；女性经期食用草鱼会加重水肿症状，容易产生疲倦感。

鲫鱼

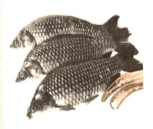

温中下气，补虚羸，止下痢肠痔。
——《本草纲目》

鲫鱼又称鲋鱼、鲫瓜子。鲫鱼体形侧扁，背脊隆起，长20多厘米，是鱼类中的小不点。鲫鱼生殖极繁，俗语有所谓"多如过江之鲫"之说。古时鲫鱼常被称作鲋鱼。庄子写的"涸辙之鲋",即指鲫鱼而言。陆佃《埤雅》上说:"鲫鱼行时,以相即也,故谓之鲫。以相附也,故谓之鲋。"它是一种非常合群的小生物,古时婚礼用之。《仪礼疏》说:"鱼用鲋者,义取夫妇相依附也。"鲫鱼为我国重要食用鱼类之一。特点是营养价值高,各种营养元素比较全面,除含蛋白质、脂肪外,还含有大量的钙、磷、铁等矿物质,含糖分较多,脂肪比较少。其肉质细嫩,肉味甜美,吃起来既新鲜又不肥腻,鲫鱼自古就是产妇催乳的最佳补品。

鲫鱼是富含蛋白质的淡水鱼,自古以来有"鲫鱼脑壳四两参"的说法,鲫鱼的蛋白质含量为17.1%,脂肪仅为2.7%。鲫鱼的糖分、谷氨酸、天冬氨酸含量都很高。鲫鱼中锌的含量很高,缺锌会导致食欲减退、性功能障碍等,由于锌的重要作用,有人把锌誉为"生命的火花"。

本草养生

鲫鱼性平味甘,归脾、胃、大肠经。可益气健脾、利尿消肿、清热解毒、通络下乳,适用于脾胃气冷、食欲不振、消化不良、呕吐乳少、消渴饮水、小肠疝气等病症。鲫鱼对慢性肾小球肾炎水肿和营养不良水肿等病症有较好的调补和治疗作用。

促进血液循环 现代研究表明,鲫鱼肉中含有很多水溶性蛋白质、蛋白酶和人体所需的各种氨基酸。鱼油中含有大量维生素A和不饱和脂肪酸等,这些物质均可影响心血管功能、降低血液黏稠度、促进血液循环,常食鲫鱼对心血管疾病患者有一定的辅助治疗作用。中老年人和肥胖人群吃它也特别适宜。

水肿 中医称为水膨胀,西医称为腹水。民间的验方,通常用鲤鱼与赤小豆煲汤进服,但在医书上,则常用鲫鱼。

健脾开胃 ▷ 鲫鱼所含的蛋白质质优、齐全，容易消化吸收，是肝肾疾病、心脑血管疾病患者补充蛋白质的最佳选择。经常食用，可补充营养，增强抗病能力。它有健脾利湿、和中开胃、活血通络、温中下气之功效，对脾胃虚弱、水肿、溃疡、气管炎、哮喘、糖尿病有很好的滋补食疗作用。

通乳补益 ▷ 坐月子喝鲫鱼汤是中国的古老传统，一直到现在还普遍适用。自古以来鲫鱼就是产妇的催乳补品，吃鲫鱼可以让产妇乳汁充盈，对产后身体恢复也有很好的补益作用。先天不足，后天失调，以及手术后、病后体虚形弱者，也应经常吃一些鲫鱼。

养生药膳

▶ 鲫鱼豆腐汤

原料 豆腐300克，鲫鱼500克，葱、姜、盐、淀粉、料酒各适量。

做法 将豆腐切薄片，用盐水腌5分钟，沥干。鲫鱼去鳞和内脏，抹上料酒，用盐腌渍10分钟。油锅置火上加热，爆香姜片，将鱼两面煎黄后加水适量，小火煮约25分钟，投入豆腐片，调味后用湿淀粉勾薄芡并撒上葱花。

功效 此菜能健胃、清热、降火。

▶ 鲫鱼川贝汤

原料 鲫鱼1条（约400克），川贝、胡椒、姜丝、陈皮各10克，盐适量。

做法 鲫鱼去鳞、内脏，洗净备用。川贝、胡椒、姜丝、陈皮放入鱼腹中，封口。把鱼放入锅内，加水适量，中火煮熟后，用盐调味，将鱼腹中的材料取出，即可食肉、喝汤。

功效 本汤可清热化痰、滋阴润肺，适合肺热咳嗽、干咳少痰、咳痰带血者食用。

▶ 鲫鱼紫蔻汤

原料 鲫鱼1条，紫蔻3粒，生姜、陈皮、胡椒各适量。

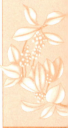

做法 紫蔻研末，入鱼腹内，调以生姜、陈皮、胡椒，煮汤食。

功效 用于脾胃虚弱不欲食、食后不化。

中医食话

先天营养不足、后天营养失衡者，以及手术后、病后体虚形弱者，经常吃一些鲫鱼很有益。肝炎、肾炎、高血压、心脏病、慢性支气管炎等疾病的患者也可以经常食用，以补充营养，增强抗病能力。

鲫鱼忌与麦冬、芥菜、冬瓜、芋头、猪肝、野鸡、白糖同食，还忌与中药厚朴、沙参同食，身体过于虚弱的人不适合食用。

螃　蟹

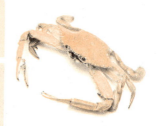

养精益气，解漆毒。治胸中邪气，热结作痛，口眼歪斜，面部水肿。　　——《本草纲目》

螃蟹又称螯毛蟹、梭子蟹、青蟹，属甲壳类动物，螃蟹的种类多达500余种，大体可分为海蟹和河蟹两类。"自古以来蟹肉香"，秋天稻黄季节是螃蟹成熟的季节。此时的螃蟹经过长期的养分积累，具有肉肥、肉嫩、鲜美等特点，不但味奇美，而且营养丰富，是一种高蛋白的补品。一般认为，药用以河蟹为好，海蟹只可供食用。

蟹是公认的食中珍味，民间亦有"一盘蟹，顶桌菜"的民谚。螃蟹含有丰富的蛋白质、维生素A及钙、磷、铁、维生素B_1、维生素B_2、烟酸、维生素C等。据测定，每100克蟹肉含有蛋白质14克，脂肪2.6～5.9克，钙130～140毫克，磷150～190毫克，胡萝卜素2～6毫克，还有少量糖类等。此外，铁的含量比一般鱼类高出5～10倍以上，具有较高的药用价值。

本草养生

螃蟹性寒、味咸、归肝、胃经。中医学认为，螃蟹有清热解毒、补骨添髓、养筋活血、通经络、利肢节、续绝伤、滋肝阴、充胃液之功效。对于瘀血、损伤、黄疸、腰腿酸痛和风湿性关节炎等疾病有一定的食疗效果。《草本经流》中记载："蟹愈漆疮者，以其能解漆毒故也。"《本草逢源》中说"蟹性能败漆"等。螃蟹含有丰富的蛋白质、微量元素等营养成分，对身体有很好的滋补作用。近年来研究发现，螃蟹还有抗结核作用，吃蟹对结核病的康复大有补益。

降压降脂 蟹肉对高血压、动脉硬化、脑血栓、高血脂及各种癌症有较好的疗效。同时，又是儿童天然滋补品，经常食用可以补充儿童身体必需的各种微量元素。

过滤作用 据报道，螃蟹壳是一种非常奇特的过滤剂，可起到一定的过滤作用。螃蟹与酒同食能起到一定的消毒作用。蟹壳煅灰，调以蜂蜜，外敷可治黄蜂蜇伤或其他无名肿毒。

养生药膳

▶ 葱姜炒螃蟹

原料 螃蟹500克，葱、姜、蒜、料酒、汤、盐、白糖、酱油、味精、芝麻油、胡椒粉、湿淀粉各适量。

做法 把螃蟹宰杀后，揭去蟹盖，刮掉腮，洗净。炒锅用大火烧热，下油，烧至六成热，下葱段，翻炒后，把葱段捞出将油过滤。炒锅内留余油，爆炒姜丝、蒜泥和炸过的葱段，待出香味时，下蟹块炒匀，依次炝料酒，加汤、盐、白糖、酱油、味精等，加盖略烧，至锅内水分将干时，加入芝麻油、胡椒粉等炒匀，用湿淀粉勾芡，便可出锅。

功效 滋阴清热，活血化瘀。适合阴虚体质又易生疮的患者食用，老年骨质疏松者亦可常食。

▶ 醉蟹

原料 活蟹1000克，黄酒400克，酱油1000克，精盐25克，麻油、胡椒粉各适量。

做法 活蟹放入水中养1小时，洗净控水后待用。取小坛，将活蟹放入，盖上盖，倒入酱油、黄酒、精盐，大火煮沸。盛出晾凉后，倒入装活蟹的小坛。密封好，闷一周后，即可食用。

功效 理气止痛。可用于产后腹痛。

▶ 蒸螃蟹

原料 螃蟹1只，紫苏叶6克，姜末、醋、酒各适量。

做法 一同蒸熟，佐以姜末、醋、酒进食。

功效 用于跌打筋骨损伤，产后腹痛血不下。

中医食话

吃蟹前可把蟹放入淡盐水中浸一下，使其吐出污水和杂质。蟹性寒，姜可驱寒、醋可解腥，且可杀菌，所以吃蟹蘸姜末、醋汁或稀释1倍的醋，杀菌效果最好。

患有冠心病、高血压、动脉硬化、高脂血症的人不宜多吃蟹。体质过敏者不宜吃蟹。蟹爪有堕胎作用，孕妇忌食。不要吃生蟹及未煮熟的蟹，因肺吸虫易在蟹体内形成囊蚴，如进食生蟹可感染得病。要将蟹刷洗干净才可烹调，久置死蟹不能吃，这种死蟹由于蛋白质的分解，蟹肉便腐败变质，并大量繁殖细菌。螃蟹不能与冷饮、梨、柿、花生仁、泥鳅、甜瓜、茶水、茄子同食。

带鱼

味甘性平，和中开胃
——《本草纲目》

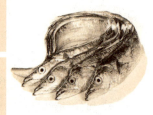

带鱼又称牙带鱼、裙带鱼、白带鱼、油带鱼、刀鱼、鞭鱼，因身体扁长，

形似带子，故称带鱼。它肉肥刺少，味道鲜美，营养丰富，鲜食、腌制均可，深受人们的欢迎。

带鱼富含蛋白质、低脂肪、钙、磷、铁、碘及维生素 B_1、维生素 B_2、维生素 B_3、维生素 A 等成分。据测定，每 100 克鱼肉中含脂肪 16.88 克，蛋白质 14 克，磷 1.11 克，另外，还含有钙、铁、维生素 A、碘等多种营养成分。

带鱼富含蛋白质，作为家常菜，对儿童很适宜。因为带鱼的鱼骨很易剔除，而且价廉味美，儿童也很喜欢吃。

本草养生

带鱼性温、味甘，归肝、脾经。中医学认为，带鱼具有补血养肝、和中开胃、补虚、润肤、祛风、杀虫的作用，对于脾胃虚弱、消化不良、肝炎、皮肤干燥等症，有很好的食疗功效。

药理研究证实，带鱼的脂肪含量高于一般鱼类，且多为不饱和脂肪酸，这种脂肪酸的碳链较长，具有降低胆固醇的作用。

消炎提神	带鱼具有强心补肾、舒筋活血、消炎化痰、清脑止泻、消除疲劳、提精养神之功效，可治疗和预防多种疾病，可谓"天下一绝"。
益脑增智	孕妇多吃带鱼有利于胎儿脑组织发育；少儿多吃带鱼有益于提高智力；老年人多吃带鱼则可以延缓大脑萎缩，预防老年痴呆病；女性多吃带鱼，能促进肌肤光滑润泽，长发乌黑，面容更加靓丽。
护肝养肝	慢性肝炎患者不妨多吃带鱼油，把带鱼蒸熟后取上层的油食用，可以改善肝炎带来的不适症状。
防治心血管疾病	带鱼含有丰富的镁元素，对心血管系统有很好的保护作用，有利于预防高血压、心肌梗死等心血管疾病。

养生药膳

▶ 红烧带鱼

原料 带鱼1条，酱油、白糖各适量。

做法 带鱼洗净，破肚去内脏，去头牙，切成菱形块，晾干水分。油放入锅中烧至七成热，先放少许盐于油锅中，放入带鱼炸至两面微黄，再加入酱油和白糖，改为中火再将带鱼煎15分钟，起锅即可。

功效 可补益肝肾，强筋健骨。适合腰膝酸软无力者常食。

▶ 蜀香带鱼

原料 带鱼500克，罗汉笋200克，干辣椒、花椒、青椒各10克，调料适量。

做法 带鱼洗净切段，用盐、醋、料酒腌制20分钟后，拍上淀粉备用；罗汉笋切条，氽烫后捞出沥干；青椒洗净切条；干辣椒切段。油锅烧至七成热，放入带鱼炸至金黄色，熟透后捞出控净油。锅内留余油，放入姜片、蒜片炒香，放入干辣椒、花椒粒、青椒炒香，加入带鱼、罗汉笋翻炒，再加白糖、胡椒粉、醋、红油炒匀，撒上熟芝麻即可。

功效 本菜具有养肝补血、泽肤养发的功效。

▶ 五香烘带鱼

原料 鲜带鱼500克，葱丝、蒜片、酱油、醋各15克，姜片、白糖各10克，盐3克，味精1克，五香粉5克，植物油300克（实耗40克）。

做法 将带鱼去头、内脏后洗净，切成5厘米长的段。炒锅置旺火上，加入植物油，烧至五成热时将带鱼依次下锅稍炸捞出。锅内留少许油，烧热后放入葱、姜、蒜炝锅，烹入料酒、酱油、醋，加入400克水，把带鱼、五香粉、白糖、盐、味精同放锅中烧沸，改用小火慢炖，待鱼烧透、汤汁收稠即可。

功效 口感细嫩，醇香味厚，咸鲜味美。对消化不良有较好的食疗效果。

中医食话

吃带鱼时，不要将鱼身表面的银白色油脂去除，因其具有抗癌、防癌的药用价值；带鱼腥气较重，不适合清蒸，以红烧或糖醋为佳。

带鱼一次不宜多食，哮喘、中风、溃疡患者以及过敏体质者慎食；患有疥疮、湿疹等皮肤病或皮肤过敏者慎食；身体肥胖者不宜多食。

虾

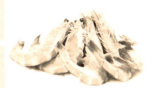

作羹，治鳖瘕，托痘疮，下乳汁。法制壮阳道，煮汁吐风痰，捣膏敷虫疽。　　——《本草纲目》

虾又称长须公、虎头公、曲身小子、海米、开洋等，按出产来源不同，分为海水虾和淡水虾两种。我们常见的河虾、青虾、草虾、小龙虾等都是淡水虾；对虾、琵琶虾、基尾虾、明虾、龙虾等都是海水虾。海虾去皮壳，留肉，煮熟晾干叫海米，海产毛虾经煮熟晒干叫虾皮，都是营养价值高、味道鲜美的食品。虾的肉质肥嫩鲜美，食之既无鱼腥味，又没有骨刺，老幼皆宜，备受青睐。海虾中又以对虾的味道最美，为食中上味、海产名品。我国沿海出产的对虾，誉满国际市场，由于肉肥色白，味道居群虾之首，是宴席上的佳品，被列为"海八珍"之一。

鉴别淡水虾和海水虾的方法是：生于淡水的虾色青，生于海中咸水的虾色白；溪流中出者壳厚气腥；湖泊池塘中出者，壳薄肉厚，气不腥味淡。

虾含有大量蛋白质，在菜肴中是很好的养生食品。除了水分之外，每100克龙虾含蛋白质6克，每100克明虾含蛋白质8克。虾的肉质全部可作食用。虾肉内的蛋白质很是纯净。晒成干虾米后，消去水分，每100克含蛋白质47克。若论蛋白质含量的多寡，对虾居首，河虾次之。

虾还富含脂肪、谷氨酸、维生素B_1、维生素B_2、烟酸、氨茶碱、维生素 A 等，其中谷氨酸含量最多，鲜味即由此而来。虾还含有铁、钾、碘等矿物质。

本草养生

虾性温、味甘，归肝、肾经。龙虾的肉和壳均可入药，从中医角度而言，龙虾具有补肾壮阳、滋阴健脾、化痰等功效，对肾虚阳痿、脾虚食少、身体虚弱、神经衰弱等病症具有较好的食疗作用；龙虾壳则具有镇静的作用，常用来治疗神经衰弱、自主神经功能紊乱等。尤其值得一提的是，老年人常食虾皮，可预防因自身缺钙所致的骨质疏松。虾子（虾卵）又名虾春，助阳功效甚佳，肾虚者可常食。

通乳壮阳 ▶ 虾肉甘温，有补肾壮阳、通乳汁、脱毒之功效，可治阳痿、产后乳少。阳痿早泄、性欲减退的患者可取鲜青虾250克，韭菜100克，同炒熟，食之。

补益作用 ▶ 虾的含钙量居众食品之首，还富含磷，对儿童、孕妇有补益功效。虾对一般人也具有强大的补益功能，久病体虚、气短乏力、不思饮食者，可将其作为滋补食品。

强筋安神 ▶ 虾有助于治疗腰疼、腿软、筋骨疼痛、失眠不寐，以及丹毒、痈疮等。虾中含有的微量元素硒，能有效预防癌症。如肾虚、腰酸腿软，可取鲜大虾适量，醉酒、炖服。每日早、晚适量食之，连续食用数周，具有较好疗效。

强心通络 ▶ 虾中含有丰富的镁，经常食用可以补充镁的不足。镁对心脏活动具有重要的调节作用，能很好地保护心血管系统，它可降低血液中胆固醇含量，防止动脉硬化，同时还能扩张冠状动脉，有利于预防高血压及心肌梗死。

养生药膳

▶ 黑木耳香葱爆河虾

原料 河虾 500 克，黑木耳 50 克，香葱、调料各适量。

做法 河虾氽烫；香葱切段洗净；黑木耳择洗干净。油锅烧热，爆香葱段，加小河虾、黑木耳及盐、鸡粉、味精炒匀，淋芝麻油即成。

功效 此菜含有幼儿生长所必需的蛋白质、多种维生素和矿物质，适宜幼儿食用。

▶ 四珍虾丸

原料 虾仁 300 克，豆腐 200 克，鸡蛋 2 个，白菜 300 克，淀粉、酱油、豆油、芝麻油各适量。

做法 将剥好的新鲜虾仁拍成虾泥，拌入长、宽约为 5 厘米大小豆腐一块，与鸡蛋清、淀粉、酱油等一同拌匀，将其捏成个如枣大小的虾丸，放入七成热的豆油中，以小火炸熟备用。将已切成段的白菜放入油锅中，略炒片刻即将虾丸倒入，加水，用小火慢煨，使白菜焖烂、虾味进入白菜，再用湿淀粉勾芡，滴上芝麻油，趁热食用佐膳。

功效 有补肾健脾、解毒养胃的作用。

▶ 炒虾仁

原料 虾仁 50 克，猪肾 1 个。

做法 将以上 2 料调以酒、姜、葱、盐等，炒食。

功效 用于肾虚腰膝酸痛。

中医食话

每餐食虾 30～50 克。中老年人特别适合食用。虾的吃法多样，可制成多种美味佳肴。如葱花虾、辣椒虾、炒虾仁、清蒸虾、盐水虾、虾馅馄饨或虾馅水饺。利用小虾或软壳虾，调以韭菜、面粉制成的油炸虾饼，是令人垂涎的美味佳肴。

虾肉虽美，但多食易发风动疾。虾为发物，有宿疾者或阴虚火旺之人，不宜食虾。某些过敏性疾病的患者忌食。腐败变质的虾仁忌食，不新鲜的虾色发红、身软、掉头，尽量不要吃。虾背中的虾肠应挑去不吃。食虾起疹块为过敏反应，可用中药苏叶 15 克，水煎服之。

第八章 干果类

——益智健脑的好助手

核桃

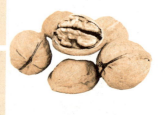

> 补气养血，润燥化痰，益命门，处三焦，温肺润肠，治虚寒喘咳，腰脚重疼，心腹疝痛，血痢肠风。
> ——《本草纲目》

核桃又名胡桃、羌桃、万岁子、百年庄稼，为胡桃科胡桃属落叶乔木植物核桃的干果。因核桃外有青皮包裹，其形如桃，本出于羌胡之地，故曰羌桃、胡桃。古时核桃十分珍稀名贵，仅作贡品供皇上食用，故古时称其为"万岁子"。因核桃一次栽培，百年收益，故有"百年庄稼"之称。

核桃与杏仁、腰果、榛子并称为"四大干果"。核桃含有丰富的脂肪、蛋白质、糖类、钙、磷、铁、锰、锌、钾以及维生素 A、维生素 B_1、维生素 B_2、维生素 B_3、维生素 C、维生素 E 等成分，是滋补强壮佳品。核桃营养丰富，500 克核桃肉相当于 2500 克鸡蛋或 3500 克牛奶的营养价值。

本草养生

中医学认为，核桃性温、味甘，入肺、肾、肝经。无论是配药用，还是单独生吃、水煮、烧菜，有健胃、补血、润肺、养神、强筋健骨、润肌乌发、固牙齿、补虚劳等功效。可治下焦虚寒，肾气虚弱，小便频数，四肢无力，腰腿疼，筋骨痛，虚劳喘嗽，肠燥便秘，大便干涩，女子崩带，遗精，遗尿。

《神农本草经》将核桃列为久服轻身益气、延年益寿的上品。特别适合肾虚、肺虚、气血不足、身体消瘦者多食，尤其适合脑力劳动者和青少年。

抗衰老 核桃仁中含有锌、锰、铬等人体不可缺少的微量元素。人体在衰老过程中锌、锰含量日渐降低，铬有促进葡萄糖利用、胆固醇代谢和保护心血管的功能，核桃仁的镇咳平喘作用也十分明显，对慢性气管炎和哮喘病患者疗效极佳。可见经常食用核桃，既能健身体，又能抗衰老。有些人往往吃补药，其实每天早晚各吃几枚核桃大有裨益，比吃补药还好。

降胆固醇 核桃中的亚油酸、亚麻酸能减少肠内对胆固醇的吸收，促进体内胆固醇在肝内降解为胆汁酸，随胆汁排出体外，从而排除血管壁内的污垢杂质，使血液净化，能防止动脉硬化、高血压、心脏病、脑出血。

养心作用 核桃中的维生素 B_6 能帮助受损的心肌再生。核桃中的叶酸也有助于维持心肌的代谢。核桃中的补骨乙酸能扩张冠状动脉，兴奋心脏，增强心肌功能。常吃核桃与桂圆肉、山楂，能改善心脏功能。

养生药膳

▶ 核桃山药炖乳鸽

原料 核桃仁、山药各30克，乳鸽1只，葱、姜、料酒、盐、味精各适量。

做法 将核桃仁用沸水烫去皮；山药浸泡1夜后切薄片；乳鸽宰杀后去毛、内脏及爪；姜拍松，葱切段。将乳鸽、姜、葱、核桃、山药、料酒同放炖锅内，用大火烧沸，再改用小火炖煮约35分钟，加入盐和味精即成。

功效 有提升气血之功效。

▶ 桂花核桃冻

原料 核桃肉250克，奶油100克，

下篇 科学饮食，延年益寿

鲜桂花 15 克，白糖适量。

做法 将核桃加水磨成浆汁，与白糖和奶油搅匀，煮沸后装盆冷却（最好放入冰箱内冻结），食用时用刀划成小块，撒上鲜桂花即可。

功效 有清热解毒、生津止渴的作用。适用于痰热咳喘、肾虚腰疼、肠燥便秘等症。

核桃瘦肉汤

原料 猪腿肉 300 克，核桃仁 100 克，芡实 50 克，山药 25 克，姜片、盐各少许。

做法 猪腿肉切块，洗净，放入滚水中用大火煮 3 分钟，取出洗净。锅内加适量清水煮沸，放入猪腿肉、核桃、山药、芡实、姜片，中火煮约 40 分钟，下少量盐调味即可。

功效 具有益肾、壮骨、补虚的功效。适用于体虚无力、骨质疏松等症的辅助食疗。

中医食话

核桃与薏米、栗子等同煮粥，能治尿频、遗精、大便溏泻等病症。核桃与芝麻、莲子同做糖蘸，能补心健脑，还能治盗汗。生吃核桃、龙眼肉、山楂，能改善心脏功能。核桃与黑芝麻研碎后混合食用，可增加皮脂分泌，改善皮肤弹性，保持皮肤细腻，延缓衰老，并迅速补充体力。

核桃仁一次不要吃得太多。一般每天的食用量应在 20~40 克之间，相当于 4~5 个核桃，同时还应该适当减少其他脂肪摄入；核桃不宜与酒同食。阴虚火旺或正在上火、痰热咳嗽及痰湿重者均不宜服用。凡脾胃虚弱所致泻痢、腹胀等症患者不宜食用。

核桃不能与野鸡肉一起食用；核桃仁含鞣酸，可与铁剂及钙剂结合降低药效；吃核桃仁时应少饮浓茶；有的人喜欢将核桃仁表面的褐色薄皮剥掉，这样会损失掉一部分营养，所以不要剥掉这层薄皮。

板 栗

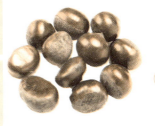

> 栗子甘平补肾，益气厚肠，止泻耐饥，最利腰脚。
> ——《本草纲目》

板栗又名栗子、棋子、栗果、大栗、毛栗，为壳斗科栗属多年生落叶乔木植物栗的种仁。板栗素有"干果之王"的美誉，与桃、杏、李、枣并称"五果"。板栗初夏开花，秋分成熟，果肉金黄，味道甜香，果实中糖类和淀粉的含量高达70%，是一种木本粮食，说起来也算得上"铁杆庄稼"。

栗子中含糖类达40%之多（是马铃薯的2.4倍），含蛋白质10.7%，脂肪2.7%。鲜栗子中维生素B_1、维生素B_2的含量非常丰富，维生素C的含量比番茄还多。栗子还含有膳食纤维、单宁酸、胡萝卜素以及磷、钙、钾、铁等各种矿物质。这些物质对人体有良好的营养滋补作用，并对维持机体的正常机能和生长发育都有意义。

本草养生

板栗性温，味甘，归脾、胃、肾经。中医学认为，其能养胃健脾，补肾强筋，活血止血，辅助治疗反胃不食、泄泻痢疾、吐血、便血、筋伤骨折瘀肿、疼痛、瘰疬肿毒等症。栗子对人体的滋补功能，可与人参、黄芪、当归等相媲美。对辅助治疗肾虚有益，特别是对老年肾虚、大便溏泻疗效更佳，所以被称之为"肾之果"。

现代药理研究认为，板栗中所含丰富的不饱和脂肪酸和维生素、矿物质，能防治高血压、冠心病、动脉硬化、骨质疏松等疾病，是抗衰老、延年益寿的滋补佳品。它还含有维生素B_2，常吃对日久难愈的小儿口舌生疮和成人口腔溃疡有益。

止溏泻 ▶ 凡大便时溏时泻、对食物营养不易吸收的人，宜用栗子与扁豆同煮，杵成糊状，加糖少许，成为"栗子扁豆粥"。吃了可促进小肠的吸收功能，并使大便转为结实。但服者须注意，在大便结实之后，不可再食，不然，会因坚硬过甚转而成为大便秘结。

补虚损 ▶ 栗为肾之果，治腰脚病，适用于老年肾亏之腰膝酸软、腿脚无力、小便增多。栗子30克，加水煮熟，放红糖适量，每晚睡前服1次，对病后体虚、四肢酸软无力有效。

抗衰老 ▶ 栗子中含磷脂，对大脑神经有良好的保健作用，老年人如常食栗子，可达到抗衰老、延年益寿的目的。

防治心血管病 ▶ 板栗中丰富的不饱和脂肪酸和维生素，能防治高血压、冠心病和动脉硬化等疾病。

治筋骨肿痛 ▶ 如遇跌打损伤，筋骨肿痛，可将生栗子去壳，将肉研烂如泥，涂患处，有止痛止血、吸收脓毒的作用。

养生药膳

▶板栗烧鸡

原料 板栗500克，鸡腿2块，蚝油、白酒、白糖、胡椒粉、葱、姜、淀粉各适量。

做法 将板栗放入水中浸泡1小时，用牙签挑除缝内粗膜，洗净后装在大碗内，倒入清水以没过板栗，放入蒸锅中蒸熟；鸡腿切小块，放入冷水中煮开，捞出冲净泡沫。另用油爆香葱、姜后，放入鸡块及蚝油、白酒、白糖、胡椒粉、适量水烧开，再放入板栗，改小火烧约20分钟。待汤汁煮至稍干时，拣出葱、姜，淋湿淀粉勾芡后盛出即可。

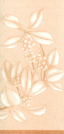

功效 此菜具有温中补气、补虚填精、养胃健脾、活血通脉、强筋健骨的功效。适用于年老体弱、腰膝酸软、筋伤骨折瘀肿、疼痛、不欲纳食等病症。

▶板栗乳鸽

原料 嫩乳鸽1只，胡萝卜300克，板栗100克，生姜、绍酒、盐、味精、胡椒粉各适量。

做法 嫩乳鸽洗净内脏，胡萝卜去皮切块，生姜去皮切片。烧锅加水，待水开后下入乳鸽，焯去血水，捞起待用。把乳鸽、胡萝卜、板栗、生姜、绍酒放入煲内，注入清汤，用中火煲约1小时后，再调入盐、味精、胡椒粉，再煲5分钟即可。

功效 板栗可养气活血，补肾强腰；而乳鸽也是上好的滋补品，具有滋补益气、强健身体的作用。板栗和鸽子同属性温食品，一起烹制食用，对肾阳虚有很好的辅助疗效。

▶栗粉大枣粥

原料 干栗肉2枚，大枣3枚，大米50克。

做法 将栗肉碾为细粉，大枣与米洗净煮，粥熟后加入栗肉粉，调匀，温服。

功效 可补肾健脾，治疗小儿腰腿无力、小便多等症。

中医食话

栗子可生食，可炒、可蒸、可煮、可烧、可炖，食法不同，风味也不一样，但多数是熟食。

栗子可以烹调多种名菜，栗子煲鸡就是我国著名的菜肴；还可以加工制作栗干、栗粉、栗酱、栗浆、糕点、罐头等食品，栗子羹则是老幼皆宜、营养丰富的食品。

板栗一次不宜多食。生吃太多不易消化，熟吃太多容易滞气，每天只需吃6~7粒；糖尿病患者应少吃或者不吃，因为板栗的含糖量是非常高的。新鲜栗子容易发霉变质，吃了发霉的栗子会引起中毒。如用栗子治病，需要生吃。

腰 果

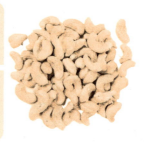

腰果主渴、润肺、去烦、除痰。
——《本草拾遗》

腰果又名鸡腰果、介寿果、树花生，为漆树科腰果属常绿乔木植物腰果的种子。因其坚果呈肾形而得名腰果。腰果果实成熟时香飘四溢，甘甜如蜜，清脆可口，与杏仁、核桃仁、榛子仁并列为世界"四大干果"，与橡胶、椰子、胡椒同誉为海南省"四大绿宝"。

腰果是一种营养丰富、味道香甜的干果，既可当零食，又可制成美味佳肴。腰果的主要营养成分是脂肪、蛋白质、淀粉、糖类、维生素 A、维生素 B_1、维生素 B_2 及少量矿物质和微量元素。

本草养生

腰果性平，味甘，无毒，归肺经。中医学认为其能润肠通便，排毒养颜，延缓衰老。经常食用可提高机体抗病能力、增进性欲、增加体重，使青春永驻。

软化血管 腰果中的脂肪成分主要是不饱和脂肪酸，有很好的软化血管作用，对保护血管、防治心血管疾病大有益处。

排毒养颜 腰果含有丰富的油脂，可以润肠通便，并能延缓衰老。腰果含丰富的维生素 A，是优良的抗氧化剂，能使皮肤有光泽，气色变好，有很好的润肤美容功效。

补充体力 腰果中维生素 B_1 的含量仅次于芝麻和花生，有补充体力、消除疲劳的效果，适合疲倦乏力的人食用。

催乳作用 > 腰果还具有催乳的功效,有益于产后乳汁分泌不足的妇女。

抗癌作用 > 腰果中含有大量的蛋白酶抑制剂,具有抗癌作用。

养生药膳

▶ 鲜茶腰果

原料 腰果250克,鲜茶3克,盐少许,精油1000克(实耗30克),白糖150克。

做法 将油烧至两成热,投入腰果炸至浅淡黄色捞出,沥干油。将白糖熬成浆,倒入腰果翻一翻,身包糖浆的腰果撒上鲜茶细叶,略撒少许盐出锅,冷透装盘。

功效 本品茶香浓郁,腰果的油腻感得以清除。

▶ 腰果鲜贝

原料 鲜贝200克,腰果500克,调味料适量。

做法 将鲜贝洗净沥干,加上调味料上浆;腰果放入油锅内小火炸透;鲜贝放入油锅中走油捞出。炒锅洗净后,再放油、调味料,同时放入鲜贝、腰果,翻匀即成。

功效 温肾暖脾,调中顺气。

中医食话

腰果营养丰富,可炒食、油炸,亦可与鸡肉或猪肉同炒,均香酥可口。

腰果不宜久存,有"油哈喇"味的腰果不宜食用。因腰果含油脂丰富,故不适合胆囊功能严重不良者、肠炎腹泻患者和痰多患者食用;腰果热量较高,多吃易致发胖。有的人对腰果(特别是变质的腰果)过敏,没有吃过腰果的人,不要多吃;对其他食物过敏和对其他物品过敏的人,也容易对腰果过敏,所以不宜食用;用腰果做菜时,为了降低热量,不要加油,直接炒比较好。

松 子

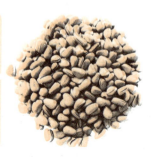

祛风湿，润五脏，充饥，逐风痹寒气，补体虚，滋润皮肤。　　　　——《本草纲目》

松子又名罗松子、海松子、红松果，为松科植物红松、白皮松、华山松等多种松的种子。主产于我国东北地区的吉林长白山抚松县境内。

松子的营养价值很高，富含蛋白质、脂肪、不饱和脂肪酸、糖类、挥发油等多种成分，维生素E的含量很高，且磷和锰的含量丰富。松子中的脂肪成分是油酸、亚油酸等不饱和脂肪酸，有很好的软化血管的作用，是中老年人的理想保健食品。

本草养生

松子性温、味甘，归肝、肺、大肠经。《开宝本草》载："松子治骨节风，头眩，去死肌，散水气，调五脏，不饥。"《本草经疏》载："松子味甘补血。血气充足，则五脏自润，发黑不饥。仙人服食，多饵此物。故能延年，轻身不老。"《日华子本草》载："逐风痹寒气，虚羸少气，补不足，润皮肤，肥五脏。"《玉楸药解》载："润肺止咳，滑肠通便，开关逐痹，泽肤荣毛。"松子对老年慢性支气管炎、支气管哮喘、便秘、风湿性关节炎、神经衰弱和头晕眼花等病症及心脑血管疾病，均有一定的辅助治疗作用。

降低血脂 ▸ 松子中富含不饱和脂肪酸，如亚油酸、亚麻油酸等，能降低血脂，软化血管，预防心血管疾病。

健脑作用 ▸ 松子中的磷和锰含量丰富，对大脑和神经有补益作用，是学生和脑力劳动者的健脑佳品，对老年痴呆也有很好的预防作用。

延缓衰老 ▸ 松子中维生素 E 的含量高达 30%，有很好的软化血管、延缓衰老的作用，是中老年人的理想保健食物，也是女士们润肤美容的理想食物。

润肠通便 ▸ 松仁富含脂肪油，能润肠通便而不伤正气；对老人体虚便秘、小儿津亏便秘有一定的食疗作用。对于老年体虚便秘，可取松子仁 15 克，每日早、晚各服 1 次。

养生药膳

▶ 松仁粳米粥

原料 松仁 15 克，粳米 50 克。

做法 将松仁和水研末；粳米淘洗干净，放入锅内，掺入清水，煮熟，加入松仁末搅匀，略煮即可。

功效 具有润肠通便之功效。适用于老年人气血不足、热病伤津引起大便秘结者。

▶ 松仁玉米

原料 玉米粒 200 克，松仁 20 克，青、红椒各 15 克，香葱 1 棵，盐 3 克，鸡精 2 克，白糖适量。

做法 青、红椒洗净，切小丁；香葱洗净，切末备用；将玉米粒放入沸水中煮 4 分钟至八成熟，捞出沥干。用中火将炒锅烧至温热，放入松仁干炒，至略变金黄色出香味，盛出平铺在大盘中晾凉。炒锅中倒入油，用中火烧热，先将香葱末煸出香味，再依次放入玉米粒、辣椒丁和松仁煸炒 2 分钟，调入盐、白糖和少量水，盖上锅盖稍煮，最后撒入鸡精炒匀即可。

功效 松仁玉米是防治肥胖病、高脂血症、高血压、冠心病的良好膳食。

▶ 蜜汁三仁膏

原料 松子仁、柏子仁各 30 克，核桃仁 60 克，蜂蜜适量。

做法 将前 3 味捣烂研膏，用熟蜂蜜调匀。每日 1 次，每次 6 克，温开水送服，15～20 天为 1 个疗程。

功效 松子仁可滋阴、润肺、滑肠。

柏子仁生津润燥。核桃仁补肾固精，润肠通便。蜂蜜补中润燥，可调整脾胃功能。蜜汁三仁膏适用于因津伤液燥引起的大便秘结，尤适用于老年性便秘。

中医食话

松子是中老年人的滋补保健食品，可生食，也可做糖果、糕点辅料等，还可代替植物油食用。

松子油性比较大，不宜大量进食；松子存放时间长了会产生油哈喇味，不宜食用；因含油脂丰富，所以胆囊功能严重不良者应慎食；便溏、精滑、咳嗽痰多、腹泻者忌用。

开心果

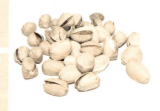

治各种痢，去冷气，令人健壮，治腰冷阴，肾虚痿弱。
——《本草纲目》

开心果又名阿月浑子、无名子，为漆树科黄连木属植物阿月浑子的种子。开心果是一种干果，形状有点像白果，但由于它常常开有缝而与白果不同。

开心果是高营养的食品，其种仁含蛋白质、糖类、维生素E、维生素A、叶酸、铁、磷、钾、钠、钙，同时还含有维生素B_3、泛酸等。经常食用对身体有很好的补益作用。其果仁中含有蛋白质量约为20％，含糖量达15％～18％，既可当果品食用，又可用来榨油，因此深受人们喜爱。

本草养生

开心果在我国作为食疗滋补品应用已有1000多年的历史了。开心果性温，味甘，归肝、胃经。中医学认为其具有理中宽气、和胃止痛、益肾强体、延缓衰老之功效。它还是滋补食药，可温肾暖脾、补益虚损、调中顺气，能辅助治疗神经衰弱、水肿、贫血、营养不良、慢性泻痢等症。

润肠通便 > 开心果中含有丰富的油脂，因此有润肠通便的作用，有助于机体排毒。

减肥作用 > 尽管坚果类是公认的高脂肪食物，但其实它们并不一定会让贪吃的你长胖，甚至还可能起到令你意想不到的减肥作用。近期的一些研究发现，适量食用坚果等含有不饱和脂肪酸的高脂肪食物来减肥的女性，维持身材的效果远远比通过拒绝食用一切脂肪食物来减肥的女性要好。

抗衰老 > 开心果果仁中含有维生素 E 等成分，有抗衰老的作用，能增强体质。

养生药膳

▶ 开心果炒鸡肉

原料 开心果果仁、鸡肉、红椒、糖、酱油、白酒、盐、姜蓉、蒜蓉各适量。

做法 鸡肉、红椒洗净，切条。将鸡肉条加糖、酱油、白酒、盐、姜蓉、蒜蓉搅匀，略腌片刻。烧热锅爆香鸡肉，加水煮8分钟，加入红椒、开心果仁炒匀即成。

功效 养神抗衰，润肠排毒。适用于神经衰弱等病症。

▶ 开心果沙拉

原料 开心果100克，小番茄4~6个，红椒、黄椒各1/2个，黄瓜1/2根，柠檬汁2小匙，盐、胡椒粉各少许，色拉酱适量。

做法 开心果炒熟，去壳（也可用炒熟的开心果替代）；小番茄、红椒、黄椒、黄瓜洗净，切块。将开心果、小番茄、红椒、黄椒、黄瓜拌匀，加入柠檬汁、色拉酱，即可。

功效 开心果与蔬果凉拌，可充分摄取各种食物中的营养。加入色拉酱，吃起来清香爽口，适合孕早期妇女食用，使准妈妈开胃舒畅。

中医食话

开心果果仁颜色为绿色的比黄色的要新鲜。贮藏时间太久的开心果不宜再食用。

开心果中含很高的热量,并且脂肪含量也比较高,肥胖、高血脂和心血管疾病患者应少吃。

莲 子

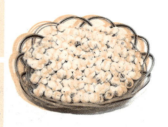

> 交心肾,厚肠胃,固精气,强筋骨,补虚损,利耳目,除寒湿。
> ——《本草纲目》

莲子又名藕莲、莲蓬子、莲肉、水芝,为睡莲科属植物莲的干燥成熟种子。莲子为椭圆形,乳白色,可食用也可药用,具有滋补作用。古人认为经常服食莲子,百病可祛。莲子"享清芳之气,得稼穑之味,乃脾之果也"。

莲子营养丰富,含蛋白质、脂肪、糖类、维生素 B_1、维生素 B_2、维生素 C、维生素 E,并含钙、磷、铁、钾、锰、锌等。

莲子中的钙、磷和钾含量非常丰富,除作为构成骨骼和牙齿的成分外,还有促进凝血、使某些酶活化、维持神经传导性、镇静神经及维持肌肉的伸缩性和心律等作用。既是病者康复的营养食品,也是中老年人强身防病、抗衰延寿的滋补品。

本草养生

中医学认为,莲子性平,味甘、涩,入心、肺、肾经。具有补益脾胃、止泻、养心安神、补肾固涩等功效。体质虚弱者或者病后产后康复者,应该食用莲子粥进行食补,对身体康复有不错的作用。一些脾胃虚弱、大便溏泻、心悸怔忡、心烦易怒、失眠多梦、气短乏力、食欲不振,以及妇女血虚腰酸、白带增多，男子肾气虚之遗精、早泄、性功能减退症状，在治疗的过程中，用莲子粥辅助食疗，效果更佳。

滋养补虚 莲子中所含的棉子糖，是老少皆宜的滋补品，对于久病、产后或老年体虚者，更是常用营养佳品。

强心安神 莲心所含生物碱具有显著的强心作用，并有抗心律不齐的作用。莲子中的钾元素对维持肌肉的兴奋性、心律和各种代谢有重要作用。中老年人、脑力劳动者经常食用，可以健脑，增强记忆，提高工作效率，并能预防老年痴呆症的发生。

降血压 莲子所含非结晶型生物碱N-9有降血压作用。其作用机理主要与释放组胺使外周血管扩张有关，其次与神经因素有关。高血压患者常服莲子茶能平肝降压，强心安神。

养生药膳

▶ 菱角莲子红枣羹

原料 鲜菱角200克，干莲子30克，金丝小枣6克，藕粉50克，白糖适量。

做法 鲜菱角洗净，去壳，一剖为二；干莲子涨发后去心；金丝小枣用清水涨发好；藕粉加入适量清水调匀。净锅上火，掺入清水，下入菱角、莲子、金丝小枣及白糖，烧开后转小火煮至原料成熟，改大火，勾入藕粉呈米汤芡状，离火起锅装碗即成。

功效 有养血安神、益髓填精的功效。

▶ 山药参枣糯米粥

原料 糯米50克，鸡皮糙山药15~30克，党参、薏仁、莲子各15克，大枣10枚。

做法 将以上各料放在凉水中浸泡，待泡涨后捞出，将糯米淘洗干

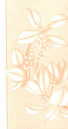

净，与所有食材一同下锅，加水用小火煮，待糯米煮烂，去党参即可。

功效 有养血安神、清心养气、健脾补肺的功效。

▶ 莲子银耳汤

原料 莲子 200 克，银耳适量，冰糖 250 克，糖桂花汁、食用碱各少许。

做法 沸水中加食用碱，放入莲子，搅洗去皮，再以清水漂洗莲子至碱味尽去，捅去莲心，然后将莲子入开水中烫一下。银耳温水浸泡，涨发后洗净切成瓣。莲子放入碗中，加清水上笼蒸熟，取出去原汁。将锅放火上，倒入适量清水，加冰糖、糖桂花汁，煮沸投入银耳稍烫，捞出，放在碗内，再倒入莲子，浇上锅内的桂花糖汁即成。

功效 本品甘糯适口，具有补肺健脾、养心益肾的功效。适用于年老体弱、失眠多梦、咳喘无力、心神不安等。

🦅 中医食话

　　莲子以个大、饱满、无皱、整齐者为佳。莲子嫩时可生食，甚清香；老则形成坚硬黑壳，但内仁白净。莲子除可煮食，也可制蜜饯。一般家庭都制作冰糖莲子汤、银耳莲子羹，或用它制作八宝粥。莲心味苦，研末后吞食较好。中老年人、体虚者、失眠者、食欲不振者及癌症患者非常适宜食用。莲子每次 30～50 克，莲心每次 3 克。

　　《随息居饮食谱》载："凡外感前后，疟、疸、痔，气郁痞胀，溺赤便秘，食不运化，及新产后皆忌之。"本品性涩，易滞气收涩敛邪，故脘腹痞胀、大便秘结者慎食；一般食莲子时将心除去；变黄发霉的莲子不要食用。

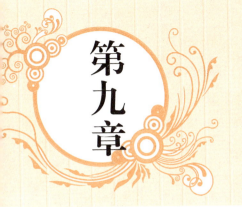

第九章 调料类

—— 美味是饮食的前提

姜

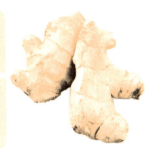

> 归五脏，除风邪寒热，伤寒头痛鼻塞，咳逆上气，止呕吐，去痰下气。去水气满，疗咳嗽时疾……益脾胃，散风寒。
> ——《本草纲目》

姜又称生姜、鲜姜、黄姜，为姜科多年生草本植物姜的鲜根茎，其色鲜黄悦目，其形匀称赏心，其味辛香可口。老姜品质好，姜辣素含量高，故有"姜是老的辣"的谚语。

姜可将自身的辛辣味和特殊的芳香渗入到菜肴中，使菜肴鲜美可口，味道清香。吃饭不香或饭量减少时吃上几片姜或者在菜里放上一点嫩姜，都能改善食欲，增加饭量。所以俗话说："饭不香，吃生姜。"

姜中含有姜酮、姜醇、姜酚、姜油萜、姜烯、枸橼醛、水芹烯、柠檬醛、芳樟醇等油性的挥发物，还含有姜辣素、维生素、树脂、淀粉、膳食纤维及少量的矿物质。这些营养元素对人体正常的生理代谢有积极的作用，并且能够大大提高身体免疫系统的工作能力。

 本草养生

姜，性温，味辛，归肺、胃、脾经。中医学认为，姜具有健胃、发汗、祛湿、杀毒、祛痰、止呕，以及治感冒风寒、呕吐、喘咳等功效。可发汗解表，温中止呕，温肺止咳。

提神醒脑
在炎热的季节，姜有排汗降温、提神的作用，还可缓解疲劳、乏力、厌食、失眠、腹胀、腹痛等症状。红糖姜汤热服，祛寒发汗，可治疗因着凉导致的感冒。身体虚寒者可饮生姜红枣茶。

杀菌作用
姜还有杀灭口腔致病菌和肠道致病菌的作用，用姜汤含漱能治疗口臭和牙周炎，疗效显著。用干姜泡茶，能防治由食物污染引起的急性肠胃炎。日常我们吃松花蛋或鱼、蟹等水产时，通常会放上一些姜末、姜汁。

止呕作用
姜有"呕家圣药"之称，可治疗恶心、呕吐。姜汁可用于缓解妊娠期恶心、呕吐、胃不适等症状，既安全又有效。生食少许生姜或用生姜擦舌可治呕吐。

抗衰作用
自由基诱导氧化反应使细胞遭到破坏是衰老的重要原因之一，而生姜含有过氧化物歧化酶、姜辣素等多种活性成分，尤其是姜辣素，可抑制体内过氧化脂质的产生，清除自由基。因此，平时适量吃点生姜，对祛病延年大有裨益。老年人常吃姜还可除老年斑。面部有黄褐斑者，可取适量生姜片，沸水浸泡，调入少许蜂蜜，坚持常年饮用。

散寒气
天气寒冷，中途遇雨或夜行遇雾而受寒，都可用姜片煲茶，略加红糖饮服，便能通体舒适。如受寒较重，有畏风现象，短期内可能发热，可用姜片加桂枝4.5克煲茶饮服，风邪即能散去。如畏寒特别严重，略有骨节疼痛，可用麻黄4.5克和生姜同煲，亦可散寒。

养生药膳

▶ 参姜粥

原料 人参6克（或党参30克），姜5片，粳米100克。

做法 取人参（或党参）、姜、粳米，共煮成稀粥。温服，每日2~3次。

功效 可滋补强身，对麻疹合并肺炎有较好的食疗效果。

▶ 川椒炒姜芽

原料 鲜嫩姜芽400克，青蒜1根，干红椒10个，调料适量。

做法 将姜芽洗净，切成丝；青蒜洗净，切成3厘米长的斜段；辣椒洗净，切丝。油锅置火上加热，放入姜芽丝、青蒜煸炒，即刻捞出。辣椒丝放入余油中煸炒出香味，把姜芽丝、青蒜和调料依次下锅，炒熟即可。

功效 温中祛寒，发汗解表，解热镇痛，温经止痛。对于辅助治疗外感伤寒、风寒咳嗽、寒凝腹痛、寒湿凝滞型痛经、经前数日或经期小腹冷痛、得热痛减、经量少、经色黯黑有块或畏冷身疼等症有很好的食疗效果。

▶ 红枣生姜炖鱼头

原料 红枣20枚，生姜10克，鱼头1个，食盐少许。

做法 将鱼头清洗干净，备用；红枣、生姜洗净，红枣去核，生姜刮去姜皮，切成两片备用。将上述材料放入炖盅内，加入适量水，盖上盖，放入锅内隔水炖4小时左右，入少许食盐调味，即可。

功效 此菜味道鲜美，兼有祛风活血、增强智力之功。

中医食话

一般的鲜姜洗干净后就可以切丝分片，不要去皮，这样可以发挥姜的整体功效；姜喜欢阴湿温暖，忌干避冷，适宜贮存温度为12~15℃。

用生姜单独做菜，一般切丝凉拌食用。作为调料，最宜于肉类、禽类和水产类菜肴的烹制，可用姜片，也可用姜丝，还可切成姜末使用。除了作为

下篇　科学饮食，延年益寿

菜肴、汤羹的调味品外，生姜汁也可作为饮料中的调味剂，配之以开水或酒或醋或甘蔗汁饮用。羊肉配生姜效果更好。羊肉补阳生暖，生姜驱寒保暖，相互搭配，暖上加暖，同时还可驱外邪，并可治腹痛。

红糖姜汤只适用于风寒感冒或淋雨后引发胃寒、发热的患者，不能用于暑热感冒或风热感冒患者，也不能用于治疗中暑。

不要吃烂姜、冻姜。因为姜变质后产生的毒素，会使肝细胞变性、坏死，从而诱发肝癌、食管癌等疾病。

吃姜并非多多益善。夏季天气炎热，人们容易口干、烦渴、咽痛、多汗。生姜性辛温，属热性食物，在夏季不宜多吃。

蒜

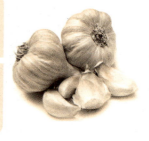

归脾胃，主霍乱，腹中不安，消谷，理胃温中，除邪痹毒气。主溪毒。下气，治蛊毒，傅蛇、虫、沙虱疮。 ——《本草纲目》

蒜又称大蒜、胡蒜，其味道辛辣，有强烈的刺激性气味，与洋葱、生姜、辣椒共称"四辣"，是人们常用的调料之一，南北风味的菜肴都离不开蒜。蒜供食用的部位有鳞茎（蒜瓣）、幼苗（青蒜）、蒜薹（蒜苗）和软化栽培的蒜黄，这些都是人们所喜爱的蔬菜。大蒜既可调味，又能防病健身，常被人们称誉为"天然抗生素"。从大蒜中提取的大蒜素，已应用于临床。

蒜中含蛋白质、脂肪、糖类、B族维生素、维生素C等营养成分，还含有大蒜素以及多种活性酶。此外，大蒜中钙、磷、铁等元素的含量也很丰富。俗话说："吃肉无大蒜，营养减一半。"因此，吃肉的时候，别忘了吃几瓣蒜。蒜应该生食，熟食会破坏其营养价值。

本草养生

蒜性温、味辛,归脾、胃、肺经。中医学认为,蒜具有行滞气、暖脾胃、解毒、杀虫等功效,对于饮食积滞、脘腹冷痛、水肿胀满、泄泻、痢疾等症有一定的治疗效果。蒜的辣味主要由蒜氨酸分解后产生,具有开胃和消腻清口的功效。

杀菌驱虫 > 蒜中含有一种叫"硫化丙烯"的辣素,其杀菌能力是青霉素的1/10,对病原菌和寄生虫都有很强的杀灭作用,具有预防流感、防止伤口感染和驱虫的功效。

提高机体免疫力 > 大蒜精油植物杀菌素可以治疗急慢性胃肠道炎症及溃疡性疾病、呼吸道感染性疾病、结核性疾病、真菌(霉菌)感染性疾病等,并可提高机体免疫力,改善患者体质,增强机体抗病能力。

调脂降压 > 蒜广泛应用于调节血脂、降血压、抗肿瘤以及脑溢血等疾病的预防和治疗,可以说是居家、出差、旅游必备的良药。蒜可起到预防冠心病和动脉硬化的作用,并可防止血栓的形成。常吃蒜能平衡、稀释血液。

防癌抗癌 > 蒜能保护肝脏,诱导肝细胞脱毒酶的活性增强,可以阻断亚硝胺致癌物质的合成,从而预防癌症的发生。

养生药膳

▶ 蒜香茄子

原料 茄子1个,香菜、蒜头、葱末、姜末、调料各适量。

做法 将茄子洗净去蒂,切成块状备用;蒜头去皮切片;香菜洗净、切段。炒锅注油烧热,下入蒜片、葱末、姜末爆锅,倒入茄子翻炒至软熟时加入酱油、白糖、盐、料酒,炒至茄子熟透,用大火收浓汤汁,放入味精、香菜,翻匀出锅即可。

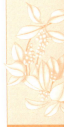

功效 有散血瘀、消肿止疼、治疗寒热、祛风通络和止血等功效。

▶ 独蒜牛奶羹

原料 大蒜20克，牛奶500毫升，白糖适量。

做法 把大蒜去皮，切片，放入炖盅内，加水100毫升，用小火炖煮约1小时，待用。把牛奶放入奶锅内，用中火烧沸，同熟大蒜混匀，烧沸，加入白糖即成。每日1次，每次喝1杯。

功效 经常饮用可补虚损、益脾胃、行气解毒。肝硬化腹水患者常饮能缓解病症。

▶ 蒜拌海肠

原料 海肠500克，青蒜、蒜泥、盐、味精、芝麻油各适量。

做法 海肠洗净，入沸水中汆烫至熟，捞出过凉，沥干水分，切段；青蒜切段。将海肠、青蒜段加盐、味精、芝麻油及蒜泥一同拌匀，装盘即可。

功效 此菜具有保护肝脏、补肾壮阳的功效。适用于肝炎、肝癌、阳痿、遗精等病症，是一道男人的保健菜品。

中医食话

大蒜宜生食，也可捣汁或切碎用于凉拌菜或炒菜类食用。用量以每日食用3~4瓣或隔日食用1次为宜；大蒜本身不能抗癌，它里面的大蒜素才有抗癌作用。食用时最好将大蒜切成片，放置15分钟以上，让它和氧气充分结合后产生大蒜素。

蒜有较强的刺激性，会使胃酸分泌过盛。所以有胃肠道疾病特别是胃炎、胃溃疡、十二指肠溃疡的患者忌食，否则会引起腹痛。

一般人不能过量食用蒜，肝病患者更不宜过多食用，若过量食用，可造成肝功能障碍，使肝病加重。有心脏病、高血压、糖尿病、头痛、咳嗽、牙疼病的患者不宜过量食用。眼疾患者不宜过多食用。

阴虚火旺者，以及有目、口、齿、喉、舌等处疾病或是流行病患者，均应忌食；外敷能引起皮肤发红、灼热、起疱，故不可敷之过久。

葱

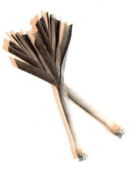

> 通利中焦，调五脏，通大小肠，治腹泻不止和便中带血。达表和里，除去风湿，通乳。
> ——《本草纲目》

葱又叫菜伯、和事草、四季葱，是百合科草本植物葱的茎与叶。葱是厨房里的必备之物，北方以大葱为主，南方以小葱为主。葱有辛辣芳香之气，大葱辣味更浓，多用于煎炒烹炸；小葱又称香葱，味较淡，一般都是生食或拌凉菜用。

葱的主要成分有蛋白质、脂肪、糖类、维生素 A、B 族维生素、维生素 C 及钙、镁、铁等。此外，葱还含挥发油，其主要成分为葱蒜辣素，也叫植物杀菌素，具有较强的杀菌作用，特别是对痢疾杆菌及皮肤真菌抑制作用很强。

葱不但营养丰富，还能有效治疗伤风感冒，人一旦出现打喷嚏、流鼻涕的症状，取葱白咀嚼至出汗便能起到缓解病情的作用，既经济又实用。现代人提倡排除体内毒素，医学证明，葱在人体内从事的是"打扫兼加油"的工作，多吃葱可以提高消化机能，排除体内不干净的东西，只要稍加注意就会发现，多吃葱后排便会特别通畅，这对人体健康无疑是非常有益的。

本草养生

葱性温，味辛，归胃、肺二经。中医学认为其有发汗解表、散寒通阴、解毒散凝的作用。葱中含有相当量的维生素 C，有舒张小血管、促进血液循环的作用，其所具有的刺激性气味为挥发油和辣素，能去除腥膻等油腻厚味菜肴中的异味，产生特殊香气，并有较强的杀菌作用，可以刺激消化液的分泌，增进食欲。

本草纲目——中药食物速查全书

舒张血管 ▶ 葱含有"前列腺素A"，有舒张血管、促进血液循环的功效，还可改善神经系统功能，有助于防止血压升高所致的头晕，使大脑保持灵活，对预防心血管疾病和老年痴呆均有一定的作用。

提高人体抵抗力 ▶ 葱含有的挥发性辣素有较强的杀菌能力。当辣素通过汗腺、呼吸道、泌尿系统排出时，能轻微刺激相关腺体的分泌，起到发汗、祛痰、利尿的作用，从而提高人体的抵抗力，预防呼吸道传染病。

防癌作用 ▶ 葱内含有的微量元素硒，可降低胃液内的亚硝酸盐含量，对预防胃癌及多种癌症有一定作用。消化不良、胃痛、胃酸过多者，可取大葱头4个，红糖200克，一起捣烂，放入盘中蒸熟食用。

散风寒 ▶ 风寒感冒或流行性感冒，初起时发热头痛、鼻塞骨痛，可用葱白10枚，豆豉12克，生姜5片，用3碗水煎成较浓的汤剂1碗，服后拥被而卧，有通体出汗、散寒退热之功效。

养生药膳

▶ 葱烧海参

原料 海参、葱、姜、酱油、白糖、料酒、盐、上汤、湿淀粉各适量。

做法 先将海参洗净，用加了姜汁的水煮5分钟，捞出控净水；大葱切几段，姜切片。起净锅，加入色拉油少许，四成热时下入葱段，炸成金黄色时捞出，葱油待用。另起锅，加入上汤、葱段、姜片、盐、料酒、酱油、白糖、海参、大火烧开后转小火煨2分钟，将海参捞出控干。另起热锅，加入少许油和1小勺白糖，熬成糖色，下入炸好的葱段、上汤、盐、海参、酱油，大火烧开转小火煨 2～3 分钟，转大火加淀粉勾芡、收汁，淋葱油装盘即可。

功效 此菜具有滋肺补肾、益精壮阳的功效。适用于肺阳虚所致的干咳、咯血、阳痿、遗精，以及再生障碍性贫血、糖尿病等病症的辅助食疗。

▶ 葱醋粥

原料 葱白 15～20 根，粳米 50 克，香醋 5～10 毫升。

做法 连根葱白洗净后，切成小段；把米淘洗后放入锅内，加水煮沸；然后加入葱段，煮成稀粥，粥将熟时，加入香醋，搅匀即可。

功效 此粥具有补中益气、健脾开胃、消食化积、增进食欲的功效。适宜于食欲不振、消化不良、便秘、脾胃虚弱者食用。

▶ 大葱红枣汤

原料 葱白 20 根，大枣 20 枚，白糖适量。

做法 将葱白洗净切段，大枣洗净切半。两者共入水中煎煮，起锅前加白糖适量即可。

功效 此汤具有和胃安神的功效，可辅助治疗神经衰弱所致的失眠、体虚乏力、食欲不振、消化不良等病症。

中医食话

凡煮食一切寒性食品，如鱼、虾、蟹、田螺等，必须加葱同炖同煮，才可以散寒去腥。螃蟹寒性最重，除加葱加姜之外，宜再加苏叶；天气寒冷时期，如用葱煮豆腐佐餐，是驱寒暖肚的佳肴；用葱、姜、豆豉煮食各种海鲜，如龙虾等，有驱寒调味之功；煮食淡水鱼加葱，不仅有益，而且可以解腥。江南人的葱烤鲫鱼是鲜美的佳馔；鸭性寒冷，煮时应加葱结。筵席上的烤鸭，常附葱白一碟，即是调和鸭的寒性。葱宜捆扎成束，葱根朝下，置于阴凉通风处贮存。葱耐寒，不怕冻。

葱对汗腺刺激作用较强，有腋臭的人在夏季慎食，多汗的人忌食。不要过量食用，否则会引起头昏、视物不清，损伤视力。胃肠道疾病，特别是溃疡病患者忌食。葱不宜与蜂蜜同食。葱叶中含有丰富的胡萝卜素，不要轻易丢弃。

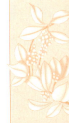

味 精

具有滋补、开胃、助消化、增强记忆力之功效。

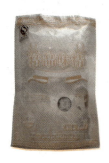

味精是采用微生物发酵的方法，由粮食制成的现代调料。它的味道极为鲜美，可用于烹饪各种冷热菜肴或汤类提鲜。它是既能增加人们的食欲，又能提供一定营养的家常调料。味精的化学名称叫谷氨酸钠，它吸湿性强，易溶于水，即使溶于3000倍的水中，也仍能显出鲜味。

味精不仅是一种很好的调味品，也是一种很好的营养品，每100克味精所含营养成分有蛋白质43.5克、脂肪0.2克、糖25克、钙143毫克。味精最重要的功能在于它能产生"鲜味"。鲜是人类的一种重要的味觉，与酸、甜、苦、辣、咸同等重要。因其具有很好的鲜味，故可增进人们的食欲。

鸡精除含有谷氨酸钠外，更含有多种氨基酸、蛋白质和维生素等，营养价值比味精更高。鸡精溶解性较味精差，如不是做汤菜，应先溶解再使用。

本草养生

味精性温、味甘，归胃、肝经。中医学认为其具有滋补、开胃、助消化、增强记忆力之功效。

健胃消食 ▷ 味精具有强烈的吸湿性能，也有增食欲、助消化的功效，还能补充人体内的氨基酸，供给大脑组织能量。

增强营养 ▷ 味精是由蛋白质分解出的氨基酸的成分，能为人体直接吸收，对改变细胞的营养状况、防止儿童发育不良、治疗神经衰弱等都有一定作用。味精除对大脑发育有明显帮助外，还对因血氨增加引起的肝昏迷、慢性肝炎有一定疗效。

中医食话

每餐最多放入味精5~10克。味精对温度要求较高,最佳温度为70~80℃,在这个温度范围内,味精不仅鲜味浓,也最易溶解。当温度超过120℃时,谷氨酸钠会转变为焦谷氨酸钠,并具有一定的毒性;温度低时味精不易溶解。如果想吃凉拌菜需要放味精提鲜时,可以把味精用温开水化开,晾凉后浇在凉菜上。所以,味精投放的最佳时机是在菜肴将要出锅的时候。

孕妇不宜吃味精,因为味精可能会引起胎儿缺陷。老人、婴幼儿和儿童也不宜多食。胃及十二指肠溃疡患者忌食味精。

高汤、鸡肉制作的菜肴中不用再放味精。味精易吸潮,应密封贮存,切勿与碱性食品混放在一起。此外,味精忌用于碱、酸性食物,忌糖醋味菜肴。

食盐

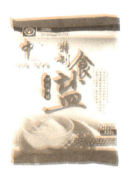

清火,凉血,解毒,益肾,催呕,除痰,调味和中,润燥通便。　　——《本草拾遗》

盐是日常生活中不可或缺的调味品。烧菜离不开盐,放盐才能"上味",因而,盐有"上味"之美称。

食盐历史悠久,由记载来看,神农氏时已经有了制盐的方法,自此华夏烹调艺术才可以说是既烹又调,由此盐便成了最早且用得最多的调味品,以它为基本味,可调制出许多味型,可谓之"百味之祖(王)"。

盐的主要成分是氯化钠,此外还含有氟、碘、硼、硫酸钠、磷酸盐等。

食盐是人体生理活动中不可缺少的营养物质,在调味时,能提鲜,祛除腥膻之味,使食物保持原料的本味。盐水有杀菌、保鲜、防腐作用,用来清洗伤口,可以防止感染,撒在食物上可以短期保鲜,用来腌渍食物还能防变质。食盐中含有的氟能起到消炎杀菌、防止蛀牙的作用。

本草养生

食盐性寒、味咸,归胃、肾、大肠、小肠经。中医学认为其有清火解毒、凉血滋肾、止燥通便的功效。

清火解腻 ▷ 盐的保健作用有催吐、清火、凉血、解毒、增进食欲等。如中暑,可取细盐适量,揉擦双手腕、双足心、双胁、前胸、后背共8处,搓出许多红点,全身觉轻松即愈。

补碘健脑 ▷ 碘是人类健康必需的微量元素,能促进人体的生长发育,特别对大脑和神经系统起着非常重要的作用。儿童、青少年缺碘可造成智力低下、生长发育迟缓、学习成绩下降等。为避免碘缺乏,目前国人最常见的补碘措施就是食用加碘盐。这是一种最经济、最简便、最安全、最有效的方法。

保鲜作用 ▷ 盐水有杀菌及保鲜防腐的作用,用来清洗伤口,防止感染。撒在食物上可以短期保鲜,用来腌渍食物还能防止变质。

护肤作用 ▷ 盐水能清除皮肤表面的角质和污垢,使面部呈现出一种鲜嫩、透明的靓丽之感,可以促进全身皮肤的新陈代谢,防治某些皮肤病。

养生药膳

▶ 果味辣椒盐白菜

原料 大白菜1棵,干辣椒15克,橙子2个,白糖适量。

做法 大白菜洗净,切成片,用盐腌渍2小时后,冲洗干净,沥干水分;干辣椒泡软,去蒂切小丁;鲜橙子榨汁备用。将白菜、干辣椒放入不锈钢罐中,加入橙汁、白糖,用保鲜膜封好再腌12小时即可。

功效 此菜可促进全身皮肤的新陈代谢,起到较好的自我保健作用。

▶ 盐水黑豆

原料 黑豆500克,水1000毫升,盐适量。

做法 以小火熬煮,至水浸豆粒饱涨为度。取出黑豆,撒细盐少许,贮于瓷瓶内。每次服用6克,每日2次,饭后食用,温开水送下。

功效 对脂溢性脱发、产后脱发、病期脱发等均有食疗效果。

▶ 椒盐爆虾

原料 虾500克,花椒、粗盐、蒜蓉、食用油各适量。

做法 将虾剪去虾须、虾爪等,剔去虾肠,洗净,滤水待用;花椒挑去杂质、粗梗,炒干盛起,碾成粉末状;粗盐下锅炒至微变色,离火,加入花椒末拌匀,晾凉,制成椒盐(花椒与盐的比例为1∶3)。烧热锅,下油,烧至七分热,下虾炸约90秒钟,至虾身大红时盛起滤油。锅内留适量油,放入料头(蒜蓉、花椒)、炸熟的鲜虾,下酒,加入椒盐速炒即可。

功效 此菜色泽亮丽,美味可口,没有一般海鲜所存在的膻腥之味,是一道不错的菜中佳品。

中医食话

烧菜时,先不要放盐,待菜肴充分烹饪至其中的水分吸热沸腾,菜烧透后再放盐,菜肴必然松脆可口,色、香、味恰到好处。炖肉后要放盐,汤可少放盐,吊汤不用盐,豆腐加足盐。

肝硬化患者应严格控制盐的摄入量,儿童也不宜过多食盐。制作鸡、鱼类的菜肴应少加盐,因为它们富含具有鲜味的谷氨酸钠,本身就会有些咸味。晚餐不宜摄入过多盐含量高的食物。

可用各种防潮容器避光密闭贮存盐,在干燥环境中可长期保存。若长期过量食用盐容易导致高血压、动脉硬化、心肌梗死、中风、肾脏病和白内障的发生。

糖

红糖性温，有散寒活血、暖胃健脾的功效。
——《本草纲目》

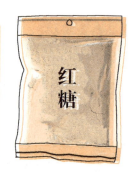

糖在人们的日常膳食中也是必不可少的调味品之一。最常用的包括白糖、冰糖、红糖几种。白糖性平，纯度较高；红糖性温，杂质较多；冰糖则是糖的结晶。糖是人体的主要供能物质，在正常生理情况下，约70%的能量是由糖提供的。糖作为一种调料，食用后经过消化，可分解为单糖（葡萄糖、果糖），然后被人体吸收利用，产生热能，从而起到维护生理机能、恢复体力、解除疲劳的作用。糖分解后的产物为二氧化碳和水，易被排出体外。不会在体内残留任何有害物质。因此，合理食用糖是人体最经济、最安全的能量来源之一。

白糖、冰糖提纯度比较高，其主要成分是蔗糖。红糖中除含蔗糖外，还含有叶绿素、叶黄素、胡萝卜素、铁、锰、锌、维生素B_2、烟酸等成分。红糖中的钙含量为白糖的7.8倍，钾含量为白糖的4.8倍，铁含量为白糖的3.7倍，锌和铜含量分别为白糖的5.8倍和3.8倍。

本草养生

白糖性平、味甘、归脾、肺经。白糖具有润肺生津、补中益气、清热燥湿、化痰止咳、解毒醒酒、降浊怡神之功效，可用于治疗肺燥咳嗽、口干燥渴、中虚脘痛、脾虚泄泻以及盐卤中毒、脚气、疥疮、阴囊湿疹等病症。

红糖性温。红糖具有补中舒肝、止痛益气、和中散寒、活血祛瘀、调经和胃、降逆的作用，可用于治疗脘腹冷痛、风寒感冒、妇人血虚、月经不调、痛经、产后恶露不尽、喘嗽烦热、食即吐逆等病症。红糖中含有较为丰富的铁质，有良好的补血作用。"女子不可百日无糖"，民谚中的糖指的就是红糖。

在我国广大农村，产妇喝红糖水、吃红糖粥的习惯，至今仍在延续。

补充能量

糖的主要功能是提供热能。每克葡萄糖在人体内氧化产生4千卡能量，人体所需要的能量70%左右由糖提供。此外，糖还是构成组织和保护肝脏功能的重要物质。体内葡萄糖过多时，多余部分将以糖原的形式贮存在肝脏内，当体内缺乏糖时，肝糖原再转为葡萄糖而被利用。当然，过多的葡萄糖还可以转变为脂肪组织，所以多吃糖类食物可以使人发胖。

缓解疲劳

工作或学习一段时间后，大脑会感到疲劳，效率降低。此时，不妨饮一杯白糖水，这样可以迅速补充糖分，提升血糖，改善大脑的工作状态。食用含糖饮料能够使人在至少24小时内提高短期记忆力，白糖还有助于提高老年人的记忆力，司机常吃糖，反应会更灵敏。

润肠醒酒

经常喝些白糖水，可以缓解便秘。饮酒过度时，饮用1杯白糖水，可起到解酒作用。

促进钙吸收

适当食用白糖有助于提高机体对钙的吸收；但过多就会妨碍钙的吸收。

润肺止咳

冰糖养阴生津，润肺止咳，对肺燥咳嗽、干咳无痰、咳痰咯血都有很好的食疗作用。若咳嗽、喉痛、声哑，可取木炭烧红，吹其炭白放入碗中，速放黑砂糖30克于炭火中，随即倒入开水至半碗，纱布滤过，取汤温服之。

下篇　科学饮食，延年益寿

养生药膳

▶ 糖水樱桃

原料 樱桃200克，白糖50克。

做法 将樱桃洗净，去皮、去核，放入锅内，加入白糖及水50克，用小火煮15分钟左右。将锅中樱桃搅烂，倒入小杯内，晾凉后食用。

功效 此汁含有丰富的维生素C、钙、铁和柠檬酸，能促进生长发育，增加食欲，帮助消化吸收，适合婴儿食用。

▶ 冰糖杏仁糊

原料 南杏仁15克，北杏仁3克，粳米50克，冰糖适量。

做法 南、北杏仁用清水泡软后去皮。粳米清水浸泡，与南、北杏仁一起磨浆，加适量冰糖煮成糊状或糖水状服用。

功效 有润肺祛痰、止咳平喘、下气润肠的作用。适用于肺燥咳嗽、慢性支气管炎干咳、老人肠燥便秘等症的辅助食疗。

▶ 冰糖黄精汤

原料 黄精30～50克（冷水泡发），冰糖50克。

做法 同用小火煮至黄精熟烂即可食用。

功效 有补中益气、补虚止咳、润肺平喘的作用。适用于肺结核或肺脾阴虚所致的咳嗽痰少、干咳无痰、痰中带血、低热等症的辅助食疗。

中医食话

优质白糖外观干燥，颗粒均匀、有光泽，闻之有清甜之香，无异味，无杂质。红糖因杂质较多，不宜直接食用，要用开水冲化或煮化，待沉淀后再用。

一次不宜食用太多的糖，否则会使血液中葡萄糖含量增多，从而增加脂肪在人体内的积蓄，使人易患心血管系统疾病。多食久食有损齿、生虫之弊。

糖尿病患者不可吃糖；孕妇和儿童不宜大量食用白糖；老年人阴虚内热者不宜多吃红糖。空腹、餐前不要吃糖，餐后不宜马上吃糖。

食 醋

主治痈肿，散水气，杀邪毒，理诸药。散瘀血，治黄疸、黄汗。 ——《本草纲目》

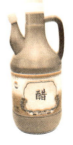

醋又名苦酒、淳酢、食醋、酢酒，为米、高粱或酒和酒糟等酿成的含有乙酸的液体。它是人们日常生活中常用的调味品，以酸味而闻名，以妙用而传世。

醋中除了含有醋酸以外，还含有对人体有益的一些营养成分，如乳酸、葡萄糖酸、琥珀酸、氨基酸、糖类、钙、磷、铁、维生素 B_2 等。

醋用于烹饪时，可祛除腥膻味。增加菜肴的鲜、甜、香等味道，使菜肴脆嫩可口。还能减少原料中维生素 C 的损失，使鸡骨、鱼刺软化。促进原料中钙、铁、磷等矿物成分的溶解，提高菜肴的营养价值，同时还可以促进人体消化液的分泌，消食化积。

本草养生

食醋性温，味酸、苦，归肝、脾经。中医学认为其具有消食杀毒、除饥止痛、抑菌杀菌、降低胆固醇、保护皮肤和头发、消除疲劳、醒酒和帮助睡眠、防止晕车晕船的功效。

减肥瘦身 醋有减肥的作用。近年来，美国时兴食醋减肥法。据研究，肥胖者每日饮用 15～20 毫升食醋，在 1 个月内体重就可以减轻 3 千克左右。食醋减肥法的原理很简单，食醋中含有氨基酸、有机酸等成分，其中氨基酸能促使体内过多的脂肪转化为能量，并有利于体内糖类和蛋白质的代谢。同时食醋有利于生津开胃，加强胃的消化功能，还可降解脂肪类食物的油脂。

下篇 科学饮食，延年益寿

抑菌消食 ▶ 多吃醋能提高胃酸浓度，有助于食物的消化和吸收，促进食欲。醋还有很强的抑制细菌能力，短时间内即可杀死化脓性葡萄球菌等细菌，对痢疾等肠道疾病、伤寒、流行性感冒和呼吸道疾病有预防作用。

护肝益神 ▶ 医学研究发现，醋对保护肝脏具有良好的作用，并能促进消化液的分泌，增强肝病患者的食欲。夏天人易产生疲劳、困倦之感，多吃点儿醋，很快会解除疲劳，使精力充沛。

护肤美容 ▶ 醋是"可以食用的护肤品"，可以嫩肤、杀菌、美白、软化血管。醋能够很好地保护头发。中医自古就认为它能够美容、生发。

降低胆固醇 ▶ 醋可软化血管，降低胆固醇，是高血压及心血管患者的一剂良药。高血压患者可每日食酸醋适量；或将花生仁用醋泡 24 小时后，每晨起服用 10 粒。

中医食话

烹调菜肴时加入食醋可增加菜肴的鲜、甜、香等味道。食醋主要用作凉拌拼盘菜，烹饪菜肴、面食、汤食的调味品，也用于腌渍糖醋蔬菜等。吃饺子蘸醋或食用放醋较多的菜肴后应及时漱口，以便保护牙齿。

有严重胃溃疡、十二指肠溃疡及哮喘病的患者忌用醋。正在服用磺胺类药、碱性药、庆大霉素、链霉素、红霉素等抗生素类药物及解表发汗中药的患者不宜食用，以免降低药效。过敏者、低血压者、胃溃疡和胃酸过多者也不宜食用，以免诱发和加重病情。骨折患者在治疗期间也应避免食用。醋如果直接饮用，浓度太高，量太大，不但会影响人体酸碱平衡，还会灼伤消化道，损伤食管和胃黏膜，而且过量饮用会导致体内钙的流失。宜稀释后少量并间隔饮用。